北京市高等教育精品教材立项项目

内 经 选 读

烟建华　主编

學苑出版社

图书在版编目(CIP)数据

内经选读/烟建华主编. —北京：学苑出版社，2008.6(2015.8 重印)
(北京市高等教育精品教材立项项目)
ISBN 978-7-5077-2242-0

Ⅰ. 内… Ⅱ. ①烟… Ⅲ. 内经-高等学校-教材 Ⅳ. R221

中国版本图书馆 CIP 数据核字(2008)第 069110 号

责任编辑：周乙龙
封面设计：顾　华
出版发行：学苑出版社
社　　址：北京市丰台区南方庄 2 号院 1 号楼
邮政编码：100079
网　　址：www. book001. com
电子信箱：xueyuan@ public. bta. net. cn
销售电话：010-67675512、67678944、67601101(邮购)
经　　销：新华书店
印 刷 厂：三河市德利印刷有限公司
开本尺寸：880×1230　1/16
印　　张：17. 25
字　　数：400 千字
版　　次：2004年2月北京第1版
印　　次：2015 年 8 月　北京第 10 次印刷
定　　价：33.00元

编写人员名单

主　编　烟建华（北京中医药大学）

副主编　邱幸凡（湖北中医学院）

苏　晶（北京中医药大学）

编　委　（按姓氏笔画为序）

王　平（湖北中医学院）

王　非（黑龙江中医药大学）

陈　刚（湖北中医学院）

苏　晶（北京中医药大学）

邱幸凡（湖北中医学院）

张银柱（北京中医药大学）

周　杰（首都医科大学）

金光亮（北京中医药大学）

贺　娟（北京中医药大学）

胡凤媛（宁夏医学院）

段延萍（首都医科大学）

钱会南（北京中医药大学）

烟建华（北京中医药大学）

翟双庆（北京中医药大学）

主　审　王洪图（北京中医药大学）

编写说明

本书是北京市教育委员会组织编写的精品教材立项项目《内经》课程系列的基本教材,供高等中医药院校中医专业本科学生使用。

为适应时代发展和中医教学的要求,本教材在此前数版教材的基础上,在编写方法上进行了较大的改动:概论部分,加强了学术体系的论述和内经理论与临床思维方法的介绍;原文部分,由原篇注释解析,改为分类择要汇集原文,加以校注、解析,以使学生系统掌握《内经》理论的学术渊源、丰富内涵及其思维方法,提高其中医基础理论水平。全书共分三部分:第一部分概论,主要介绍《内经》的成书时代、历代研究情况与书目,《内经》的学术体系以及理论与临床思维方法。第二部分原文导读,按《内经》理论的学术系统,分章节类集精选原文,并予以顺序编号,每节之下概述该部分基本内容、学术要点,而后依所选原文次序分别予以校注,并酌加简要按语。

本教材由各编委分工执笔撰写,其中概论部分与原文导读第一章由烟建华、金光亮撰写,第二章由苏晶、钱会南撰写,第三章由邱幸凡撰写,第四章由王平、陈刚撰写,第五章由王非、胡凤媛撰写,第六章由段延萍、周杰撰写,第七章由翟双庆、贺娟撰写,第八章由钱会南、张银柱撰写。初稿写成后,由主编、副主编统一修改,并经王洪图教授主审定稿。

本教材所辑原文,《素问》部分据[明]顾从德刻本,《灵枢》部分据[明]赵府居敬堂刻本。凡与其他版本有重要出入而义理难明或疑似处,则在校注中加以说明。

由于本书从理论的系统分类选择原文编写《内经》教材,其中难免不成熟乃至不当之处,希望师生们在使用中发现问题,给以指正,以便进一步修改提高。

《内经选读》编写委员会

2003 年 12 月

目　录

《内经》概论

原文导读

《内经》概论

第一章 《内经》其书

《黄帝内经》是我国现存医学文献中最早的一部典籍，它比较全面地论述了中医学的基本理论、理论原则和学术思想，构建了中医学理论体系的框架，为中医学的发展奠定了基础。中医学发展史上出现的许多著名医家和众多医学流派，从其学术思想的继承性来说，基本上都是在《内经》理论体系的基础上发展起来的。《黄帝内经》所揭示的生命活动规律及其思维方式，对当代以及未来生命科学的研究和发展也有一定的启示。因此，历代医家非常重视《内经》，尊之为“医家之宗”，是历代学习中医学的必读之书。

第一节 成书与书名

一、成书年代

历代不少史学家和医学家对《内经》编纂成书的时代进行了考证，一般认为《内经》虽冠名“黄帝”，但绝非黄帝时书，对其具体成书年代则有不同认识，主要有成书于战国、西汉两说。

倾向于《内经》成编于战国之说者，如明代方以智《通雅》说：“谓守其业而浸广之，《灵枢》、《素问》也，皆周末笔。”“周末”，即先秦战国时代。又如《四库全书简明目录》称：“《黄帝素问》原本残阙，王冰采《阴阳大论》以补之。其书云出上古，固未必然，然亦必周秦间人，传述旧闻，著之竹帛。故贯通三才，包罗万变。”清代魏荔彤《伤寒论本义·自序》也说：“轩岐之书，类春秋战国人所为，而托于上古。”

认为《内经》成编于西汉者，如明代学者郎瑛说：“《素问》文非上古，人得知之。以为即全元起所著，犹非隋唐文也。惟马迁刘向近之，又无此等义语。宋代聂吉甫云：既非三代以前文，又非东都以后语，断然以为淮南王之作。予意《鸿烈解》中，内篇文义，实似之矣，但淮南好名之士，即欲籍岐黄以成名，特不可曰述也乎。或医卜未焚，当时必有岐黄问答之书，安得文以成耳。”生活年代相当于我国清朝中叶的日本人丹波元简，力主《内经》为汉代人所撰，他在《素问识·素问解题》中云：“此书实医经之最古者，迨圣之遗言存焉。而晋皇甫谧以下，历代医家断为黄岐所自作，此殊不然也……汉之时，凡说阴阳者，必系之黄帝。《淮南子》云：‘黄帝生阴阳。’又云：‘世俗人多尊古而贱今，故为道者，必托之于神农、黄帝，而后能入说’……此经设为黄帝岐伯之问答者，亦汉人所撰述无疑矣。方今医家，或牵合衍赘，以为三坟之一，或诋毁排斥，以为赝伪之书者，俱失焉。”

《内经》成书于西汉说最有力的论据是史籍对《黄帝内经》的著录。《黄帝内经》之名，在史籍上首见于《汉书·艺文志》，其《方技略》载有“《黄帝内经》十八卷、《外经》三十七卷，《扁鹊内经》九卷、《外经》十二卷，《白氏内经》三十八卷、《外经》三十六卷，《旁篇》二十五卷”，合为“医经七家，二百一十六卷”。《汉书·艺文志》是班固据《七略》“删其要，以备篇籍”而成。《七略》则是西汉末刘向、刘歆父子奉诏校书时撰写的我国第一部图书分类目录，其中分工校方技类书籍的是朝廷侍医李柱国。史载李柱国校勘医书的时间是在西汉成帝河平三年（公元前26年），一般认为此时应为《内经》成书的下限。就是说，西汉末成帝年间，《黄帝内经》十八卷本已成编问世。

《内经》成书时代的上限，从史料上推，《史记》可作为一个重要标志。《史记》之前的《左传》、《国语》和《战国策》等先秦史书，记载医事甚少，且未将医学与黄帝联系起来。《史记》记载了上自黄帝下迄汉武帝长达三千多年的历史，并专为战国的秦越人（扁鹊）、汉初的淳于意（仓公）两位医家作传，但未见有关《内经》之类的书名。可以推想，如果当时《内经》已经成书流传，那么遍览朝廷藏书、考察过全国各地的太史公司马迁是应该见得到的。《史记》的写成是在作者入狱（公元前99年）之后，如此推算，则《内经》汇编成书的时间当在《史记》之后、《七略》之前的西汉中后期。这一观点已为现代多数学者所接受。

此外，还有成书于东汉之说。有学者认为，晋代皇甫谧提出《素问》和《针经》即《汉书·艺文志》所载《黄帝内经》的说法是不可靠的。《素问》、《灵枢》（包括《针经》、《九卷》等名）两书名在历代正史书目一直分别使用，且卷秩浩大，有162篇，而《汉书·艺文志》之《黄帝内经》仅18卷，虽名曰“卷”，实则“卷”、“篇”相等，无“积篇为卷”之例，因而其《黄帝内经》18卷当为18篇之量，与今本《黄帝内经》相去甚远，再结合文字注引、学术发展等情况，认为今本《黄帝内经》极有可能是东汉人博采《汉书·艺文志》所著录的各种医经著作的基础上成书的（廖育群《岐黄医道》，辽宁教育出版社，1991年）。还有学者提出，基于“五德终始”论，西汉国运为土德，流行“心属土”说，东汉以火德为国运，出现了心属火说，《素问》、《灵枢》等主张心配火医籍只能出现在东汉。（田树仁，等。从刘向父子五脏配五行观谈《黄帝内经》。河南中医，1998年第18卷第3期138－139页）

二、作者

本书冠名“黄帝”，故旧时有人认为是黄帝所作。但从现存《内经》的内容来看，除了引用《奇恒》、《五中》、《阴阳》、《从容》、《揆度》、《脉要》、《上经》、《下经》等

《内经》成编以前的古医经著作，以及在很大程度上保留着秦汉医学文献的本来面目外，其中一部分是出自后人的增补。而且内容中还显露出许多学术观点的分歧，甚至自相矛盾之处，这就充分证明《内经》决不是出自一人的手笔，也不是一个时代、一个方域的医学成就，而是在一个相当长的时期内，众多医家们经验的总结汇编。

关于黄帝，战国秦汉时期许多旧史学家，都把他说成是古代的一个帝王。例如《辞海》说黄帝是“传说中中原各族的共同祖先。姬姓，号轩辕氏、有熊氏。少典之子。”实际上，黄帝并非一个人，它是我国原始社会末期的一个氏族，居住在我国西北方。《中国通史简编》记载：“据传说，黄帝曾居住在涿鹿（河北宣化鸡鸣山）地方的山湾里，过着往来不定迁徙无常的游牧生活。后来打败了九黎族和炎帝族，逐渐在中部地区定居下来。”到了春秋时候，这个氏族又称为“华族”，这就是中华民族的始祖，也就是汉以后所谓“汉族”的祖先。根据河南渑池县仰韶村新石器时代晚期遗址所发现的石器、骨器、陶器等文物来看，上述说法基本是正确的。

正因为黄帝氏族是华族的始祖，它的文化对华族的发展有着重要的影响，所以历代都以自己是黄帝子孙为荣，而且为了追本溯源，也常把一切文物制度，都推源到黄帝，托名为黄帝所创造。在这种情况下，当时的学者为了使自己的学说更容易为世人所接受，将其著作冠以“黄帝”以取重，也就成为一种风气。正如《淮南子》说：“世俗之人，多尊古而贱今，故为道者，必托之神农、黄帝而后能入说。”这就清楚地说明了当时书以“黄帝”名，仅是托名而已。

三、书名含义

在古典医学著作中，以“经”为书名的除《内经》外，尚有《难经》、《本草经》、《甲乙经》、《中藏经》等。“经”字的含义，陆德明《经典释文》谓：“常也，法也，径也。”指出“经”就是常道、规范的意思。医书名“经”，无非是说明本书是医学的规范，医者必须学习和遵循的意思。

“内”与“外”是相对而言的。例如《汉书·艺文志》所载书目，医经七家就有《黄帝内经》、《黄帝外经》、《扁鹊内经》、《扁鹊外经》、《白氏内经》、《白氏外经》等，说明书名分内、外，并无深意。正如《医籍考》说：“犹《易》内外卦及《春秋》内外传，《庄子》内外篇，《韩非子》内外储说，以次第名焉者，不必有深意。”但也有人认为医经分内外，是据理论与临床，或理论的纯与驳而分的。例如《四库提要辨证》就认为纯者为内经，驳者为外经。近代《中医学概论》则谓《内经》是讲述医学基本知识的，《外经》是讲述医疗技术的。由于《外经》久已亡佚，因而据其内容而分内外的说法，也就无从查考。

现存《内经》，包括《素问》和《灵枢》两部分。《素问》书名的含义，解释颇不一致。林亿等《新校正》引全元起注云：“素者，本也。问者，黄帝问岐伯也。方陈性情之源，五行之本，故曰《素问》。”马莳、吴昆、张介宾等人认为，“素问”即“平素问答之书”。胡澍则谓“素者法也，……黄帝问治病之法于岐伯，故其书曰《素问》。”

上述这些解释，意义虽通，但恐非经旨。据林亿《新校正》说：“按《乾凿度》

云：'夫有形者生于无形，故有太易、有太初、有太始、有太素。太易者，未见气也；太初者，气之始也；太始者，形之始也；太素者，质之始也。'气形质具，而疴瘵由是萌生，故黄帝问此太素，质之始也，《素问》之名义或由此。"太易、太初、太始、太素是古人探讨天地形成的四个阶段。《素问》正是从天地宇宙宏观出发，运用精气学说和阴阳五行学说，解释和论证天人关系及人的生命活动规律和疾病发生发展过程的，确有陈源问本之意，可谓名实相符。杨上善注《内经》之书名为《黄帝内经太素》，亦或本源于此。

《灵枢》之名的含义，解释亦不同。马莳谓："医无入门，术难精诣……谓之曰灵枢者，正以枢为门户，阖辟所系，而灵乃至圣至元之称，此书之切，何以异是。"张介宾则认为"神灵之枢要，是谓灵枢。"不过，《灵枢》之名文献上首见于王冰《黄帝内经素问》中，不少学者认为王冰之所以将《针经》称为《灵枢》，可能与其崇信道教有关。正如日人丹波元简说："今考《道藏》中，有《玉枢》、《神枢》、《灵轴》等之经，而又收入是经，则《灵枢》之称，意出于羽流者欤!"羽流，指羽士，即道士的别称，此指道号启玄子王冰而言。此说有一定道理。

第二节　文本结构

现存的《黄帝内经》一书是古代医学论文的汇编，包括《素问》和《灵枢》两部分，各 9 卷 81 篇，共 162 篇。就其篇目顺序而言，《素问》的编排有其内在的规律性，基本上反映了医学理论的系统结构。不过，现存《素问》篇目顺序经过了唐代王冰的重新编次和增补，已与全元起所记载的原顺序有较大的差异，故其篇目结构主要反映了整理者王冰对其医学理论体系结构的认识。《灵枢》的篇章顺序在流传过程中的变化已不可考，其卷数多寡历代也多有不同，现存的卷次和篇目顺序与其学术系统没有明显的对应关系。就两书的内容而言，《素问》多论"医道"，进行理论的阐发，重在阴阳五行、天人相应、脏腑及其病证；《灵枢》则多讲"医术"，进行技术的传授，重在形体官窍、精气神、经络俞穴及其病证、刺灸法。在论述方法上，书中各篇多围绕一个主题从不同角度进行阐发。另外，《素问》中凡篇名有"论"者，多采用两汉时习惯的问答形式，通过黄帝与诸位臣子之间的对答，对医学问题进行讨论，而无"论"者，则非问答形式，直接论述有关内容，《灵枢》则无此区别。其中黄帝与诸臣子的问答，分别集中讨论了不同的医学问题，也可能反映了不同的学派。如黄帝与岐伯对答部分，主要讨论了医学基本理论问题；与鬼臾区的对答，主要论述了五运六气学说；与伯高的对答，主要讨论了胃肠的结构、功能及食物与治疗的配合；与少师的问对，以阴阳学说为理论核心；与少俞的问对，突出论述五味的作用；与雷公的问对，则是以黄帝为师、雷公为徒的方式，进行医学知识与理论原则的传授等。

《素问》第 1～8 卷计 30 篇（包括第 1～第 30 篇），主要讨论阴阳五行、藏象、病机、诊法、治疗、养生等医学基本理论问题；第 9～13 卷计 19 篇（包括第 31～第 49 篇），主要讨论病证；第 14～18 卷计 16 篇（包括第 50～第 65 篇），主要讨论经络与刺法理论；第19～22卷计9篇（包括第66～第74篇，含第72、第73两遗篇），主要讨论五运六气学说；第23～24卷计7篇（包括第75～第81篇），主要为医学教育与理论上难以归类的篇章。《素问》《灵枢》各篇内容见表1、2。

表1 《素问》篇目主要内容与类属表

篇名	主要内容	类属
上古天真论篇第一 四气调神大论篇第二	养生理论基础、原则与方法 四时养生理论与方法，治未病	养生学说
生气通天论篇第三 金匮真言论篇第四 阴阳应象大论篇第五 阴阳离合论篇第六 阴阳别论篇第七	生气通天，阳气的重要性与功能，阴阳的关系 阴阳学说的运用，五行归类，季节多发病 阴阳五行学说的理论及其在医学中的应用 阴阳对立统一法则与运用，三阴三阳经脉离合 以阴阳分析脉象属性、经脉的发病情况	精气、阴阳、五行学说
灵兰秘典论篇第八 六节藏象论篇第九 五脏生成篇第十 五脏别论篇第十一	脏腑的功能和相互关系 论天度气数，脏腑的功能及其与时令的关系 五脏相关及其与体内外组织、环境的联系 脏腑的功能特点，寸口脉诊病原理	藏象学说
异法方宜论篇第十二 移精变气论篇第十三 汤液醪醴论篇第十四	地域影响疾病的发生与治法，因地制宜 治法随时代发展，精神疗法 治法与时俱进，治病原理原则，水肿病病机治法	论治学说
玉版论要篇第十五 诊要经终论篇第十六 脉要精微论篇第十七 平人气象论篇第十八 玉机真脏论篇第十九 三部九候论篇第二十 经脉别论篇第二十一	色脉诊法 因时诊病刺治原则，十二经脉气终绝症状 诊法的原理、原则，脉诊及多种诊法应用 平人脉象特点，五脏平病死脉，虚里尺肤诊法 四时五脏平、病、真脏脉，五脏虚实、病传规律 三部九候诊脉法 影响经脉的因素，饮食精微的输布与诊脉原理	诊法学说
脏气法时论篇第二十二 宣明五气篇第二十三 血气形志篇第二十四 宝命全形论篇第二十五 八正神明论篇第二十六 离合真邪论篇第二十七 通评虚实论篇第二十八 太阴阳明论篇第二十九 阳明脉解篇第三十	五脏法四时，五脏功能特性与治疗特点 五脏生理病理及病证的诊治特点 六经血气多少，脏腑背俞，形志苦乐证治 人应天地，五行相克关系，行针方法与候气 据四时八正、虚实进行诊断、针治疾病 气候对经脉的影响，针刺补泻方法与宜忌 虚实的概念、意义及其四时逆从关系 太阴阳明生理病理与四时的关系，脾不主时 阳明经脉的病证	天人相应学说

篇名	主要内容	类属
热论篇第三十一	外感热病的概念、演变规律与治疗	病证学说
刺热篇第三十二	五脏热病症状、色诊与针刺治疗	
评热病论篇第三十三	几种热病变证的病机、证候与治疗	
逆调论篇第三十四	阴阳、营卫、水火、经络失调引起的疾病	
疟论篇第三十五	疟疾的因机证治	
刺疟篇第三十六	疟疾的分证与刺治方法	
气厥论篇第三十七	脏腑寒热相移之病变	
咳论篇第三十八	咳嗽的病因、病机、症候、治疗	
举痛论篇第三十九	疼痛的病机、分证诊断，气机失调的病因病机	
腹中论篇第四十	腹中几种病证的病因、病机与诊治	
刺腰痛篇第四十一	腰痛的经脉辨证与针刺治疗	
风论篇第四十二	风邪的特性与所致病证	
痹论篇第四十三	痹病的病因、发病、病机、辨证、治则	
痿论篇第四十四	痿病的病因、病机与治疗原则	
厥论篇第四十五	多种厥证的病因、病机、症状与治疗	
病能论篇第四十六	几种病证的症候、病因、病机与诊治	
奇病论篇第四十七	几种奇特疾病的病因、病机、症状与治法	
大奇论篇第四十八	几种少见病症的脉象、病机与预后	
脉解篇第四十九	以四时阴阳变化说明六经经脉病症	
刺要论篇第五十	针刺浅深的理论、原则，针刺不当所致病症	针刺疗法
刺齐论篇第五十一	五体针刺浅深的法度	
刺禁论篇第五十二	禁刺的部位与病症，误刺后果，脏腑功能特性	
刺志论篇第五十三	虚实的要点与针刺补泻原则	
针解篇第五十四	针刺补泻的原则与方法，九针的意义与用途	
长刺节论篇第五十五	几种疾病的刺法	
皮部论篇第五十六	皮部的概念与病理意义	经络学说 针刺疗法
经络论篇第五十七	经络色泽变化的规律与诊断意义	
气穴论篇第五十八	三百六十五穴位的分布，热病、水病专穴	
气府论篇第五十九	各经脉气所发腧穴的数目与分布	
骨空论篇第六十	骨空即腧穴，任冲督的循行、风、水等病治	
水热穴论篇第六十一	水病、热病的治疗腧穴，因时取穴的意义	
调经论篇第六十二	调治经脉的意义，经脉的病因病机、与治疗	
缪刺论篇第六十三	缪刺的原理与应用	
四时刺逆从论篇第六十四	顺时而刺的原理与违时而刺的危害	
标本病传论篇第六十五	据标本缓急而刺的原则，病传规律与预后	
天元纪大论篇第六十六	天地运气变化的一般规律	五运六气 学说
五运行大论篇第六十七	五运与六气的运行规律，与人及万物的关系	
六微旨大论篇第六十八	天道六六之节，地理六节气位，运气主岁时	
气交变大论篇第六十九	五运之气在气交中的太过、不及变化	
五常政大论篇第七十	五运六气主时的气象、物候变化及发病	
六元正纪大论篇第七十一	六气司天在泉及五运值年的正常异常与治则	
刺法论篇第七十二（遗篇）	五运六气失常而发病的针刺方法	
本病论篇第七十三（遗篇）	运气失常为病的原由	
至真要大论篇第七十四	五运六气致病的证候规律、诊断与治则	
著至教论篇第七十五	医道须知三才，三阳并至的发病情况	杂论
示从容论篇第七十六	举肝脾肾虚脉证，示援物比类、从容辨析之法	
疏五过论篇第七十七	陈述医生在诊治上的五种过失	
征四失论篇第七十八	陈述医生在治病中的四失	
阴阳类论篇第七十九	三阴三阳的意义、脉证与死期	
方盛衰论篇第八十	阴阳气多少而发厥，五脏气虚之梦，诊有十度	
解精微论篇第八十一	泪涕与心肾神志、水火阴阳的关系	

表 1—2 《灵枢》篇目主要内容表

篇名	主要内容
九针十二原第一	九针名称、形状、应用，针刺原则与手法，十二原穴
本输第二	论井、荥、腧、原、经、合穴的名称与位置
小针解第三	解释《九针十二原》篇针刺的各种用法
邪气脏腑病形第四	邪气中人的不同情况，脏腑病脉病形与针刺方法
根结第五	各经根结部位、穴名，开阖枢的作用，因人而刺
寿夭刚柔第六	阴阳刚柔体质与寿夭的关系，因病而刺的原则，寒痹药熨法
官针第七	九种针具的性能与适应症，因病而刺的多种刺法
本神第八	神的生成、分类、与五脏关系，情志致病的症候、机理，神在针刺中的意义
终始第九	针刺补泻原则，针刺取效标准与不同取穴方法
经脉第十	十二经脉与十五络脉的循行、病症与针治原则
经别第十一	十二经别的循行，阴阳表里经脉的离合与出入配合
经水第十二	以天人相应说明十二经脉气血多少、循行及因人而刺的原则
经筋第十三	十二经筋的循行、病症与治疗原则
骨度第十四	常人身形尺寸与诸部位骨骼长短、大小、宽窄，为取穴之依据
五十营第十五	经脉之气在体内的运行规律
营气第十六	营气的形成与循行规律
脉度第十七	十二经脉与跷督任脉的长度，五脏与七窍的关系，跷脉的循行
营卫生会第十八	营卫的生成、运行及其与睡眠的关系，三焦部位与功能特点
四时气第十九	四时气候对人体的影响、因时而刺，六腑症候、病理与针治
五邪第二十	邪气入五脏的病证与治疗经穴
寒热病第二十一	几种寒热病的证治预后，天牖五部的部位和主治，针刺原则
癫狂第二十二	癫狂的病因、类型与针灸方法
热病第二十三	热病的证候、诊断、预后及针刺治疗的方法、穴位和禁忌
厥病第二十四	经气上逆之心痛、头痛及肠寄生虫病等的症候及刺法
病本第二十五	病证标本及标本先后的针刺原则
杂病第二十六	多种病证的症候、诊断和针治方法
周痹第二十七	周痹、众痹及其鉴别诊断，痹病的治则
口问第二十八	病因概述，十二奇邪走空窍之病的病因、病机及其症治
师传第二十九	察病人所恶所欲论病机、治疗，望外形测内脏常变与盛衰
决气第三十	精、气、津、液、血、脉六气的生理、病候，六气的后天之源

篇名	主要内容
肠胃第三十一	消化道各器官的大小、长短和部位
平人绝谷第三十二	胃肠大小、容积、功能及其对生命的意义
海论第三十三	髓海、血海、气海、水谷之海的腧穴及有余不足的症候与治则
五乱第三十四	阴阳清浊营卫之气紊乱的五种情况及其针刺治疗
胀论第三十五	胀病的分类与病因、病机、诊断、治疗
五癃津液别第三十六	津液的区别、分类及其生理、病理，水液代谢的过程与障碍
五阅五使第三十七	头面官窍与五脏的关系及其诊断意义
逆顺肥瘦第三十八	因人而刺的原理、原则，十二经脉的循行方向
血络论第三十九	刺络出血的几种情况，滞针的原理
阴阳清浊第四十	清浊之气的性质、分布与针刺方法
阴阳系日月第四十一	以天人相应论人体不同部位、经脉的阴阳属性及其针刺原则
病传第四十二	疾病传变规律与预后
淫邪发梦第四十三	梦的生成原理与诊断意义
顺气一日分为四时第四十四	病因概述，疾病日夜轻重变化的规律、原理，针刺五变之理
外揣第四十五	以外知内的诊断学原理
五变第四十六	疾病发生中体质因素的意义，五种病证的体质学基础及其外候
本脏第四十七	血气精神、脏腑的功能，脏腑的形态与病理特性，以外知内的诊断学原理
禁服第四十八	经脉之于针刺的意义，人迎、寸口脉对比诊法
五色第四十九	面部色诊的原理、方法，色脉合参察疾病间甚与传变
论勇第五十	体质与发病及疼痛耐受的关系，勇怯之士的身形特点
背腧第五十一	背部五脏俞穴的部位及灸治补泻方法
卫气第五十二	十二经脉标本部位，胸腹头胫四气街的部位、主病及针刺
论痛第五十三	不同体质对刺灸药物的不同耐受程度及原理
天年第五十四	人的胚胎生成与生长衰老过程，决定寿夭的因素
逆顺第五十五	论针刺治疗的时机
五味第五十六	食物五味分类、作用原理及其食用宜忌
水胀第五十七	水胀、肤胀、鼓胀、肠覃、石瘕的病因病机、鉴别诊断、治则
贼风第五十八	疾病发生与“因加而发”原理，祝由疗法原理
卫气失常第五十九	卫气滞于胸腹与筋骨皮肉病的诊治，年龄身形差异的病理特点
玉版第六十	论疾病早期预防、诊断、治疗，五逆的表现，针的利与害
五禁第六十一	病之五夺、五逆，刺之五禁

篇名	主要内容
动输第六十二	手太阴、足阳明、足少阴之输独动的道理，营卫受邪时的循环
五味论第六十三	五味与脏腑经络的关系及其病理意义
阴阳二十五人第六十四	体质的五行分类，二十五人的生理特点、形气特征、病邪易感性及其不同的治疗方法
五音五味篇第六十五	二十五人的病证调治方法，五音所属类型与五味五脏的关系
百病始生第六十六	疾病发生的原因、机理、传变规律，积病的病因病机、症候
行针第六十七	不同体质对针刺的不同反应
上膈第六十八	隔食症中属于下脘虫积成痈的病因、症状和疗法
忧恚无言第六十九	各种发音器官的功能与病理，失音症的病因与刺治方法
寒热第七十	瘰疬的成因、诊断、治疗、预后
邪客第七十一	邪客不眠的病机、治法，营卫宗气的循行与功能，天人相应的现象，持针纵舍的意义与方法，手太阴厥阴经屈折出入的循行，手少阴经无腧穴的道理，八虚可候五脏病变
通天第七十二	阴阳太少五人的生理人格特征，因人而治的法则
官能第七十三	根据生理、病理的用针及补泻原则，治病天忌，因人施教
论疾诊尺第七十四	论诊尺肤与诊目、诊齿的方法与应用，诊妊娠与小儿病的方法
刺节真邪第七十五	五节刺法，刺五邪之法，针刺的作用原理与具体针刺方法，真气、正气、邪气关系，邪入不同部位发为不同病证
卫气行第七十六	卫气的循行与天体运行及针刺的关系
九宫八风第七十七	根据天体运行规律推知气候变化及对人的生理、病理的影响
九针论第七十八	九针的起源、命名、形状、适应症与禁忌，以五脏为中心的生理、病理及相关事物归类，六经气血多少与表里配合
岁露论第七十九	疟疾发作迟早的原因，月相与人的生理、发病关系，时令、气候与发病的关系
大惑论第八十	目、视觉与脏腑的关系，眩惑、善忘等病症的病机与治疗
痈疽第八十一	痈与疽的病因、病机、鉴别，各种痈疽命名、症治、预后

第三节 版本与流传

《内经》是西汉时代四大医学流派中医经派的重要代表作之一。据查证，最早提到《内经》书名的是西汉刘歆的《七略》，可惜该书早已失传。现存文献中最早记载的是东汉班固的《汉书·艺文志》，该书载有“黄帝内经十八卷。”然当时既未确切指出《内经》就是《素问》和《灵枢》，也未见《素问》之名。《素问》之名，始见于东汉末年张仲景《伤寒杂病论》。张仲景在序言中说：“撰用《素问》、《九卷》、《八十一难》、《阴阳大论》、《胎胪药录》，并平脉辨证，为《伤寒杂病论》合十六卷。”其后，晋代皇甫谧在《黄帝三部针灸甲乙经》中说："按《七略》、《艺文志》，《黄帝内经》十八卷，今有《针经》九卷，《素问》九卷，二九十八卷，即《内经》也。"首次提出《内经》包括《素问》和《针经》两部分。

《素问》与《九卷》(《针经》)自晋以后的流传情况，史料上仍有一些记载可循。《隋书·经籍志》录有"《黄帝素问》九卷"(注云："梁八卷")，"《黄帝针经》九卷"，说明九卷本《素问》在南北朝时已亡佚一卷。《旧唐书·经籍志》著录："《黄帝素问》八卷，《黄帝针经》十卷，《黄帝九灵经》十二卷(灵宝注)。"《新唐书·艺文志》："《黄帝针经》十卷，全元起注《黄帝素问》九卷，灵宝注《黄帝九灵经》十二卷，王冰注《黄帝内经素问》二十四卷。"《九灵经》当为《针经》的不同传本。这说明至隋唐，《内经》仍以《素问》和《针经》两书分别传世，卷数有少许变化，流传中又有别本新名出现，而《九卷》之旧名，渐从史志及文献上消失了。

《素问》流传至唐代，早已损残散失不全，正如王冰在次注《素问》时说："世本纰缪，篇目重叠，前后不伦，文义悬隔。"可见当时残缺的情况是相当严重的。王冰对照家藏"张公秘本"，对残缺不全的"世本"做了大量的补亡、迁移、别目、加字和削繁等工作，加以注释并重新编次，使《素问》恢复到八十一篇旧数，并以二十四卷本行世。一般认为，运气七篇和《六节藏象论》中有关运气的一段，皆为王冰补入。王冰补入运气七篇后仍缺两篇，即《刺法论》和《本病论》，仅篇名存目录中，后人补出后称为《素问遗篇》。经过王冰卓有成效的工作，使《素问》得以较完善的本子继续流传。至宋代仁宗嘉祐年间，高保衡、林亿等人奉朝廷之命校勘医籍，对已是"文注纷错，义理混淆"的王冰本，再行考证，"正谬误者六千余字，增注义者二千余条"，并定名为《重广补注黄帝内经素问》。林亿等的校本，即今之所见《素问》的原型，宋以后的元、明、清各代，皆据此进行翻刻，未再改易。明代顾从德影宋刊本《素问》堪称善本，为今所据。

《灵枢》最早称为《九卷》，初见于张仲景《伤寒杂病论·序》。晋代王叔和《脉经》亦称《灵枢》为《九卷》，至皇甫谧《甲乙经》始名之为《针经》。皇甫谧在其序文中虽称《针经》，然在其文中引《灵枢》经文时，仍然多称《九卷》。这种《九卷》《针经》混称的情况，既说明了《灵枢》在很长一个时期内被称为《九卷》，同时也说明从晋开始，始有《针经》之名。

《灵枢》之所以被称为《九卷》，据《医籍考》说："《灵枢》单称《九卷》者，对《素问》八卷而言之。盖东汉以降，《素问》既亡第七一卷，不然《素问》亦当称《九卷》尔。"黄以周《黄帝内经九卷集注叙》说："《汉书·艺文志》黄帝内经十八卷，医家取其九卷，别为一书，名曰《素问》，其余九卷，无专名也。汉张仲景叙《伤寒》，历论古医经，于《素问》外，称曰《九卷》，不标异名，存其实也。晋王叔和《脉经》亦同。皇甫谧叙《甲乙经》，尊仲景之意，以为《黄帝内经》十八卷，即此《九卷》及《素问》，而又以《素问》亦九卷也，无以别此经，因取其首篇之文，谓之《针经》九卷，而《针经》究非其名也，故其书内仍称《九卷》。"这不仅提出《黄帝内经》十八卷，除九卷为《素问》，其余九卷无专名外，还认为《甲乙经》提出《针经》之名，是取其篇首之文，即第一篇《九针十二原》中的"先立针经"而来的。

《灵枢》之名，始见于唐代王冰次注的《黄帝内经素问》序和注中。王氏称：“《黄帝内经》十八卷，《素问》即其经之九卷也，兼《灵枢》九卷，乃其数焉。”然而他在《素问》注文中，《灵枢》与《针经》又常并称。林亿《新校正》在校注《素问·调经论》王注时指出：“详此注引《针经》曰，与《三部九候论》注两引之，在彼云《灵枢》而此曰《针经》，则王氏之意，指《灵枢》为《针经》也。按今《素问》注中引《针经》者多《灵枢》之文，但以《灵枢》今不全，故未得尽知也。”

《灵枢》传至宋代已是残本，宋哲宗元祐七年（公元 1092 年）有高丽使者来华献书，其中有《黄帝针经》，哲宗于次年正月即诏颁高丽所献《黄帝针经》于天下，使此书复行于世。至南宋绍兴二十五年（公元 1155 年），史崧“校正家藏旧本《灵枢》九卷，共八十一篇，增修音释，附于卷末，勒为二十四卷。”史崧校正的《灵枢经》，后人未再改动，成为元、明、清续刻的蓝本。

第四节 历代研究与注家书目

《内经》自问世以来，历代医家皆奉为圭臬，演绎发挥、考校编次、注释研究者达二百家以上，著作达四百余部，给后人留下许多有价值的资料。这些资料不仅对中医学的发展做出了一定的贡献，而且也是后人学习《内经》不可缺少的参考文献。这里简介主要的注家与注本。

杨上善《黄帝内经太素》

杨上善，唐初时人。《太素》写于乾封（高宗年号）之后至永淳二年以前，在唐代至北宋流传于国内，南宋开始散佚，元以后彻底亡失。国内现行本是清光绪年间杨惺吾从日本影抄回国，经萧延平于 1924 年校注刊印的。原书缺第 1、4、7、16、18、20、21 共七卷，其他各卷尚有部分残缺。1979 年 11 月王雪苔等赴日考察时，又发现了所缺的 16、21、22 共三卷，携带回国，内部影印。虽然其中的 22 卷重复，但较原书完整，补充了原书的残缺部分。

本书首次用“以类相从”的方法，将《素问》和《灵枢》原文分为：摄生、阴阳、人合、藏府、经脉、腧穴、营卫气、身度、诊候、证候、设方、九针、补泻、伤寒、寒热、邪论、风论、气论、杂病共 19 大类，每类之中又分若干细目，并在原文之下系以注释。这种“以类相从”的方法，为后世分类研究《内经》开了先河。该书是注释《内经》的早期作品，不仅所引《内经》原文在现存医书中最为近古，而且杨氏的注文也有精辟之处，特别是该书保存了《素问》部分王冰改动前的原貌，具有很高的文献价值，是学习和研究《内经》的必备参考书。

王冰《黄帝内经素问》

王冰的生卒籍贯无从考查，所编次的《黄帝内经素问》经宋代林亿等校正后名《重广补注黄帝内经素问》，即现在《素问》的通行本。据王冰在序文中说，《素问》至唐已阙其第七一卷，并且由于年久变迁，辗转传抄，已到了“世本纰缪，篇目重迭，前后不伦，文义悬隔”，无法窥其原貌的地步。王冰“受得先师张公秘本，文字昭晰，义理环周，一以参详，群疑冰释”，并“精勤博访”，“历十二年方臻理要，询谋得失，深遂夙心。”他的整理、注释，对《素问》的流传贡献极大。

王冰治学态度严谨，“凡所加字，皆朱书其文，使古今必分，字不杂糅。”可惜在宋代林亿校书时，已朱墨不分，古今杂糅了。王冰注的主要贡献和特点有：重新编次，订为二十四卷，并在篇目及内容方面多所增删；补入第七一卷，即“七篇大论”的内容；注释条理缜密，释词简而有法，对理论多有发挥，宋以后的注家多以王冰注为规范；王氏笃信道教，自号“启玄子”，在编次与注释方面道家思想浓厚。

马莳《素问注证发微》、《灵枢注证发微》

马莳，字仲化，又号玄台子，明代会稽人。所注《素问注证发微》和《灵枢注证发微》，变唐王冰二十四卷复为九卷，每卷九篇，以合九九八十一篇之旧，并将其分成若干章节，然后分章分节予以注证，不同于以前注家随句注释的方法。

马莳所注《素问》部分，并不为他人所称许，但在某些地方，亦颇能传承经旨。《灵枢》多论经脉、腧穴和针刺，以前很少被人重视。马莳之注，可称为专门研究《灵枢》之启端。由于马莳素娴经脉、腧穴、针灸之术，其注证又认真负责，因而马注《灵枢》深得后人称许。正如汪昂说：“《灵枢》以前无注，其文字古奥，名数繁多，观者蹙额颦眉，医家率废而不读。至明始有马玄台之注，其疏经络穴道，颇为详明，可谓有功后学。虽其中间有出入，然以从来畏书之难，而能力开坛站，以视《素问》注，则过之远矣。”

吴昆《素问吴注》

吴昆，字山甫，号鹤皋，又号参黄子，明代安徽歙（shè）县人。出身于书香门第、医药世家，其学有渊源，并博览群书，对《内经》有深入研究。他继承了王冰、林亿等人的成果，以王冰二十四卷本为基础，删繁就简，引申发挥。

吴昆的工作包括注释和删节补正两方面。他临床经验丰富，有很多观点来自临床实践，其注释及删节补正中有不少医理发挥，发前人之未发。但他删节经文，不遵古籍校勘法度，甚至将一己之见混入正文，受到后世批评。

张介宾《类经》

张介宾，字景岳，又字会卿，浙江山阴（今绍兴）人，明末著名医家。他精研《内经》凡三十余载，数易其稿，著成《类经》，是现存分类注释《内经》最完整的著作。张氏采用从类分门的方法，将《素问》、《灵枢》的全部内容分为摄生、阴阳、藏象、脉色、经络、标本、气味、论治、疾病、针刺、运气、会通12大类，凡三十二卷，三百九十篇，经文虽因类分而颠倒，但仍一一注明出处篇名，以便查核，且有详尽的注释。由于张氏有丰富的临床经验，加之文字简明畅达，所以他的注释多能结合实际，特别是一些重要的问题，除注释外，还结合临床实践的体会，用“愚按”的形式，进行专题发挥，为学习研究《内经》者所必读。

李中梓《内经知要》

李中梓，字士材，号念莪，明代医学家，江苏华亭（松江县）人。所著《内经知要》，选择《素问》、《灵枢》二书的内容，进行分类纂约，再加注释，故名《知要》。该书将原文分为道生、阴阳、色诊、脉诊、藏象、经络、治则、病能等八类，所选经文虽不多，但分类简要，注释颇多发挥，浅近易懂，颇受习医者欢迎，常被作为《内经》的入门教材。

张志聪《黄帝内经素问集注》、《黄帝内经灵枢集注》

清代张志聪（隐庵）集其门人高世栻、子张兆璜等历五年之久，著成《素问集注》九卷，复集诸门人著《灵枢集注》，为集体注释《内经》开辟了先河。本书的特点是，既对经旨有深刻的领悟，又不因循旧制，在注释上有所创新，反映出阴阳、脏腑、气血等气化学说的特点，为后世学者所重视。但其以经释经的方法，引起后人之议，也使后人学习感到困难。

高世栻《素问直解》

高世栻，字士宗，曾从其师张志聪集注《内经》，但认为《集注》"义意艰深，其失也晦"，因而他"不得已而更注之"。他的注释常能不落窠臼，直疏经旨，对衍文、错简、讹字，也常直解原文，并在注释中加以说明。本书除了注释明白晓畅、要言不繁外，还在每篇之中分为数节，眉目清楚，注释常以寥寥数语，便能大畅经旨，使人一目了然，体现了本书"直解"的宗旨。

姚绍虞《素问经注节解》

清代姚绍虞，字止庵，其所注《素问》，除了对原文有所删节注解外，还一改王冰本原来的篇章顺序，将原书分为内、外两篇，内篇三卷四十八篇，论阴阳、治法等，属义理范畴；外篇五卷三十一篇，论针灸、岁运等，属象数之类。该书以王冰次注本为底本，对王注多所议论，并申述己意。其注文未冠"按"字者，悉为王冰注；冠"按"字的，则为姚氏注语。姚氏对王冰的讹误，发挥自己的见解，多有创见。

张琦《素问释义》

张琦于清道光九年著《素问释义》，凡十卷。该书虽然采用了王冰本的篇次，但多不用王冰的注文。他的注文，多采用林亿《新校正》校语，注释精练，释义多有所发挥，因而也是学习《内经》的常用参考书之一。

丹波元简《素问识》、《灵枢识》

本书系《皇汉医学丛书》之一日人丹波元简著。丹波氏运用选注而不自注之法，取前人注释之考证精确、说理入微、符合经旨而有发挥者入选，以王冰、张介宾、马莳、张志聪、吴昆等人为多。对各注有分歧时，则以“简案”形式提出自己的看法，指出孰是孰非。如有未能肯定，或可并存者，则以疑似口吻，径曰“恐非”或“似是”或“可并存”，俾学者进行思考抉择。本书在阐述自己的见解时，旁征博引，采撷广泛，处理态度又极为严谨，对学者分析诸注，深入体会经旨，有一定帮助，因而为学习《内经》者所重视。

第五节 《黄帝内经》的历史地位与价值

一、中医理论之渊薮

在《内经》成书之前，有许多关于医学内容的文献。据不完全统计，在殷墟出土的甲骨文中，记载了20余种疾病的名称，如“疾首”（头病）、“疾目”（眼病）、“疾耳”（耳病）等；在《诗》、《书》、《易》等古典著作中，对热病、昏迷、顺产、浮肿、不孕等有初步的记载，《山海经》还具体记载了38种疾病和多种药物。在《内经》以前还有许多专门的医书，如《素问·病能论》中提到的《上经》、《下经》、《金匮》、《揆度》、《奇恒》等，另如长沙马王堆汉墓出土的《足臂十一脉灸经》、《阴阳十一脉灸经》、《脉法》、《五十二病方》等。据刘向《七略》所载，当时有医经七家，《黄帝内经》为其中之一。但以上医学内容或医书，多简单而无系统理论，且多散佚，只有《黄帝内经》记录了对中医学发展有巨大影响作用的系统医学理论，并流传至今。

就《内经》本身而言，它是将汉代以前零散的医疗经验和片断的医学理论作了系统、全面的整理，并进一步发展，创立了比较完整的中医学理论体系。其主要内容包括：解释人体生理活动规律的藏象、经络学说；阐明疾病发生、发展、转归的病因病机理论；诊断疾病的四诊、辨证理论与方法；防治疾病的养生、论治理论与方法，包括具体的治疗措施，如药物、针灸、推拿、按摩、导引、气功、精神心理疗法等。同时深刻阐述了贯穿于以上内容的学术观点和思维方法，如：天人观、机能主体观、形神观、邪正论，以及阴阳五行、取类比象、运数类比等，从而为中医学的发展奠定了坚实的理论基础。

《内经》以后，中医学代有发展，形成了各家学派，理论和技术日臻成熟与完善。诸如东汉张仲景之《伤寒杂病论》、晋代皇甫谧之《甲乙经》、金元四大家以及明代的温补学派、明清时成熟的温病学派等，从其学术渊源来看，都是对《内经》理论的完善与发展，都没有脱离《内经》学术体系的框架。

综观中医学的发展历史，学术界普遍认为，《内经》的成书，第一次全面地论述了中医学的基本概念、理论和学术思想，阐述了中医学的医学方法，建立了中医学术体系，成为中医学发展的理论渊薮。当代生命科学正在飞速发展，中医学的生存和发展面临着极大的挑战。中医学应适应时代的发展，为人类的健康做出更大的贡献。保持特色和优势，是中医学发展的前提。作为中医学理论之源，《内经》确立的医学理论、阐述的思维方法则愈发显示出它在当代中医学发展中不可替代的指导作用，必须认真学习和研究。

二、医家临证之“兵书”

《内经》所阐述的医学理论是分析人体生理病理，指导疾病诊断、防治的重要武器，至今仍然具有重要的实践价值。古人以兵家之道比喻医家治病之理，故可将《内经》称为医家临证之“兵书”。

以阴阳为例，阴阳学说属于中国古代哲学的范畴，《内经》将其引进医学领域，用以阐释人体生命活动过程和现象中相互对立而又统一的两个方面，指导对疾病病理的认识和诊治、预防。如《素问·阴阳应象大论》之“阴胜则阳病，阳胜则阴病”即用阴阳盛衰分析病理变化；“善诊者，察色按脉，先别阴阳”认为诊断疾病首先要判断其阴阳属性；“治病必求于本”和“善用针者，从阴引阳，从阳引阴”提示治疗疾病须以阴阳为根本，需根据阴阳之关系进行论治；“味厚者为阴，薄为阴之阳；气厚者为阳，薄为阳之阴”则是以阴阳学说来认识药食对人体产生作用的机理，临床可根据药食气味阴阳的偏胜来调节人体阴阳之偏胜偏衰；“善用针者，从阳引阴，从阴引阳，以左治右，以右治左”，涉及针刺方法的众多技术。《素问·上古天真论》之“法于阴阳”提出的是效法自然阴阳消长变化规律的重要养生法则，《灵枢·本神》之“节阴阳而调刚柔”则说明调节阴阳是许多养生技巧的窍妙所在。

藏象学说是《内经》医学理论的核心，其以五脏为中心，通过阴阳五行和经络，将六腑、五体、五神、五志、五时、五味、五色、五音、五声等联系起来，构建成五脏系统，形成一个表里相合、内外相关的整体，用以说明人体的生理功能和病理变化。《素问·调经论》指出：“百病之生，皆有虚实……皆生于五脏也。”将五脏作为归纳、分类疾病的核心；《素问》之《咳论》、《痹论》、《痿论》、《风论》等篇章，将脏腑作为咳、痹、痿、风等疾病证候分类的纲要，从而奠定了脏腑分证的纲领。现代中医临床的基本辨证方法——脏腑辨证即肇端于此。

除了医学基本理论和指导思想，《内经》还记载了多种病证，并对热病、疟病、咳嗽、风病、痹病、痿病、厥病等的病因病机、临床表现和治疗方法作了专题讨论，对现代临床仍有重要的指导意义。例如，“五脏六腑皆令人咳，非独肺也”（《素问·咳论》），“治痿独取阳明”（《素问·痿论》），以及《素问·痹论》对痹证病因、发病、病机、分类、预后与治则治法的论述，至今仍为临床所遵循。值得提出的是，《内经》虽然没有明确提出“辨证论治”一词，但其审机论治的思想，具体病证的脏腑分证、六经分证的方法，正是“辨证论治”理论及方法的学术源泉。

在治疗方面，《内经》倡导的因人、因时、因地制宜及因势利导、治病求本、同病异治、异病同治、标本缓急、补虚泻实、寒热温清、预防与早治等原则，一直为后世医家所遵循。在治法方面，除了针灸和药治外，还涉及精神疗法、按摩、导引、药熨、渍浴等方法。这些疗法体现了天人一体的整体观念，具有毒副作用小的优点，因而成为现代自然疗法的主流。

此外，《内经》的典章文句，还可直接启发临床思维，指导具体病证的辨证治疗，据以论治，每获良效。如《素问·生气通天论》“因于湿，首如裹”，现今临床多据头重如裹的表现，判断为湿邪困阻清阳；《灵枢·本神》“脾藏营，营舍意”，提示意念不能藏而流露于外者，当从脾治等等，均说明《内经》指导临床实践的重要价值。

三、世界医学之宝典

《黄帝内经》在世界医学史发展中占有重要地位，可当之无愧地称为世界医学之“宝典”。

在公元前1世纪，世界还处于天命、巫术等封建迷信笼罩之中时，《内经》就已经旗帜鲜明地提出了“拘于鬼神者，不可与言至德”的观点，将中医学的发展引领到唯物主义的正确道路上来。《内经》在对人体进行“解剖而视之”的基础上，通过“以表知里”、“司外揣内”的方法建立了藏象学说，“夫脉者，血之府也”，“经脉流行不止，环周不休”，认识到人体内血液是流行不止的，血有“出而射者”（动脉血），有“黑而浊者”（静脉血），有“清而半为汁者”（血清），对于动脉血、静脉血已有区别。而被推崇为“医学之父”的古希腊名医希波克拉底尚不知血液是流动的，至于血液循环的发现是在16世纪。《内经》按照五脏对疾病进行分类，欧洲医学史上疾病按器官分类是从2世纪罗马的盖仑开始的。希氏依据体液学说将人体分为多血质、黏液质、黄疸质、黑胆质四种类型，《内经》采用阴阳五行的方法从体型肥瘦、年龄壮幼、性格刚柔勇怯、心理气质等方面对体质进行分类，远比希氏体液学说的分类详尽确切。另外，《内经》还发明了用健康人呼吸测定脉搏速度的方法；制订了一整套极具实践价值的防治疾病的原则和方法，强调“不治已病治未病”及发明针刺疗法，至今仍显示出极大的实用和科学价值。这些均为西方医学史所不可比拟的。

《内经》在建立中医理论的学术体系时，广泛地吸收了天文、历法、地理、气象、生物、社会、心理、哲学等中国古代传统的人文、自然等多学科的研究方法与成果，成为多学科研究医学的典范。《内经》的这种多学科研究的形式，一方面反映了古代科学尚未精确分化的特点，另一方面也说明了医学科学与其他自然及人文学科之间的密切联系。这种学科间的联系、渗透、融合，正是产生新学说、新理论的重要途径。这就是为什么《内经》所确立的理论原则至今还有强大生命力的根本原因。现代新兴的某些边缘学科如医学气象学、时间医学、社会医学、医学心理学等之所以常常可在古老的经典中找到若干雏形，其道理盖出于此。

《内经》基于人与自然、社会的密切联系，建构了天地人“三才”医学模式，使《内经》医学理论能够真实反映人体生命活动的客观过程。这种医学模式重视人与自然、社会的协调，将人与生存环境的和谐、人体心身的和谐视为健康的基本标准，并贯穿于疾病的防治和延年益寿理论与实践之中，这是《内经》对于世界医学的贡献。它与近年医学界提出的“社会—心理—生物”医学模式的基本观点是相通的，但其可贵之处是，它已完全融入于自己的理论，并作为临床的基本原则和方法实施于医疗活动之中；它历史悠久，经过千百年的临床验证，无论在学术研究，还是医疗实践方面，对于医学科学都有重要价值。

第二章 《内经》的学术体系

《黄帝内经》整理先人们丰富的医疗经验和知识，升华为理性认识，形成系统的医学理论，并且进一步驾驭医疗实践，成为中国传统科学中探讨生命规律及其医学应用的系统学问，即《内经》的学术体系。它为中医学确立了基本概念，建立了理论与临床规范，并形成了独特的医学方法，奠定了中医学发展的基础。与西医学相比较，它具有鲜明的特色与优势，又是中医学存在和发展的依据。研究《内经》的学术体系，对于探讨中医理论之科学内涵、学术特点及发展规律，端正中医科学研究的思路，提高中医临床诊治水平，都有重要意义。

《内经》学术体系的内容，主要包括其结构与内涵、形成和发展等。

第一节 结构与内涵

一、《内经》学术体系的结构

体系，是有关事物相互联系、相互制约构成的一个整体。《内经》被尊为中医学的经典，它的学术体系，主要是围绕人的健康和疾病开展研究，形成有关人的生命规律及其医学应用的知识和理论；而这些知识和理论的形成，必有古代社会科学、自然科学乃至思维科学等多学科知识和方法的渗透与影响，它们既是医学理论形成的基础，又是《内经》学术体系的有机组成部分。因而《内经》学术体系的结构，应当包括医学理论和医学基础两个部分。

（一）医学理论

《内经》医学理论，其结构基本可由历代注家对《内经》内容的分类来概括。诸类分研究《内经》的注家中，具有代表性的是：隋唐杨上善《黄帝内经太素》19类，元代滑寿《读素问钞》11类，明代张介宾《类经》11类、李中梓《内经知要》8类，清代薛雪《医经原旨》9类、沈又彭《医经读》4类等。其中《医经读》的“平、病、诊、治”四类能够支起医学理论的基本构架，再结合其他医家的分类，并进行繁简修合、纲目条贯的整理，其基本结构可以表述如下：

藏象（脏腑，经络，精气神）
疾病（病机，病证）
诊法（诊病方法，断病法则）
论治（治则，治法，疗法）

养生

（二）医学基础

《内经》的医学理论，无论其固有内涵、表述方式，还是其研究方法、形成过程，广泛涉及中国古代传统科学的各个领域，其中主要是哲学、天文历法、地理学、气象学、社会学等的范畴。

1. 哲学　在战国秦汉，科学技术处于萌芽时期。在医学研究中，对动物和人体器官、组织，即使剖开也无法了解其机能，医学理论只能在医疗实践基础上，借助自然哲学的直接参与，总结、概括而产生，因而精气、阴阳、五行学说，不仅成为《内经》学术体系的方法学基础，渗透到中医理论的各部分，而且还借助其哲学术语表述医学概念。当然，它们一旦成为医学术语，便赋予其特定的医学含义，与纯哲学概念大不相同。具体而言，哲学的作用，一是引导医疗活动的指向，赋予医学观察和医疗实践以特定内容，使中医临床观察方法具有功能性、整体性、动态性和特异性的特点。二是约定医学概念以独特内涵及其表述方式，如阴精阳气、经络之气等。三是建立推理体系、理论模型。《内经》应用《周易》象数思维方式，注重辩证逻辑的应用；创制了阴阳、三才、四时、五脏、六经等理论模型。

2. 天文历法，地理学，气象学　人生天地之间，气交之中，受时空条件广泛的制约，因而人类必须了解自然、把握自然，进而顺应自然、利用自然，为自身的生存和发展服务，而中医学以人的健康和疾病的诊断、防治为研究对象，因此，它的建立、发展和成熟，也有赖于其他学科，特别是传统自然科学中的天文历法、地理学、气象学等，于是这些学科就成为医学理论形成和建立的基础。如天文历法方面，“地为人之下，太虚之中者也”（《素问·五运行大论》）是古代宇宙结构学说在《内经》中的反映；《灵枢·九宫八风》八方之风和《素问·六节藏象论》天度、气数之说，是天体运行、天象变化及其与人及万物密切关系在《内经》中的反映；古代医学家们创建的“五运六气医学历”，则是历法与中医学密切关系的证明。地理学方面，《内经》有“异法方宜”之论；气象学方面，《内经》“五运六气学说”关于气象变化规律及其对人体生理、病理影响的认识，对外感病的诊治有指导意义。这些都说明，上述学科在《内经》学术体系中有着特殊而重要的地位。

3. 社会学　《内经》中许多篇章提到社会分期，描述了社会变迁与医学起源、发展的关系。如《素问·移精变气论》论及，随着社会发展，私有制的建立，经济、政治、文化交往增多，疾病也渐致复杂，单纯的汤液醪醴药品剂型不能适应临床需要，于是发展而有“毒药治其内，针石治其外”等多种剂型、多种治法。此外，《内经》还有大量社会经济、生活方式、社会心理、社会风气、社会地位变迁以及区划风土习俗等与疾病关系的记载，并贯穿于病因、发病、诊断、治疗、养生诸学说之中。在《内经》的三才医学中，“中合于人事”（《灵枢·逆顺肥瘦》）将人与社会生存环境的失调作为重要致病因素，涉及政治、经济、文化、心理、宗教、伦理、民俗以及饮食习惯、劳役损伤、药物中毒、醉酒等，丰富了中医病因学理论；提出“从容人事”（《素问·疏五过论》）、“不失人情”（《素问·方盛衰论》）的主张，重视疾病防治过程中纠正社会性致病因素，并以此作为疾病防治的重要原则，丰富了中医学疾病防治理论。

综上所述，《内经》学术体系的系统结构，如表3所示：

- 《内经》学术体系
  - 医学理论
    - 藏象
      - 脏腑
      - 经络
      - 精气神
    - 疾病
      - 病机
        - 病因
        - 发病
        - 病理
        - 传变
      - 病证
    - 诊法
      - 诊病方法
      - 断病法则
    - 论治
      - 治则
      - 治法
      - 疗法
    - 养生
      - 摄生
      - 康复
  - 医学基础
    - 哲学
    - 天文历法
    - 地理学
    - 气象学
    - 社会学

表3 《内经》学术体系结构表

上表所示是《内经》学术体系基本的理论构架，但考虑到各部分内容内在的分合独立性，结合中医界习俗成见，经络、病证两部分多独立成章，因而可由五类变通为七类。此外，气、阴阳、五行，系战国秦汉占主流的哲学，是中国传统科学的方法学工具。在《内经》学术体系之中，它也主要用以论证和规范医学知识与理论，其主要内容已融入医学基础，因而本教材将气阴阳五行部分，作为医学基础的“代表”，合藏象、经络、病机、病证、诊法、论治、养生，共计八类，类聚经文，注疏导读。今对此纲目说明如下：

气·阴阳·五行　是先秦两汉哲学的重要范畴，用以说明宇宙本原及万物构成、生灭变化规律。三者之间，气一统宇宙万物，是生成的本原、变化的基础；气分而为阴阳，以阴阳二气相互依存、相互作用及消长转化探讨事物变化机理；阴阳关系的延伸、展开而衍生五行，五行生克制化进一步分析事物变化的复杂规律。《内经》运用气阴阳五行哲学思想，规范医学方法论，说明人体生命本原、结构、生理活动规律，分析病变机理与转归，指导疾病诊治。气阴阳五行在整理医疗经验、升华医学理论，在建构《内经》学术体系等方面，发挥了不可替代的作用。

藏象　“象”指外在的生命现象，既包括有形可见的躯体肢节官窍、脏腑血脉骨肉组织的形象及其动态变化，又包括各种无形的生理、精神现象；“藏”指外在生命现象变化的内在依据与本质，亦即体内有形、无形的脏腑、经络、精气神的活动机制与规律。藏象学说就是探讨显于外的生命现象与藏于内的生理变化的本质联系，即研究脏腑经络形体官窍的形态结构、生理活动以及精气血津液神志变化的规律及其相互关系的理论。同时，人的活动与天地自然、社会人事密切相关，古人在探索人体生命活动时，又将它们联系在一起进行研究，因而这部分内容也成为藏象学说的有机组成部分。藏象学说包括脏腑、经络、精气神三部分，其中经络部分因其相对独立而专立章节。此外，人的素质有阴阳之异、强弱之别，称为体质，主要表现为健康之人生理与精神活动的种种差异，对于疾病的形成和诊治也有影响，故亦置于藏象学说。

经络　是经脉和络脉的总称，其功能主要是运行气血，沟通上下内外，实现体内精气血津液的流通输布、脏腑组织器官之间及与外界的联系。经络学说则是研究经络系统的生理功能、病理变化及其与脏腑相互关系的理论，指导着临床各科疾病的诊治，尤为针灸学科所重，奠定了该学科的理论基础。

病机　指疾病发生、发展变化及转归的机理。病机学说主要阐述疾病发生的原理，致病因素形成及致病规律，病变的部位、性质及其演化趋势机理等理论，其中贯穿了天人相失、邪正交争、阴阳失调、气血逆乱等学术观点，是诊治的基本依据。病机学说分为病因、发病、病理、传变四个方面。

病证　是疾病与证候的合称，均指人的异常生命活动。病证学说主要阐述疾病的概念、分类、临床表现规律，同时也论其诊断分型、治则治法、预后预防等方面，是对藏象、病机、诊法、论治理论的综合运用，贯通“理法方药（针）”各环节，蕴含了后世“辨证论治”雏形。

诊法　论疾病的诊断方法，包括疾病的诊断原理、诊病方法与断病法则。《内经》不仅深刻地阐述了中医的诊病原理，如以表知里，以我知彼，先别阴阳以及观过与不及之理等，而且还发明了望闻问切等直观察验的疾病诊察方法，建立了四诊合参的诊法规范。在断病法则方面，《内经》提出以“审察病机”为中心的审机求属理论，重视人的整体机能异常和阶段变化性质，后世概括为“证候”，并体现在疾病的脏腑分证、经络分证、病因分证等内容之中。

论治　主要阐述疾病治疗思想、原则和方法。《内经》的治疗思想，贯穿了治未病，协调人与自然、社会关系及心身关系，和调阴阳、燮理五行以及因人制宜等观念，并形成了治病求本、虚实补泻、因势利导、标本先后等治疗准则。治疗方法又有无形的方略技巧与有形的处理措施之别，前者称治法，如解表清里、理气活血、利湿化痰等；后者称疗法，如药物疗法、针灸疗法、饮食疗法、精神疗法等。《内经》记载了多种疗法，并论述了它们的治病原理、使用方法与宜忌等。《内经》论治内容丰富，形成了完整的论治体系。

养生，即以预防疾病、延缓衰老为目的各种颐养生命的医事活动。在疾病和衰老理论的基础上，《内经》确立了“治未病”的养生思想，提出外以避邪、内以养正的原则和多种养生方法，建立了中医学独特的养生学体系。

二、《内经》学术体系的内涵

《内经》以中华民族特有的思维方式，确立了对人生命活动的研究角度和研究方法，并结合医疗实践，形成了独具特色的人体观、疾病观和疾病防治观。然而由于古今中外文化的隔阂，《内经》学术体系的表述方式难以为现代人所理解，非经专业研习，难得其要。这就需要人们对《内经》理论及其学术体系进行现代意义的整理工作，以彰显其理论内涵，使之更便于理解、应用和研究。

（一）理论内涵

1. 人体观　在“人与天地相参”思路的指引下，《内经》把人放在宇宙自然中来考察，认为人是大自然的产物和有机组成部分，提出“生气通天”的论断，形成了天人相互联系、相互制约的生命整体观；在古代哲学“精气论”、“道器观”的影响下，《内经》将人视为精气聚合、离散之器，生命现象是精气升降出入运动的过程和结果，主要是从整体机能活动的方式、方法及其相互联系的“道”的方面，研究生命过程及其机制与规律，提出“以四时之法成”的生命机能结构学说，“阴平阳秘”与五行生克制化的生命机能稳态学说，“奇恒”“回转”的动态生命过程学说，集中体现在藏象、经络、精气神等理论中。

2. 疾病观　在“奇恒常变”观念的指导下，结合丰富的医疗实践，《内经》确立了有关疾病的理论。关于疾病的概念，《素问·玉机真脏论》说：“天下至数，五色脉变，揆度奇恒，道在于一。神转不回，回则不转，乃失其机。”一就是有序、和谐与统一，其本质在于神气正常运转，而这种有序、和谐的破坏，即神回失机，就是疾病，后世医家从阴阳角度概括为“一阴一阳之谓道，偏阴偏阳之谓疾。”（引自元李鹏飞《三元延寿参赞书·欲不可绝》）诸凡饮食起居、劳作情志等一切身心活动反生理之常者，均可使阴阳失调而致病。它不以形质结构及其物量变化的超标作为衡量疾病与健康的单一标准，而是更强调整体机能的紊乱与失常。关于疾病的发生，《内经》以“邪正相争”阐明其机理，以六淫疫邪侵袭，饮食、劳伤与七情失调概括其致病方式，从致病因素与机体抗病能力相互作用的结果，审求其病理意义的病因学、发病学理论，即“审证求因”。关于疾病变化的机理，《内经》着眼于宏观、动态地分析其整体机能失调的方式、状态和过程，提出了以脏腑、经络、气血津液病变为基础的表里出入、寒热进退、邪正虚实、气血运行紊乱和疾病传变等理论，成为临床诊病论治的理论基础。

3. 疾病诊治观　在疾病观基础上，《内经》提出审机论治的诊治原则，是辨证论治的雏型。审机，即审察病机，就是通过对临床病症的收集、整理、分析、综合，确定其病变本质。它是对疾病过程中致病因素与机体相互作用所产生的整体机能失调之本质概括，因时而异、因人而别，作为诊断过程，后世演化为“辨证”，于是“证”成为诊断概念和治疗对象，由此决定了中医治疗学的基本特点是整体机能的动态、综合协调。它将治疗个体化，强调治患病之人；提倡各种方法配合应用，强调综合疗法；它的逆从求本、标本缓急、病治异同以及虚实补泻、寒热温清、因势利导等治则，颇似系统调控方法。这种治疗观念和思路，在治人与治病的关系上，更重视人；在整体与局部、机能与形质关系的处理上，更重视整体、重视机能；对病变共性和个性的关注上，更重视共性。对于疾病的预防，在其发病观基础上，提出以增强体质为核心的健身防病思想，并与追求健康长寿的理念结合起来，制定了外以适应自然变化、内以促进机体抗病能力、协调能力的养生原则，有效指导了各种自我健身法的实施，在世界保健医学上独树一帜。

（二）学术特征

1. 从功能角度把握生命规律　认识生命奥秘，首先从生命现象入手。在医学理论形成初期，东西方都以解剖作为研究手段，如《黄帝内经》就有“其死可解剖而视之”的记载。但把生命现象与解剖内脏器官相联系，没有先进仪器和精密测量方法，是不可能做到的，其结果也不能有效指导临床实践。也就是说，当时解剖并不能直接导致医学理论的产生。由于这种原因，西方的医学直至近代，由于哲学的变革，观察手段的改进，如使用显微镜等，才使医学研究思路和方法发生了革命，将解剖形态结构与生命现象直接联系起来，形成西医学基础理论。但在中国古代并非如此。当意识到解剖并不能直接解释生命现象与指导医疗活动后，转而采用当时盛行的自然哲学方法。首先对生命现象及与其相联系的各方面进行观察，然后把观察内容中的“共相”提取出来，按其形态、功能、格局、演化方式进行分类，并将具有代表性的、具有共相的“类”，用象征性符号、图象或有代表性的具体事物表达，进而以类相推，探讨生命现象的机理，这就是古代的意象思维方式。明清之际的哲学家王夫之把这种思维过程叫作“观象明理”“观象体义”。用这种思维方法进行研究，只能引出功能性概念，而非解剖实体概念。如《素问·五脏生成论》说：“五脏之象，可以类推”，王冰解释说：“象，谓气象也，言五脏虽隐而不见，然其气象性用，犹可以物类推之，何者？肝象木而曲直，心象火而炎上，脾象土而安静，肺象金而刚决，肾象水而润下。”这里的木火土金水只是象征性符号，它所表征的五脏的“气象性用”即其功能特性，是类推而来的，其本质是基于外在相关生命现象而存在的体内生理功能的归类整合。

中医学概念与实体脏器不符，并不违背结构与机能统一的原则。王夫之说：“天下之用，皆其有者也。吾从其用而知其体之有，岂疑待哉?”（《周易外传》卷二）。生命活动机制是复杂的，生命活动规律也应从多角度探索。中医理论所反映的生命活动机制及规律，既经千余年医疗实践得以证实，必定有其相应的物质结构存在，因而可换一种思路，从多系统、多层次、多维向地研究。

从功能角度把握生命规律是《内经》理论思维方法的一个基本特点，其他特点以此为前提而成立。如讲整体应是功能上的相互联系与制约，即黄元御《四圣心源》所说五行生克“以气而不以质”，“成质则不能生克矣。”因而《内经》的五脏应是生命活动中各种功能相互联系的方式、机制与过程的概括。这就为中医学同中国古代的其他学科，包括自然科学、人文科学中的众多门类，在理论和方法上的沟通架起桥梁，如将治病与治国、打仗相提并论等。更重要的是，它赋予中医诊治理论与方法以功能化的内涵。所谓辨证即辨别人体病理性综合功能状态，治疗也是对病理性功能状态进行综合调节。这虽然隐含中医作为应用科学技术在解剖形态方面研究和认识的缺憾，但也有其优势。它从功能上进行宏观而综合调节，这种论治思路，对于多系统、多脏器、多组织的复杂病变，精神系统、内分泌系统、免疫系统以及病毒性、功能失调性、原因不明的疾病等，均显示出不凡的疗效，不但具有使用价值，在医学模式转变的今天更有深刻的学术意义。

2. 从整体角度把握生命规律　整体观是指用普遍联系的观念来看待一切事物，承认事物与事物之间、事物内部的各部分、各层次之间的相互联系、相互影响。中医学的整体观念源于把生命现象放在其生存环境，即自然、社会中所进行的观察活动，并接受中国古代自然哲学的指导，将对这种观察结果的分析引向理性认识的层次，形成“天人一体”、“形神一体”和“心身一体”观。同时，适应医学研究与应用的需要，古人还将这种整体观融入中医学的基本概念与理论模式之中，形成中医理论的基本学术内涵和临床诊治的指导原则及价值取向。体现人与自然有机联系，《内经》有“生气通天”的著名论断，因而中医五脏不仅维持体内生理环境的协调，同时还有时空的内涵，主司人体适应自然界季节昼夜、方域水土的调节功能，故《素问·宝命全形论》有人以“四时之法成”、《素问·刺禁论》有“肝生于左，肺藏于右”之说；体现人体生理、心理、躯体的有机联系，《内经》则有五脏藏精、舍神、主五体的理论，所以五脏即“五藏”，又称“五神脏”。于是，五脏成为人体联系内外、协调心身的生命活动中枢，是中医整体观在基本概念的集中体现。五脏之外的中医学其他基本概念，如经络、气血等，其内涵均类于此。这就造就了中医学从自然环境与社会环境、躯体生理与精神心理整体联系上研究人的生命活动及其应用的医学模式。

对于人体内外的普遍联系，《内经》还认为其本然秩序是整体和谐的，并以精气、阴阳、五行学说作为思维框架进行论证。其中精气论概括生命之气浑然一体的生成、演变与消亡过程，阴阳五行论则具体演绎生命体内有机联系之相反相成、生克制化的活动机理。如以藏泻论脏腑，即谓藏是生命物质化生、贮藏、发挥作用，并固护之不得无故丧失等功能的总和；泻则是生命物质宣泄消耗、代谢产物排除等功能的概括；而藏泻间互相依存、互相制约，概括生命活动相反相成两类功能及其相互联系方式。再如《素问·金匮真言论》所论以五脏为中心，外应五方、五时、五味等，内系六腑、五官、五体、五志等构建的“四时五藏阴阳”功能活动系统，融天人联系、身形与生理及心理联系于一体，是整体观念在中医理论中的重要体现。

当然，在整体观念指导下形成的中医学概念，其内涵包容性太大，外延过于宽泛。如气的概念既有宗气、真气、营卫之气等，又有脏腑经络之气，《灵枢·决气》还将精、血、津液、脉也称为气。这是由于中医强调整体联系并欲在概念中反映出来，而联系的对象、范围以及时空条件变化不定的缘故。这就要求我们在学习和研究中加以辨识，区别概念的层次，明确其中心内涵、概念的泛化以及条件限定等。

3. 从变化角度把握生命规律　运动变化是事物存在的本质属性，也是生命的固有特征。古人早已观察到生命随着时间连续流转而变化的事实，但由于生命参数非常复杂，运动所产生的变量更是难以把握。对此，中医学在形成初期，只能整体观察、综合研究，从而形成了中医学从运动变化角度把握生命规律的学术特征及其动态化的理论表述。其结论虽然失于粗疏，但却反映了生命的自然与真实。主要体现在三个方面：一是医学概念具有时间内涵。时间是事物运动及其状态变化的度量，凡某概念标示有时间含义，便说明这一概念具有动态的内涵。如《素问·金匮真言论》“五脏应四时”，是指五脏应时而旺，乃人体精气随季节递迁而流转消长过程中四个阶段功能整合的体现。二是在医学理论中，明确表述了生命的运动变化原理。如《素问·玉版论要篇》“道之至数……神转不回，回则不转，乃失其机”，认为有序的运动变化是生命存在的基本形式。如生命过程的生长壮老已，生理活动的脏腑经络气血升降出入等。三是辨证论治体现中医诊治动态观。证是疾病过程中阶段性病机的概括，它虽然具有一定稳定性，但随病变而变；同时证本身的形成与内外环境的时序流转也有密切关系，如外感邪气形成、致病特点及病证种类时效性很强，内伤病症与患者年龄变化、与体内脏腑经络气血营卫运动节律无不相关。诸如此类，皆为中医诊断所关注，并成为治疗中重视时间因素的依据。所谓“毋逆天时”、“无失气宜”的论治理念即基于此。而一病前后证异，用药施治随时变换，则是中医理论动态化特征的明显表现。

《内经》理论的这一学术特征，造就了中医方法学上的两大倾向和特点：一是不得不忽略生命体物质的规定性和测量性，而主要从功能象变角度对生命的动态轨迹进行模糊地整体表述，如脉证太过不及和死证死脉的度量，色泽浮沉夭泽的判断，阴阳表里寒热虚实八纲的表述方法，都具有模糊的性质。与之相应，在疾病治疗的探索中，中医也摸索到使用天然药物等进行模糊调控的临床处理方法，至今仍有其科学意义和实用价值。二是把时间流转和空间变化结合起来，认为时间流变具有周期性，即随着时间的流转而发生着空间状态的周期性演变，在《内经》则形成有关生命节律的理论。中医学不但早就观察到这种生命现象，而且用于指导疾病的诊治，显示出它的科学意义和实用价值。

第二节　形成与发展

一、《内经》学术体系的形成

《内经》学术体系的形成，以医疗实践的观察与验证为基础，又有古代自然科学、社会科学知识和方法的渗透，其中哲学发挥了综合整理、理论升华的作用。

（一）医疗实践基础

1. 形体解剖知识的了解　古人通过日常生活、刑罚、战争以及有目的的医疗解剖活动，观察和了解了人体基本的形态结构。如甲骨文、金文表明，早在夏、商、周三代对人的躯体官窍、骨骼、内脏已有正确认识。《内经》也论及古代解剖活动，并对脏腑之大小、坚脆、容量，血脉之长短、清浊等作了详细记述。同时，还记录了针刺误中重要脏器发生医疗事故的后果。这些文献都说明《内经》学术体系的形成有坚实的解剖学基础。征之于实，中医学对脏器组织的命名，多基于形态结构；内部脏器组织的机能及其与外在生命现象的宏观联系，凡显而易见的，均与近现代解剖生理的认识相同，如肺司呼吸、心合血脉等。

2. 人体生命现象的观察　长期观察人的生命现象，积累了丰富的生理活动和疾病现象的知识；通过反复思索，发现众多的生理、病理现象，并非杂乱无章，它们之间存在着自然有序的联系，以这种联系为线索，推测其内在生理机制，即形成片断的医学理论，从而为形成系统理论，并进而建立学术体系积累了素材、奠定了基础。如观察到恐惧时小腹胀满下坠、二便失禁，是“恐则气下”病理依据；当人受寒后，多出现恶寒、发热、鼻塞、流涕、咳嗽等现象，它们分属于皮毛、鼻腔、肺部的症状，三者常相伴而至，是肺主呼吸、外合皮毛、开窍于鼻理论的依据。这种观察所形成的经验、知识和片断理论，再经过整理而成为系统理论，是藏象学说形成的方法学之一。

3. 医疗实践的反复验证　理论是在实践中形成的，形成后还要经过反复的临床验证。《内经》理论的这种形成过程多是自发进行的，经过漫长的证实证伪，付出了沉重代价，同时也造就了中医学知识与理论客观真实的品质。如《素问·玉机真脏论》“浆粥入胃、泄注止，则虚者活；身汗、得后利，则实者活”就是从临床总结出来的有关虚证、实证预后的诊断理论，并提示实证给邪出路，虚证恢复胃气的治疗原则。

（二）古代科学渗透

古代传统自然科学，对中医学术体系形成的影响，主要是原理的借鉴和方法学的启示，其中天文历法、地理学、气象学等学科可为代表。

1. 天文历法　从春秋至秦汉是古代天文学体系形成时期，其知识和方法影响《内经》学术体系的形成，成为“天人合一”内容之一，并渗透至中医基本概念和基础理论之中，主要体现在三个方面：

在宇宙演化、宇宙结构观方面，春秋战国即有天地形成的论述，至《淮南子》则明确表述了由混沌无形生有形、生天地阴阳、生万物的宇宙起源与演化观。宇宙结构则有盖天、宣夜、浑天三说。影响所及，一是引导医学家们从宇宙整体角度探索生命规律，认识到生命体是宇宙演化的产物，受养、受制于自然，人必须顺应自然。二是以天喻人，将天文学研究方法移植过来，变为医学的研究方法，甚至借用天文学术语表述医学内容。如《素问·宝命全形论》“人以天地之气生，四时之法成”，以四时法则研究人生命活动规律；《素问·阴阳应象大论》以天不足西北、地不满东南解释人右耳目不如左明、左手足不如右强的生理现象。

在天象变化方面，一是运用北极星及北斗七星斗柄所指确定地平方位与四时十二月，推知气候变化规律及对人体影响，如《灵枢·九宫八风》的八方之风，其中虚风成为外邪的代表。二是以二十八宿节度太阳运行，把握卫气运行规律，为《灵枢·营卫生会》所说卫气“与天地同纪”的天文学依据。三是以黄道标度日月运行节律，其节点系统即太阳在黄道上特征位置，用以司天地之气的分、至、启、闭，并定出四时、八正、二十四节气，推测人体脏腑气血盛衰变化规律。

在天地日月星辰系统方面，从天地关系、日地关系、地月关系以及五星与地球的关系等方面，探讨它们对地球生物和人的影响。如《素问·六微旨大论》等篇所论的“气交”，即人与万物生存的大气圈。大气圈上受天体运动所形成的“天气”的影响，如太阳对地球周期性热辐射变化，是形成四季的基础；下受地球地质结构、地面形物及其各种物理效应、散逸气体所形成的“地气”的影响，制约生物繁殖生长。天地之气升降相因、形气相感，化生万物，并构成人类生存环境，制约着人的生命活动，成为《内经》"生气通天"论断的天文学基础。

历法是根据天象标记时间的方式。它通过标度日月星辰运行，把握太阳对地面辐射的周期及其他天体对地球的影响，反映天地阴阳之气消长气数和生命活动的节律，因而也是《内经》学术体系形成基础之一。以《内经》所用的"四分历"而言，是中国古代主要历法，它以一回归年等于 365 又 1/4 日，岁余四分之一日而得名，属于阴阳合历。其中的太阳历又有 24 节气历，与气候、物候变化相符，以表示一年之中生物的生化节律，预测疾病的生死。此外，《内经》还独创了"五运六气历"，这种历法也属于阴阳合历，但以天干地支作为运算符号进行推演，阐明甲子六十年中天度、气数、气候、物候、疾病变化与防治规律，从时空角度反映了天地人的统一。

2. 地理学　地理学研究地球表面人类生活的地理环境，与人群及个体的生理、病理以及疾病的诊治有密切关系。我国古代地理区划主要有九州说与五方说，在《内经》中都有反映。《素问·五常政大论》所说"天不足西北""地不满东南"即按九区划分中国地土方域，该篇以"阴阳之气，高下之理"解说西北、东南山川地势、季节气候、气象物候的差异，并与疾病、治则联系起来；同时还认识到地势高低也影响阴阳盛衰，制约生物的生化活动。《素问·异法方宜论》则按五方自然区划，述说各方地势气候、水土物产、衣食起居习惯不同，造就各方人群体质、生理的不同特点，因而发病各异，并发明了不同治法。以上地理九州说和五方说，《内经》都是将地理因素，通过阴阳五行形式，纳入天人一体的医学方法学轨道，成为学术体系的有机组成部分，也是论治学说中因地制宜的理论根据。

3. 气象学　气象及其灾害性、周期性变化，同人类的生活、生产活动密切相关，也影响人的生命活动。古代气象学对于《内经》学术体系形成的影响，一是将人与气象相关的思想纳入《内经》学术体系，充实了天人一体整体观，确立了人与气象关系的基本格调。如《素问·五运行大论》说："风寒在下，燥热在上，湿气在中，火游行其间，寒暑六入，故令虚而生化也。"认识到地球气象的周期变化，形成四季气候，生化了动植万物，并建构了谷、果、菜、畜、虫五类生物受气象常变制约的繁育、衰耗系统，也是人类生存、演化的基本条件。《内经》将它们与人体的功能结构联系起来，如《素问·阴阳应象大论》说："天有四时五行，以生长收藏，以生寒暑燥湿风；人有五脏化五气，以生喜怒悲忧恐。"因而将气象的太过、不及和灾害性变化视为重要的致病因素，并将这种思想贯穿于诊法、防治理论之中。此外，《内经》还借气象学名词术语及其变化机理，表述医学概念和阐述医学原理，如外邪六淫、内生六气的命名；以天地云雨形成之理阐述阴阳互根、升降、转化的机制等。二是创建中医气象医学——五运六气学说，用以推算气象变化规律及其对人体影响，判定疾病流行情况，审察疾病病机，确立处方、用药法则。

（三）古代哲学思想影响

在学术体系形成过程中，医疗经验上升为医学理论，进而形成学术体系，需要较高的思维能力，有赖于医学家们深厚的哲学素养。在战国秦汉，代表先进宇宙观、认识论和方法论的哲学思想，自然为医学家们所接受，并作为理性思辨的工具，整理丰富的医疗经验和医学知识，建构了《内经》学术体系。

战国秦汉哲学以精气、阴阳、五行学说为代表。其原论载于诸子，特别是《周易》，其中的易传“十翼”，阐发对自然、社会普遍规律的认识，除儒家的政治观和伦理观外，还溶进道家和阴阳家的天道观。古代哲学对《内经》学术体系形成的影响，主要是思维方式，而《周易》具有一定的代表性，约其要体现在两个方面：

1. 观象明理和思维模式化　观象是思维过程的起点。人们运用感官直接感受或体验事物之象，最初直观比照，随着思维能力的发展，提出“观象玩辞”“观象蕴意”，引出道理和原则，并发展为“观象明理”。这个“理”是指事物的功能、作用和运动方式，也就是对事物本质的认识。藏象学说就是在这种思维方式的参与下形成的。人们看到生命活动的外在之“象”，其内在变化即本质是什么，恰似黑箱中物，不得而知，浑之曰“藏”。怎样掌握“藏”的内容？首先运用哲学分类思想，对包括生理、疾病和治疗反映在内的生命现象，结合以往的医疗经验、医学知识，进行医学的类属性整理、归纳，每类象具有一种共性，不同类的象相互之间存在有机联系，犹如《周易》爻与爻、爻与卦、卦与卦的对应、离合关系，从而形成外在“象”与内在“藏”之间有机联系的认识，即关于人体生理活动机制与规律的理论。经过医疗实践的反复验证、修正、完善，遂成定论。显然，它已不是生命体原型的描纂，而是生理活动方式的概括。其中的“藏”字，也不宜用“脏”字代替，以免误解。

思维模型是人们按某种特定目的，对认识对象所做的简化描述，是对原型进行模拟所形成的特定样态。《周易》思维模式化倾向很明显，有阴阳模型、三才模型、四象模型、河图模型、洛书模型、八卦模型等。《内经》在医学理论形成中，受《周易》思维模式化的影响，也建立多种理论模型。如在藏象方面，有阴阳模型以论脏腑、气血、营卫，有三阴三阳模型以论六经，有五行模型以论五脏等。在病机方面，也有疾病部位的表里模型，疾病性质的寒热模型，疾病发展态势的邪正虚实模型等。模式思维是中医进行理论和临床思维的重要方法。

2. 辩证思维的作用　辩证思维是《周易》最为系统、珍贵的一种思维方式，对于《内经》理论和学术体系的形成，有三个方面影响：

（1）整体思维与三才医学模式：整体思维以普遍联系、相互制约的观念看待世界及一切事物，认为自然万物是一个连续的、不可割裂的有机整体；部分作为整体的构成要素，与整体不可分割，万物同源、同构、同律。如每个卦象同时具有下中上、初中末、天地人之义，反映了《周易》的天人时空整体观。影响所及，促使医学家们面对有关人体生理、病理与天时气候、地土方宜、社会人事相联系的大量资料，用整体思维的原理进行理论阐释和概括，建构《内经》三才合一的整体医学模式，故《素问·阴阳应象大论》说：“其在天为玄，在人为道，在地为化。化生五味，道生智，玄生神。”并以三才为经，五行为纬，详为论述天、地、人诸事物的类属及其相互关系。

此外，《周易》还启发医学家们运用整体思维分析医学资料中躯体与生理、心理相关的现象。如每卦爻性、爻位彼此联系，不可分割，任一爻变即生卦变。而《内经》则视脏腑、经络、精气神之间是一个功能结构的整体，它们存在于相互联系、相互调控之中，因而有形神一体、心身一体的理论。

《内经》全息医学思想可能也受整体思维的启发。《周易》认为六十四卦贮藏宇宙全部信息，故《系辞》有“极天下之赜者存乎卦，鼓天下之动者存乎辞”之说。后世医易学家提出“人身小天地”，《内经》则有脉诊、目诊、耳诊、面诊等，以诊全身疾病。

（2）变易思维与动态生命观：《周易》强调事物的变易属性，《系辞》说：“知变化之道者，其知神之所为乎?”如通过爻象位置变化实现卦变，反映变化乃自然不易规律，在观念上指导《内经》作者，从运动变化角度研究人的生命活动，并使之理论化。如《素问·玉机真脏论》以“神转不回”论生命的有序变化，从变动不息研究疾病过程，病随时空而变，治随病变而施，是辨证论治的基本精神之一。

（3）相成思维与阴阳和谐的生命观：整体联系、运动变化，都要依赖其内部相互对待的两个方面相互作用而实现，即相反相成。《系辞》说：“阴阳和德而刚柔有体”、“刚柔相推而生变化”，并概括为“一阴一阳之谓道”，这就是相成思维。在人的生理活动和疾病过程中存在大量相反相成的医学现象，相成思维正是把握其变化规律的哲学工具。首先，相成的前提是相反，而相反之双方是相互依存而不可分离的，而且必须将它们约定在一个统一整体之中，如乾坤、刚柔、动静等，从而使阴阳划分为不同层次。《内经》的阴阳即分多层次，如天地阴阳，天之阴阳，地之阴阳；身形阴阳，形气阴阳，脏腑阴阳，五脏阴阳等，目的是对人的功能活动依性质不同划列为层次不同的对立面，以便从相反功能的相互作用方式上，分析其相成机制和规律，如脏腑藏泻阴阳、五脏气血阴阳等。其次，相反双方相互作用的结果是相成，和谐是相成的稳态表现。《周易·乾卦》彖曰“保合太和乃利贞”，太和是事物高度和谐的境界。这种和谐观为《内经》所接受，故《素问·上古天真论》以“形与神俱”作为健康标准，《素问·生气通天论》以“阴平阳秘”概括其机理，《素问·五脏别论》《素问·调经论》则具体落实为脏腑藏泻之和、经络气血之和，《素问·至真要大论》更以“谨察阴阳所在而调之，以平为期”“令其调达而致和平”作为治疗追求的目标。因而，守中贵和成为《内经》掌握生理病理、确定诊断治法、制订养生方案的基本思路。

二、《内经》学术体系的发展

《内经》的成编标志中医学术体系的确立，此后至十九世纪末，是对其理论内容、学术思想进一步论证、补充和发展的时期。进入二十世纪后，中医学如何发展，学术界有争论。本节即讨论《内经》学术体系发展的方式、特点及展望。

（一）发展方式与特点

1. 发展方式　主要体现在医经注疏、学派论争、医疗实践和专题发挥等方面。

（1）医经注疏：古代医家将《内经》与儒家的“四书五经”相比拟，以注疏的形式进行研究。在注疏过程中，往往借歧义引申，各抒己见，将医家及其时代的医学成果充实于其中，不断赋予新内涵，从而丰富和发展了《内经》理论及其学术体系。如《素问·阴阳应象大论》的“少火”“壮火”，原指药食气味和缓温煦与纯阳辛烈而言，至明代张介宾、李中梓引申为生理的阳和之火、病理的亢烈之火，是对《内经》阳气生理、病理学的发展。

（2）专题发挥：就个人学验所长或时代需要迫切解决的医学课题，医学家从《内经》已经涉及但未能深入的论说中选立专题，倾其毕生精力研索实践，遂成传世之言，同时也对《内经》理论与学术体系的发展做出了历史性贡献。如张仲景著《伤寒论》，发挥外感病理论；皇甫谧著《甲乙经》，发挥针灸理论；王叔和著《脉经》，发挥脉诊理论；李杲著《脾胃论》，发挥脾胃理论等。这种设立专题，系统研究的方法，在探讨和发展《内经》理论及学术体系的科学内涵方面，发挥了重要作用。

（3）学派论争：学派论争是中医理论深化发展的方式之一。从论争内容来看，均是在《内经》学术体系中有重大理论或实践意义的课题。如外感病的理论与诊治，《内经》的论述散在各篇，虽有《素问·热论》《灵枢·热病》专篇，终是学术初创，文简义歧，难当临床所用。东汉张机继而论之，创六经辨治体系，使外感病的理论及临床实践有了第一次大发展。然而《伤寒论》对温热病证的研究与论述十分简略，以至世医用伤寒法治温病弊端百出，金元刘完素力辟此弊，倡“热病只能作热治，不能从寒医”之说，创苦寒治温大法，再经明清吴又可、叶桂、吴瑭等人惮心研索，发展成为系统的温病学说，其间寒温之争、温热湿热之争，使外感病诊治体系更加充实。其他如命门、三焦名义之争，滋阴养阳之争、补脾补肾之争等，都以不同形式在不同专题上，充实、发展了《内经》开创的学术体系。

（4）医疗实践：《内经》理论与学术体系发展历史，就是通过医疗实践发现、提出问题，又不断由医疗实践解决问题的过程。如从明代永乐六年到崇祯十六年（公元1408～1643年）发生瘟疫大流行达十九次之多，其中1641年的瘟疫暴发遍及冀、鲁、江、浙等省，而《内经》《伤寒论》等医著对瘟疫的记载，或略或阙，吴有性目睹百姓染疫死亡之惨状，对当时误以伤寒法杂治致死十分感慨，遂“静心穷理，格其所感之气、所入之门、所受之处及其传变之体，平时所用历验之法”，著成《温疫论》一书，发明“戾气”学说，从病因、感染途径、分类、脉症、治法等方面，丰富与发展了《内经》疫病理论。医疗实践提出的多是重大疾病诊治的实际问题，而要解决这些问题，往往需要在理论上有所发现，从而丰富和发展了《内经》的学术体系。

2. 发展特点　《内经》学术体系的发展采用经典引申的形式，即通过对原著的注释传疏、专题发挥，发表新的见解，创立新的学派，充实和完善医学理论，促进医学实践，而鲜有推翻经典，标新立异者。这是一种学术贯通式的发展模式，其中经典是源，是创新的基础；后世是流，是对原有理论创造性发挥，使原有理论不断深化和完善。就医疗实践而言，临床不断提出新要求，要求医家们借经典注疏，参入新知新见，也推动了医学理论的发展。《内经》学术体系的这种发展形式，同我国古代文化的遵经传统一脉相承，而与近代科学否定旧说、提出和证实新说（假说）的发展形式有着明显差别。如《素问·汤液醪醴论》有“去菀陈莝”治水肿之法，其本义当是排泄郁积的水邪，后世据《内经》“去菀陈”句释为放血疗法，进而又发挥为活血化瘀治水肿之法，发展了《内经》水肿病证的论治思路和方法。又如清代关于温病卫气营血辨证和三焦辨证，均广引原文以示其论有源，然其中确有新义、有发展。

经典引申的发展形式，对于《内经》学术体系的充实、完善及理论的规范化，发挥了重要作用，在稳固、维护学术体系的自身特点方面也有重要意义，但也有束缚创造精神的弊端。

（二）发展展望

1. 发展是《内经》学术体系自身的需要　《内经》学术体系的价值，其一在于它注重研究生命体的机能结构，强调机能的整体、动态和谐，并体现在藏象、经络、病机等学说中，其中关于人与自然对立统一关系，生命活动的系统法则、调控法则与节律现象，心身相互作用现象，经络现象，生命全息现象等，蕴含着中医学的医学发现，从而提示：人类个体的生命活动，除了已知的解剖生理系统及其机能调节机制之外，还可能存在基于相关生命现象而整合为若干机能系统及其自我调控机制，具有生命科学研究价值。其二在于它运用多学科研究人的生命活动，建构了天地人“三才”医学模式，强调人与自然、人与社会的协调，人体身心的和谐，并将这种观念融入自己的理论，实施于医疗活动之中，对于医学科学有重要价值。其三在于它有独特的医学发明，并创建了特有的疾病诊疗体系。从四诊、四诊合参的诊察方法，到审机求属的断病法则与临床规范；从天然药物、针灸、推拿、气功、饮食、精神等多种疗法，到这些疗法治病原理与应用规范，形成了中医诊疗相呼应以及自我评价、自我调节和自我完善的机制，不仅在常见病、多发病的防治方面凸显出特色和优势，而且在人类面临新的医学课题和征服世界性重大疾病的机遇和挑战中，也可以有所作为。

《内经》学术体系的价值，是其存在的基础和依据，但是，《内经》学术体系还存在着缺陷和不足，这又是其发展的内在需求。这里说的不足，主要是指《内经》的医学概念与理论，还没有经过严格科学意义上的分析、加工和整理，以致不能准确、精密地掌握理论的各个细节，只能靠感官的体验来判定；在直观难以觉察的范围，不免代之以思辩性假定。举例说，“生气通天”的论断是正确的，但天与人在物质和能量方面交换的途径、内容与规律，以及“相应”、“相失”有哪些理、化、生物学指标等，不掌握这些细节，生气通天的认识只能是直观、粗略的，其临床应用也难以有较大突破。随着时代的发展，医疗实践向中医学提出新的要求，中医学必须与时俱进，才能为人类做出新的贡献。

2.《内经》学术体系的发展，是中医学在新条件下进一步自我完善的过程　《内经》学术体系是经过两千年的发展，逐渐完善的，但这种完善是相对的，随着人类社会的发展、科学技术的进步，医疗实践不断提出新的需求，促使《内经》学术体系自我创新，进行新的完善。由于这种完善是在现代科学技术条件下，与自己有根本差异的西医学术体系的比较中进行的，因而它必然是一个艰难的过程，其中充满了变革。这种变革，应当立足于自身的科学内涵，理解它，研究它，认识它，进而发扬长处，改造缺陷，弥补不足，提高《内经》理论的学术层次；这个过程，以其契合中医学术发展的内在规律，因而应是自然的，水到渠成。

3. 关于发展《内经》学术体系的几个方法学问题　科学研究是推进《内经》学术体系发展的重要力量，但要有正确的方向，在方法学上也要处理好继承与创新、综合与分析、生物学基础的探索与人文科学的研究等三个关系。

（1）继承与创新：学术特色和优势是中医学赖以存在的根据，发展的基础，必须认真学习，系统整理，深入研究，提挈其精华，固守其根基，这是继承。中医学亦必须与时俱进，不断发展自己，改造其缺陷，弥补其不足，这是创新。轻视继承者，学术肤浅，往往迷失自我，其创新多偏离正确方向，何谈发展；无视缺陷，拒绝革新，不进则退，必被时代所淘汰，因此创新发展也是中医学立身之本。《周易·系辞》说："日新之谓盛德"就是这个道理。

（2）综合与分析：就方法论而言，《内经》学术体系侧重于综合。由于这种综合基本是感性、直观的，因而它的发展，需要对基本概念、基础理论进行包括实验方法在内的现代科学意义上的分析研究，才能使《内经》理论进一步升华而成为高层次综合的科学形态。但由于分析研究要求切断研究对象固有的整体性、运动性的统一，所以有静止、片面的弊端，这种弊端表现在生命科学和医学研究领域尤为明显。为革除单纯分析研究带来的弊病，从思路上需把分析和综合辩证统一起来，用中医的理论指导实验分析，用实验分析的资料与结果充实中医理论，二者互为前提，互相包含，互相转化。这样的工作积累到一定量，就会使《内经》理论发生质的飞跃，同时又为进一步分析研究提供新的综合理论。

（3）生物学基础的探索与人文科学的研究：《内经》学术体系不仅从人的自然属性研究生命规律与机制，还从人的社会属性探索生命现象的本质，并体现于它的基本概念和基础理论之中，指导临床疾病的诊治，因此发展《内经》学术体系，需要自然科学各学科与社会科学乃至思维科学各学科同时并举，将《内经》理论之生物学基础的探索与人文科学的研究有机结合起来。目前，世界正跨入自然、社会、思维三大科学融合的新阶段，新的综合的科学方法学已经出现，并逐渐展现它在科学研究中的作用，这也为《内经》学术体系的发展提供了方法学武器。

第三章 《内经》的思维方法

由于民族文化传统、哲学理念和特定的实践环境与发展历程，《内经》的医学理论和临床活动，在思维方法上有着鲜明的特点。掌握《内经》理论和临床的思维方法及其特点，对于提高中医工作者的专业素质、理论水平和临床诊治能力具有重要作用。

第一节 《内经》理论的思维方法

一、《内经》理论思维的唯物基础

《内经》理论思维的基础之一，是承认万物变化与人体生命活动的客观实在性。主要体现在两个方面：一是天人可知论。《内经》禀承先秦“天有常道”“制天命而用之”（《荀子· 天论》）的观念，提出：“道无鬼神，独往独来。”（《素问·宝命全形论》）认为自然界是独立存在之物，按其自身规律“道”运动变化。因而人们可以通过观察其各种征象，加以分析，进而认识其中的“道”，这种认知的过程即后世儒学所谓的“格物致知”。如《灵枢·刺节真邪论》说：“下有渐洳，上生苇蒲”，以蒲苇之生，知下为湿地；“此所以知形气之多少也”，人体及其生理、病理活动，也是客观存在，因而也可以通过观察分析而认知。只要掌握藏象、病机，就能知生死；疾病既能认识，即可治疗。故《灵枢·九针十二原》称：“言不可治者，未得其术也。”这种观念，激励着历代医家不懈地探索生命与医学的未知领域，促进了中医学的不断发展。

二是唯物生命观。第一，认为人是大自然的产物，并依赖大自然而生存。《灵枢·本神》所说“天之在我者德也，地之在我者气也，德流气薄而生者也”以及《素问·宝命全形论》的“天地合气，命之曰人”，就是这种观念的表述。第二，将哲学精气论移植于医学，强调人体也是精气聚合之器，生命是精气运动的体现。《灵枢·本神》说：“生之来，谓之精。”而《灵枢·天年》则解释说：人之始生“以母为基，以父为楯。”人之生命个体，乃父母精气结合发育而成；出生之后，还必须受水谷、空气等后天精气的培育，才能发育成人，维持生命活动，而各种生命活动又都是精气运动的结果。第三，在形神、心身关系上，《内经》坚持神志之生死变化依赖于脏腑精气的观点。如《灵枢·天年》“血气已和，荣卫已通，五脏已成，神气舍心，魂魄毕具，乃成为人。”表述神产生的脏腑精气之基础；而《内经》“五神脏”理论，则是神志活动以脏腑精气为基础的形神、心身一体模式。需要指出，所谓“唯物”，不宜简单理解为中医学概念、学说具有现今所说的解剖、组织学“物质基础”。它是广义之“物”，是一种客观实在，凡是不以人们意志为转移的有形之物或无形的运动、关系、过程，均应属之。

中医学侧重于从客观实在的运动、关系与过程研究生命规律，其“唯物”属性当无疑义。

二、《内经》理论的主要思维方法

先秦战国是中国思想发展史上最活跃时期，道、儒、墨、阴阳、名、法等诸家学说中蕴含的先进的思维方法，对于《内经》理论的形成及其学术内涵，有着重要影响。本节主要论述《内经》理论的意象思维、辩证思维。

（一）意象思维

意象思维是人们在观察事物取得直接经验的基础上，依靠类比、联想等方法进行思维活动，再运用客观世界具体事物的形象或其象征性符号进行表述，以反映事物普遍联系与规律的一种思维方法。由于它是直观、直觉的，运用的是类比、联想方法，在思维过程中经历观察形象、形成意象、归类法象三个阶段，具有形象化、宏观性与整体性特点，因而又有直觉思维、具象思维、类比思维、整体思维等不同的名称。作为中国传统的思维形式，它隐藏于古代自然哲学之中，深刻影响着人们的生活、生产实践活动，促进了古代科技发明与创造。如《周易·系辞》就对意象思维方式的形成与应用作过系统表述，并以八卦作概括性形征符号构建事物整体联系体系，推演与把握事物现象的特征和属性，即“以通神明之德，以类万物之情。”

意象思维在《内经》理论的形成中发挥了重要作用，如《素问·示从容论》就有“援物比类，化之冥冥”之论。对于意象思维的过程，《内经》也有“审察于物”（《灵枢·逆顺肥瘦》）、“别异比类”（《素问·示从容论》）和“慧然独悟”（《素问·八正神明论》）的论述。它侧重于从相互关联的角度整理杂乱无章的感性经验与认识，使之成为条理化、规范化的理论，建构学术体系；同时还运用这种思维方法论述深奥的医学理论，研究新问题，启发历代医学家进行医学理论创新，是高层次医生必须具备的学术素质。与西方医学形式逻辑推理与实验证明的思维模式不同，意象思维更接近于系统科学的认识方法。它所比附与推演的“类”，是现象之间的相同状态、类似格局，因而它注意的是事物的功能性，把认识对象作为运动的、相互联系的生化整体来把握，这就形成了中医学注重功能、强调整体、善于宏观把握和微观认识不足的学术特点。意象思维的运用主要有取象类比和运数类比两个方面。

《内经》理论的意象思维主要是取象比类。《素问·五运行大论》说：“天地阴阳者，不以数推，以象之谓也”，强调取象比类的认识论意义。《周易》以天地日月为法象，以四时有序递迁为天地变化通泰的昭示，成为以象类比法则的示范。《内经》也确立了人体小天地的类比模式，提出“人以天地之气生，四时之法成”的生命功能结构模型，并以“五脏之象，可以类推”（《素问·五脏生成论》）表述五脏的功能特性。同时还通过具体的事物和现象，藉其特征，使人领悟医学概念和理论所要表达的含义。《内经》用以说明抽象概念的具体事物极为广泛，涉及天象、地象、气候象、生物象、颜色象、社会象、生活经验象等。如以太阳类比人体阳气，以月廓盈亏类比血气消长，以天地藏泻类比脏腑功能特点，是藉用天地之象；以物色晦明含蓄暴露类比人的气色善恶，是藉用颜色之象；以官职制度类比脏腑分工合作与主次关系，是藉用社会之象；以物态变动类比脉象，是藉用生活之象。运数类比主要是运用数理模型表征和推演自然事物变化规律，认识人体机能活动及其联系。如《素问·金匮真言论》运用五行生成数模拟天地人时空联系，构成四时五方五脏生态大系统，突出了中土与脾的中心地位。《内经》的运数类比具有数学模型的功能，在思维模型的形成中具有重要地位。

（二）辩证思维

辩证思维，即思维的辩证法，反映客观事物固有的辩证发展规律，是人类认识事物本质的基本思维形式。中国古代的自然哲学，蕴含着丰富的辩证法思想，如道家的精气学说和《老子》关于万物对待、统一、转化的认识，《周易》的阴阳哲学，儒家与兵家的三才整体观等，都被《内经》用作分析和掌握人的生理、病理变化规律，并融会于基本概念和基础理论之中。

1. 藏象学说中的辩证思维　主要体现在整体观、动态观与机能和谐观三个方面。

（1）整体观：《内经》把人的生命活动与其生存环境一起来研究，把无形机能活动与有形解剖形质、精神活动与躯体生理一起来研究，并确定它们辩证统一关系，形成天人一体观、形神一体观和心身一体观。

天人一体观主要体现在“生气通天”论理之中。它将天之方位、时令、气候，地之州域水土、物候物产、饮食气味与人体脏腑生化活动联系起来，整体考察人的生命现象及其变化规律，认定人与自然的关系，不仅在空间上进行阴精阳气的对流互化，以维持人体新陈代谢活动，而且在时间上还通过周围环境物质、能量的周期变化，实现宇宙节律对人体的影响，并使人形成适应这种节律变化的稳定的机能结构，故《素问·宝命全形论》说：“人以天地之气生，四时之法成。”

形神一体观主要体现在五脏理论之中。认为人的形神互存互制，并按五行类属的原则，将脏腑、五体官窍与五气、五志等形神内容组合为五大类，形成以五脏为核心的生理结构系统模式。在形神关系中，《内经》还特别强调身心辩证统一关系，认为心身有对立互化关系，并将这种关系的认识融进基本概念之中，即“五神脏”理论；同时还按躯体形态、机能与精神活动的特点，进行心身特征的综合归类分型，如《灵枢·阴阳二十五人》的五行二十五人、《灵枢·通天》的阴阳五态人，为判断个体的心身特点及其对不同疾病的易感性与病理变化的倾向服务，是辨证论治的重要依据。

（2）动态观：主要体现在生命运动“神转不回”的观念中。这里的“神”，亦称“神机”，即生机，应理解为生命力、生命机能。《内经》认为存在于生命体内的“神”，永远循阴阳消长、五行休王方向有序运转，不可休止，亦不可逆转。“回则不转，乃失其机”（《素问·玉机真脏论》），即疾病过程，甚至于死亡。因而神机只存在于活体之中，中医学理论基本上是在对人体无创伤、对生命活动无干扰的前提下观察，进而概括形成的，故合乎生命的自然和真实。同时，“神转不回”的观念，也促使中医学注重生命有序运动与周期，即生命节律及其在生命活动中的作用、意义，并把它融进自己的基本概念之中，如五脏概念中的时序内涵等。

（3）和谐观：《内经》接受了先秦哲学关于客观世界自然和谐的观念，认为人这一生命体之所以能生存于世，维持健康无病，在于其生理活动的自我和谐，而这种和谐的根源存在于人体内部，在于体内的自我协调机制，即如《素问·灵兰秘典论》以人体类比于社会组织，通过各个脏腑之间的分工合作，心神的统一协调而自然完成。为把握这种和谐机制，《内经》采用多种方法进行分析：最高层次是阴阳相反相成，《素问·生气通天论》称“阴平阳秘，精神乃治”；其次是五行生克制化与胜负调控，《素问·六微旨大论》称“亢则害，承则制，制则生化”；而气机升降出入学说则用于具体分析生命过程中机能活动的方式、趋向及其相互作用的规律。《内经》的这种自我和谐观，促使中医学将“化不可代”作为论治的最高准则，强调启发、调动和协助人体自身的调控机能，使之恢复和谐而病愈。

总之，中医学以人身活体作为观察对象，用联系的、运动的观念研究其生理机制和活动规律，强调生命体是有机和谐的整体，其活力在于其与外界环境永不休止地进行物质的、能量的交换运动中，在于其内部各种机能活动不断地相互合作又互相制约的自我组织与协调之中。毫无疑问，这种思路及其指导形成的理论，对于探索生命运动的辩证过程有重要的学术价值。

2. 病因病机学说中的辩证思维　主要体现在对立斗争发病观、关系失调病理观、动态演化病传观三个方面。

（1）对立斗争发病观：《内经》以六淫侵袭人体，正不胜邪论外感病；情志失和、饮食不节、心身劳倦，扰动脏腑气血论内伤病，这种从致病因素与抗病能力双方的对立斗争与胜负关系论疾病发生机理的观念，直接运用了辩证思维中的矛盾法则。中医学所说的病邪，是从致病因素和机体相互作用的结果，即所形成的证候中探求的，叫做“审症求因”，其概念既含有致病因素，又寓含机体反应在内；所谓的正气，则概括机体清除致病因素、抗病康复等生理功能与物质，是发病过程中的决定因素。同时又认为，正邪双方又互为消长，具有相对的性质。六淫之邪只有在正气虚的情况下才能致病，而正气虚衰时正常的气候变化亦能致病；情志活动、饮食摄取、动静劳逸只有在太过时才能致病，而太过又是相对的，以脏腑气血的自调能力为限度，因而《素问·经脉别论》说：“生病起于过用”。这种邪正相对消长的观念，不仅为中医病因学奠定了理论基础，而且还启迪后世医家进一步探索疾病防治的思路，至今仍有现实意义。

（2）关系失调病理观：《内经》从人体各层次机能的紊乱、衰竭认识致病因素与抗病因素相互作用产生的病理变化，其中贯穿着全面分析、互相联系以及对立面斗争、消长、转化等辩证思维的原则和方法，具体则以阴阳失调、五行乘侮胜复、气机升降出入等作为不同层次的分析方法。阴阳失调除具体分析阴精、阳气双方关系失调的状态、趋势外，还整体概括疾病过程病变的部位、性质、邪正消长的状态、趋势，如表里出入、寒热进退、邪正虚实。《素问·阴阳应象大论》“阴胜则阳病，阳胜则阴病”，“胜”字表述了阴阳双方的胜负关系，是将复杂的机能联系概括为相互对立的两方，研究其关系失调的规律，提纲挈领，有利于对病证的宏观调控。五行乘侮法则较为具体，主要是运用五脏所代表的五类机能活动间的五行克胜联系进一步分析病变机理，是辩证思维中从事物相互联系认识其本质的方法。至于升降出入失调法所寓含的对立统一等辩证法思维则更不待言。

（3）动态演化病传观：《内经》以运动变化的观念认识疾病，认为疾病是一个动态过程，将其演化称为传变或传化，其实质是机体各部分、各种机能活动之间相互影响的过程，表现为生理活动的逆乱，并用五行之序的倒行逆乱来表示。《内经》的疾病动态演化观集中体现在辨证论治之中，证随时转，治因证异，使中医诊治呈现出丰富内容和鲜明特色。

3. 诊法学说中的辩证思维　主要体现在以外知内、知常达变、三才并察、四诊合参等中医诊法原理、原则方面。

（1）以外知内：古代没有先进的观察仪器和精密的测量方法，欲把握疾病的内部本质是非常困难的，除了最大限度地发挥诸感官的作用外，还要最大限度地发挥人类具有的思维优势。《内经》“以表知里”（《素问·阴阳应象大论》）、“司外揣内”（《灵枢·外揣》）、“视其外应，以知其内脏，则知所病矣”（《灵枢·本脏》）即表述了以外知内的诊法原理。主要是将观察到的病象，依据内外整体联系的道理，经过由表及里、由此及彼的思索，探微索隐，透过现象把握本质。《素问·八正神明论》称此为“观其冥冥”。其具体方法，后世发展成为阴阳辨证、八纲辨证、脏腑辨证等。

（2）知常达变：常是健康、生理，变是疾病、病理。《内经》认为知其常，才能达其变，其关键在于掌握人体内外和谐统一之道，确立疾病诊断的标准。人与自然气候、水土相和谐，与社会人事相和谐，饮食口味、声音气息等均有其常，相宜则和，相失则病，相逆则死。其中的生理标准有一个宏观的波动范围，这个范围主要由机体自我调节能力而定，又因时因地而异，需要具体情况具体分析，具有辩证的性质；同时它又是模糊的，《内经》类比自然气候变化而将人的生命活动分为平人、太过、不及三级，如《素问·平人气象论》脉搏速率以一息 4 至 5 次为平人，多为太过则邪盛，少为不及则正虚。它能使人们在复杂多变量的生命现象中，执简驭繁，宏观地把握病变量度，并有效指导调控的力度。

（3）三才并察、四诊合参：此为以整体、联系的辩证思维指导与规范疾病的诊察方法，要求诊察范围贯穿天地人“三才”，多方面考察致病原因及其对病变的影响，反对孤立片面看待疾病；而四诊合参则是将诊察内容“彼此反观，异同互证，而必欲搜其隐微”（《类经·脉色类一》），即通过去粗取精、去伪存真的综合分析，正确判断疾病本质，突出了诊断过程中的关键思维环节。

4. 论治学说中的辩证思维　主要体现在治病求本、补泻调整、因势利导、个体治疗和治未病等治疗法则中。

（1）治病求本：本是指疾病基本、稳定、原始的原因。《内经》论治提出“求其属”、“伏其所主”（《素问·至真要大论》），即治病求本之意。通过病治逆从、病治异同等具体治法，或观象知原直取其本，或辨其真伪委曲治本，或析病异同径治其本，法随病而变，治本则一。这就是对本质与现象辩证关系的应用。同时《内经》还在解决疾病本质问题时，运用矛盾主次转变的规律，提出病有标本，治有先后缓急和独行并行的治法技术，使治法更加丰富多彩，变通灵活而有效。

（2）补泻调整：《内经》调整阴阳、补虚泻实的实质，就是协调机能活动，使之和谐，维持机体内部的相对统一。从思维逻辑而言，它运用了对立统一的辩证法则，使对立面在疾病过程中的胜负状态恢复为新的协调统一状态。当然，这种协调统一是相对的，其在生理限度内仍有消长、转化，这是生命的特征，然而这也是维持生命活动中对立面性质总体不变的统一，否则就没有生命的稳定状态。

（3）因势利导：《内经》根据病邪性质和邪正交争部位造成的上下浮沉、内外出入之自然趋势，顺势引导而驱邪外出，如《素问·阴阳应象大论》的“因其轻而扬之，因其重而减之”“其高者因而越之，其下者引而竭之”等。它既能驱除邪气又能避免伤耗正气，事半功倍。这是将随机用巧策略引入医学，从辩证法则而言是充分利用矛盾，达到控制事物变化的目的。

（4）异法方宜，个体治疗：对于患者来说，病种和证型或可与他人相同，但患病时令、地理环境，个人的性别、年龄、体质、职业、嗜好、社会经历、情绪状态、旧病新伤等，却有各自的特殊情况，造成病证的个体化，《内经》提出“杂合以治，各得其所宜”（《素问·异法方宜论》）的个体化治疗法则。从哲学讲，这是自发运用了辩证思维中的一般与特殊的辩证关系，具体问题具体分析、具体处理。

（5）预谋防范，治其未病：治未病的原则，要求医者洞察病情，把握趋势，抓住时机，预谋防范，控制病情。它运用辩证法关于运动变化是事物根本属性的观点，在认识其发展规律的基础上，预先采取有效措施，促使矛盾向有利方面转化，防止其向不利方面转化，达到治愈疾病的目的。

综上所述，《内经》在研究人体生理、病理和疾病诊治过程中，大量运用了辩证思维的原则，使主观认识符合生命运动的客观过程，成为中医学历经千年而不衰，直至当今科学技术发达的时代仍然富有生命力的根本原因，其丰富的学术内涵与科学价值值得认真研究。

第二节 《内经》临床的思维方法

长期医疗实践积累的丰富经验，经过理性思考，在哲学指导下，上升为理论，医学理论一旦形成，又反过来指导临床实践，形成中医学临床规范，其中寓涵着鲜明的中医学思维方法与特点。中医临床家的专业素质之一，就是掌握中医临床思维的方法。

一、《内经》临床思维的唯物基础

《素问·汤液醪醴论》在讨论医患关系时提出“病为本，工为标，标本不得，邪气不服。”这里以患者及其病情为本，医生及其治疗方法为标，强调在医疗活动中，必须摆正认识主体（医生）与认识客体（患者）的关系，即标本相得，才能取得预期疗效；否则，再好的治法与药物也无济于事而“邪气不服”。为了准确诊断病情，《内经》制定了围绕患者展开的诊疗规范，即以望、闻、问、切等方法，尽一切可能收集患者病证实情，坚持以现实、客观的信息作为诊断依据，进而制定相应的治疗方案，并且还将治疗结果作为反馈，修正诊断，要求医者务必做到“言必有征，行必有验”，而把那些不能取效的原因归咎于诊不符实、治不应病。由此观之，“病为本，工为标”的疾病诊治理念，是《内经》坚持唯物反映论的临床思维基础，为中医临床医学的不断发展奠定了坚实基础。

中医有“医者意也”之说，但并非单凭想象、推理治病。毫无疑问，临床客观诊察、全面而准确的掌握病状是中医治疗的基础。《素问》有《疏五过论》《征四失论》两篇，专门讨论诊治失误的原因，其中除“不知道”“受师不卒”属于理论水平低，“医不能严”属于医疗态度不能取信于病人之外，其余均属于四诊不精，“不知病情”之类。任何高明的医生都必须将客观、全面、准确的诊察作为治疗取效的基本条件。“医者意也”只是突出临床中理论思维的重要性而已。

二、《内经》临床思维的基本过程及其模式

《素问·疏五过论》说：“圣人之术，为万民式，论裁志意，必有法则，循经守数，按循医事，为万民副。”这里的“循经守数，按循医事”即遵循中医临床诊治的基本程序，掌握其常规模式。

《内经》多篇提到诊治疾病的基本程序，如《灵枢·百病始生》说：“察其所痛，以知其应，有余不足，当补则补，当泻则泻，毋逆天时，是谓至治。”“察其所痛，以知其应”，即诊断过程，其中最重要的是病证的虚实（有余不足）；“当补则补，当泻则泻，毋逆天时”则是论治过程，既有据病施治之法，又要顾及各种复杂情况以制宜，具体情况具体处理。又如《素问·至真要大论》在回答如何提高医生的医疗技术时说：“审察病机，无失气宜”，并进一步论证说：“谨守病机，各司其属，有者求之，无者求之，盛者责之，虚者责之。必先五胜，疏其血气，令其条达，而致和平，此之谓也。”说的是临床要围绕病机，先诊后治。在诊断之中，要运用望、闻、问、切等一切手段，察病之象，而后据病象审定病机，探求其主属，做出病证本质的判断，这就是诊断的程序。在论治之中，当先据病机以立治疗原则，所谓“必先五胜，疏其血气，令其条达，而致和平”，均系总体治则，视疾病之阴阳盛衰、标本缓急、邪正虚实、传变逆顺等病证情势，制定主治兼治、攻补先后之类的方案，而后据此使用具体方法，宜针宜药，因时因地因人组方选药，务求契合无误。此过程即后世所说的理、法、方、药。倘不知如此“守数据治”（《素问·疏五过论》），便“足以自乱，不足以自明”（《素问·征四失论》）。有学者考察了中医诊治疾病过程，认为中医临床思维的基本过程可以概括为四步程序，这四步是：①诊察－临床认知；②辨证－临床判断；③论治－临床决策；④治疗－临床验证。（杨光华主编. 中医临床思维研究. 江西科学技术出版社，1992年）其中第四步称作“临床验证”，主要是针对思维的认知、判断、决策的正误反馈、修正而言，在临床医学中也多从治疗效果反证诊断与立法、处方的正误，修正诊治，以求最佳结果。

将临床思维的基本过程规范化、程序化，就是临床思维程序模式。上述临床思维过程，可分为诊断、论治两段，两段之中又可按杨氏意见分为四步，这两段四步是有

机联系在一起的，即《内经》的审机论治，后世演化为辨证论治。其中审、辨义近，机是证的本质，证是机的诊断名称。辨证论治是中医临床思维常规的程序模式。除辨证论治模式外，中医还有辨病论治、对症论治等临床思维模式。

三、临床常用的思维方法

（一）病证辨析模型化

《内经》对于疾病的认识及临床诊治分三个层次，一是疾病，具有特定的致病因素、临床表现、病理变化和疾病过程，如疟病、痔、喉痹等。二是症，是人们感官能够察知的机体形态异常、功能与神志障碍以及患者主观的痛苦感受与体验。《内经》虽无症字，但却述有大量临床症状、体征，即症名，如咳、头痛、便溏、四肢厥冷等。三是证，它既非病又非症，是对疾病过程中某一特定阶段各种临床症候进行多元分析和综合判断而抽象出来的病症本质的概括，即病机的证候分类模型。虽然由于古今文义悬隔，“证”字仅在《素问·至真要大论》出现过一次，而且只具有征候、病候之义，但在《内经》已经记载了大量具有证候类型含义的“证”，如《素问·通评虚实论》“邪气盛则实，精气夺则虚”的虚证、实证；《素问·调经论》“阳虚则外寒，阴虚则内热，阳盛则外热，阴盛则内寒”的阴阳虚实内外寒热证；《灵枢·五邪》的邪在五脏证，《灵枢·本神》的五脏虚证、五脏实证，《素问·至真要大论》的五脏证、六气证等。此外还有大量临床病症的脏腑、经络分证，都是后世证候类型形成的学术导源。与病、症相比，证是《内经》对疾病认识和诊治的最基本的形式。

证候类型，其实是一种病证模式。它的形成，一是医疗实践的凝炼。人们发现，在各种疾病过程中，某些症状总是相伴出现，于是便识记为一个个症候组群，这就是证候类型的实践基础。如隋代巢元方所著《诸病源候论》就记载了1720种证候。二是理性的整合、升华。面对众多的症候组群，如何揭示其本质？医学家运用当时盛行的思维方法，从病象入手，“别异比类”（《素问·示从容论》），并结合先秦两汉自然哲学中的“精气－阴阳－五行”学说对万物的分类识本方法，建立起《内经》病理生理理论。它有别于通过解剖－实验方法建立起来的有关人体原型的病理生理理论，而是一种病证模型。如从精气而论，有气虚、气陷、气脱、气滞、气逆、气闭证型；从阴阳而论有阴证、阳证、阴阳虚实证型；从五行而论有五脏、六腑的各种证型等。但疾病千变万化，“精气－阴阳－五行”分类不足以尽之，于是《内经》发展哲学阴阳太少学说而有三阴三阳理论，如手足三阴三阳十二经病证、六经气绝之证等。如此还有不足，医学家们便根据临床需要加以补充、完善，发展至现今的病因证候类，脏腑证候类，经络证候类，精神、气血、津液证候类等，从而建立起中医临床病证体系。

病证模型化带有鲜明的民族人文特色。它注重从生命体的功能方面掌握疾病过程中的病理状态，并概括为有机联系的多种功能失调的系统模型，与中国传统的诗词、绘画、书法、棋奕、戏曲、武术等讲究的技艺程式，用兵打仗形成的谋略范式等，在思路上是相通的。病证模型的建立使中医有相对稳定的临床诊治对象，它虽不是从人体原型探索疾病过程及其机制、规律，但却可以从整体的、动态的机能失调的角度，揭示人体病理变化的规律，在临床实践中能够取得卓越疗效，而这正是“解剖——实验”方法认识人体病理变化的不足方面。当然，由于注重病证的功能模型，而功能模型只是一种思维框架，难以与临床生动活泼、千变万化的病变相吻合，在临证时还必须“知常达变”“圆机活法”；更重要的是，它只见非特异性的功能病变，难以把握相同证候中不同疾病的特异本质，而这对于认识和把握疾病的特殊性质及其转归预后是十分必要的，所以临证还要和辨病论治相结合。

（二）分析与综合

分析与综合是彼此相反又相互联系的两种基本思维过程和方法。分析法是把整体分解为各种属性、各个部分与方面，分别加以研究；综合法则是将各种属性、各个部分与方面结合起来研究。任何事物本来都是相互联系的复杂的统一整体、永不休止地运动变化而使事物呈现一种模糊状态。为深入认识事物本质，就不得不在思维中（或具体实施为实验）将各种联系切断，抽象出来，进行孤立、静止地考察，以便准确描述和精确测量，犹如摄像中的“定格”，这就是分析；然而要揭示事物本来的总体特性，还必须研究其各个方面的固有联系及其运动规律，这就是综合。

在临床诊治中，《内经》对于综合方法和分析方法都有应用。如《素问·方盛衰论》说：“诊有十度度人：脉度，脏度，肉度，筋度，俞度”，分别从五个方面观察病人情况，此为分析。又说：“不察逆从，是为妄行；持雌失雄，弃阴附阳，不知并合，诊故不明”，又批评只知部分，缺乏整体联系的认知方法。“是以圣人持诊之道……诊合微之事，追阴阳之变，章五中之情”，提倡分析与综合结合的方法。这里的微，指分解细微；合，即前文的“并合”，乃综合之义。这就是说，要综合诸多微分细解部分，提纲挈领，得其大要，如此才能统领阴阳盛衰变化，彰显五脏病变本质。

在“诊合微”即综合与分析思维方法的指导下，《素问·阴阳应象大论》提出“善诊者，察色按脉，先别阴阳”，就是以阴阳为总纲，掌握病证本质的综合方法。为进一步揭示病证的本质细节，并给治疗指示实施之法，《素问·调经论》提出“阳虚则外寒，阴虚则内热，阳盛则外热，阴盛则内寒”，在总纲之下又分解为病变部位、病变性质、邪正盛衰三个部分，分别进行考察，即表里、寒热、虚实六目；而表、热、实属阳，里、寒、虚属阴，各项结果汇合才能确定病变本质总属，这就是中医临床应用综合与分析相结合思维方法的具体体现。正如《素问·阴阳离合论》所说：“阴阳者，数之可十，推之可百；数之可千，推之可万，万之大不可胜数，然其要一也。”除此之外，《内经》还提出了多种分析病证的具体方法，如五脏分证法，在分析风、痹、咳、胀等病证中应用；经络分证法，在分析形体杂病时应用；六经分证法，在分析外感热病中应用；六淫分证法，在分析外邪所致病证中应用。这些方法，对于阴阳总纲而言，均是综合之下的分析之法，后世加以完善、规范，形成系统的临床辨证体系，如分析外感病或外邪致病的六经辨证、卫气营血辨证、三焦辨证、病因辨证，分析内伤杂病的脏腑辨证、经络辨证、气血津液辨证等。

在临床实践活动中，亦随处可见综合与分析思维方法的应用。按程序，医者对来诊患者首先进行迅速而全面地“扫描”，得出一个模糊的整体印象。然而这种认知与判断，还不能作为正式诊断结果，因为构成诊断内容的基本结构及其细节还不知道，总体诊断亦不清晰、不确定，必须经过全面、细致地诊察，以充足的证据分析其致病原因、病变部位、病变性质等基本方面的属性，研究其脏腑、经络、精气血津液等层次的病变细节。这些细节掌握之后，返回来再进行综合思考，将各部分病变有机联系起来，整合、统摄并预见其发展趋势，形成一个清晰、确定的诊断。当然，这个诊断是否反映疾病的本质，往往还需要在治疗前后进行多次反复地综合与分析，直至患者痊愈。

关于临床中分析与综合思维方法的应用，我们的讨论仅限中医诊断过程，但从医学方法论更广范畴而言，中医学偏重于综合。无论从诊察方法的直观性、诊察内容的宏观性，还是病证判断的思路、过程和诊断结论的本质，都具有明显的综合性质。与此相呼应，中医的治疗原理，也属于综合调节性质，这已为大量中医临床科研成果所证实，并取得医学界的广泛共识。

（三）取象比类

《素问·示从容论》说：“夫圣人之治病，循法守度，援物比类，化之冥冥。”援物，援引事物。比类，亦称类比，即类比推理。援物比类，是援取物象，进行比较，归其类属，而后进行推理、判断，以探求事物本质的一种思维方法。它基于意象思维，根据两种对象的某些属性相同，推理它们的另外属性也相同，是一种间接推理方法。所谓“化之冥冥”，极言其能探识深藏于事物内的机理。这种思维方法，在先秦诸子中多有论述，如《公孙龙子》的“假物取譬”、《墨经》的援引事物类比、《周易》的“引而伸之，触类而长之”等。

《内经》非常重视这种思维方法，如《示从容论》又说：“明引《比类》《从容》，是以名诊轻（经），是谓至道也。”并批评说：“不引《比类》，是知不明也。”《素问·疏五过论》也说：“善为脉者，必以《比类》《奇恒》《从容》知之。”认为掌握这种思维方法是医者必须具备的基本素质。同时，《内经》在临床认知、判断和治疗决策方面，也大量运用了取象比类的思维方法，如《素问·阴阳应象大论》有“风胜则动，热胜则肿，燥胜则干，寒胜则浮，湿胜则濡泻”之论，在探求外感病病因和某些内伤病病机时，即将临床病象与自然界气候变化相类比，而有风、寒、暑、湿、燥、火外感六淫之病邪名称和风气内动、寒从中生、湿邪停滞、津伤化燥、火热内扰内生六气之病理表述。其中“风胜则动”与病证的联系，除了外邪所感风证之外，宋明之后又以内风解释眩晕、仆倒、昏厥之中风病及其后遗证半身不遂，清代叶桂更明确指出：中风乃“阳升风动”“厥阳化风”“阳气大动，变化内风”，并总结说：“内风乃身中阳气之动变”（《临证指南医案》），完善了内风学说，所用的就是《阴阳应象大论》“阳之气，以天地之疾风名之”的取象比类原理。又如《灵枢·逆顺》说：“《兵法》曰：无迎逢逢之气，无击堂堂之阵。《刺法》曰：无刺熇熇之热，无刺漉漉之汗，无刺浑浑之脉，无刺病与脉相逆者。”因病症与兵阵之象相类，遂将刺法与用兵类比，提出针刺时机和用针宜忌，并演化为中医临床治则中的因势利导之法。除此之外，中医临床还有诸多与取象类比思维有关的治法名称，如“扬汤止沸，不如釜底抽薪”以治火热内扰；“提壶揭盖”以治肺气失宣之小便癃闭；“增水行舟”以治肠燥便秘等。

取象比类既有形象思维的特点，表现在思维过程和思维结果的生动形象性，又有推理、判断等抽象思维的规定性，是一种深入到事物内部探求其本质的理性产物，代表了中医临床思维的一大特色。这种思维方法用于临床诊治之所以有效，其依据是承认物质世界的统一性原则。尽管各领域、各层次的现象千差万别，其运动形式多种多样，但它们又在不同的等级和范围内、在不同的方面具有相同的属性和特点。正是运用这一原理，中医才能以物象比类来推理生命过程和机能失调的属性和特点。这种思维方法，不仅参与了中医临床诊治规范的建立，还渗透到医者临床认知的思路历程之中，在疑难痼疾的诊治上也发挥了重要作用。

然而我们也要看到，取象比类中的类比推理是一种或然性推理，要求它在属于同一类意义上进行，其结论的真实性也要经过实践证明，所以《内经》在采用类比推理时，并不以此作为唯一依据，总是再用其他直接方法或事实做进一步证明。用于临床，医者的经验是非常重要的，更重要的是治疗的反馈以证真伪。

（四）顿悟

顿悟，属于灵感思维，是中医临床的一种独特思维形式，《素问·八正神明论》所说：“神乎神，耳不闻，目明心开而志先，慧然独悟，口弗能言，俱视独见，适若昏，昭然独明，若风吹云”，就是描述的这种思维活动过程。

抽象思维与形象思维是临证之中的基本思维活动形式，但在诊治一些错综复杂的病证时，常会遇到按常规辨证论治不得其解，难得其法的情况，若此时受到某些因素的诱导启迪，突发性地产生灵感，即通过潜意识的参与，使原来的思维活动及其内容豁然贯通，便得到对所思问题的顿悟。从表面看，“悟”似乎是头脑里突然冒出来的，没有归纳、判断、推理的逻辑思维过程，实际上却是建立在医生丰富的实践经验和长期的知识积累基础上，又经过艰苦思索，达到神会程度，思维内容被高度浓缩，而后才受激发，使间断的思维过程得以跳跃式悟通。历代医家都有顿悟的医案。

从文化传统考察，中医临床灵感思维与儒家的“格物”、“内省”和道家的“观微”、“顿悟”等有密切联系；历代医家也主张独立思考，倡导“心悟”、“心法”等，实是这种特殊思维活动形式的高度概括和具体表现。从医学方法而言，中医学理论不是运用生物实体实验分析方法所产生，更无先进科学技术仪器赖以应用，而是以系统科学思想与“系统——综合”思维模式占主导地位，因而需要调动潜意识机制，或通过心领神会来思考问题，故而在临床上，应当充分发挥灵感思维的作用，提高医疗水平，解决更多的疑难病证。

以上是《内经》论及、临床又常用的几种思维方法，有的已经归入临床诊治规范，如诊治程序、病证模式；有的渗透于医者诊治思路，需要临证即兴发挥，如取象类比、顿悟等。当然，对于这些思维方法，为说明其概念、内容和特点，故分而论之，而临床实际则是综合运用的，只有医者在临床实践中反复锤炼，才能运用自如。

原文导读

第一章　气·阴阳·五行

第一节　精气学说

精气，简称气，古人认为它是无处不在、无时不有而又无形可见、其用可征的极微极细之物。中国古代哲学家以此作为世界的本根，大而构造宇宙，小而化生万物，其聚散变化，乃使宇宙万物呈现无穷动态形象。精气学说的主要内容，一是以气为世界本原之说，论证宇宙万物的整体性、统一性和联系性，是天人合一的理论基础；二是以气的运动不息、自然有序的特性，认识宇宙万物发生、发展、消亡的变化机理和规律，用以推演和把握天体运转、四时气象、万物盛衰。《内经》运用精气学说的原理和方法，理解人与自然的关系，如“生气通天”之论；说明人的生命过程，有精气盛衰存亡的生长壮老已和寿夭之论；分析人体生理、病变的机转，即气机“升降出入”、“百病生于气”之论；指导疾病的诊断与防治，在于知气、调气，“无失气宜”，从而形成了中医学独特的气学理论。

一

【原文】

1101　太虚廖廓，肇基化元[1]，萬物資始，五運終天[2]，布氣真靈[3]，揔統坤元[4]，九星懸朗，七曜周旋[5]，曰陰曰陽，曰柔曰剛[6]，幽顯既位，寒暑弛張[7]，生生化化，品物咸章[8]。（素問·天元紀大論）

【校注】

(1) 太虚寥廓，肇基化元：谓宇宙太空广阔无边，是生化万物的本元与基础。张志聪注：“太虚，谓空无之境，大气之所充，神明之官府也。”张介宾注：“肇，始也。基，立也。化元，造化之本原也。”

(2) 万物资始，五运终天：张介宾注：“资始者，万物藉化元而始生。终天者，五行终天运而无已也。”

(3) 布气真灵：谓宇宙布真气，因其生化之机，而造就物性之灵明。张志聪注：“真灵者，人与万物也。”

(4) 总统坤元：总括于大地生化之本元。坤元，指地之功德能生养万物，即《易经》坤卦：“至哉坤元，万物资生。”

(5) 九星悬朗，七曜周旋：明朗的九星，高悬于天空；日月五星循周天旋转。九星，王冰注：“天蓬、天芮、天冲、天辅、天禽、天心、天任、天柱、天英。”

(6) 曰阴曰阳，曰柔曰刚：五冰注：“阴阳，天道也；柔刚，地道也。天以阳生阴长，地以柔化刚成也。《易》曰：立天之道，曰阴与阳；立地之道，曰柔与刚。此之谓也。”

(7) 幽显既位，寒暑弛张：幽暗和显明按一定位次出现，寒暑季节更代往复，均系阴阳变化的不同物象。幽显，阴阳物象，如晦暗、秋冬、夜属阴，为幽；光明、春夏、昼属阳，为显。弛张，吴昆注：“往者为弛，来者为张。”在此有往来之义。

(8) 生生化化，品物咸章：谓生化不息之机，变化无穷之道，使宇宙万物各具形象，彰显出来。

【原文】

1102　岐伯曰：地爲人之下，太虚之中者也。帝曰：馮乎？岐伯曰：大氣舉之[(1)]也。燥以乾之，暑以蒸之，風以動之，濕以潤之，寒以堅之，火以温之。故風寒在下，燥熱在上，濕氣在中[(2)]，火游行其間[(3)]，寒暑六入，故令虚而生化也[(4)]。（素問・五運行大論）

【校注】

(1) 大气举之：此应对上文，谓人所依凭的大地，位于太虚之中，又是以大气为依凭的。张介宾注：“大气者，太虚之元气也。乾坤万物，无不赖之以立，故地在太虚之中，亦惟元气任持之耳。”

(2) 风寒在下，燥热在上，湿气在中：张介宾注：“寒居北，风居东，自北而东，故曰风寒在下，下者左行也。热居南，燥居西，自南而西，故曰燥热在上，上者右行也。地者土也，土之化湿，故曰湿气在中也。”

(3) 火游行其间：《黄帝内经素问校注》：“在岁气中，相火一气的时位，主气客气不一，主气少阳相火，在太阴湿土之前；客气少阳相火，在太阴湿土之后，故所谓‘火游行其间’，义或指此。”

(4) 寒暑六入，故令虚而生化也：指一年之中，风寒暑湿燥火天之六气下临于大地，以无形之虚气入于有形之地物，而化生万物。寒暑，指一年气候变化。六入，言六气下临大地如自外而入。虚而生化，张介宾注：“非虚无以寓气，非气无以化生，故令虚而生化也。”

【原文】

1103　氣始而生化，氣散而有形，氣布而蕃育，氣終而象變[(1)]，其致一也[(2)]。（素問 · 五常政大論）

【校注】

（1）气终而象变：王冰注："终，谓终于收藏之用也。……终极而万象皆变也。"

（2）其致一也：张介宾注："此言万物之始终散布，本同一气。"

【按语】

上三节阐发气为宇宙自然生成本原，人与万物化生基础的道理。

首论宇宙自然化生万物，而气是万物形成的最原始的物质基础，即所谓"布气真灵"。而气之所以具有生生化化、无穷不息之机，大至九星七曜，小如细物草芥，乃是由于气分而为阴阳柔刚，相互对立而又相互作用，以使四时递迁，寒暑往来，而品物万有，彰显于世。

次论天气地气相交而生万物之理。大气一气而化风、寒、暑、湿、燥、火天之六气，六气干之、蒸之、动之、润之、坚之、温之，应时而发，与地气相互作用，"故令虚而生化"，以成四时生长收藏，亦即下文所谓"高下相召，升降相因，而变作矣。"

再论有生之物由生机发动到成长赋形、茁壮蕃茂，再到凋败消亡的过程，皆一气之所化。而气始、气散、气布、气终，正是精气生化过程不同阶段的概括。

【原文】

1104　天氣下降，氣流於地；地氣上升，氣騰於天。故高下相召，升降相因，而變作矣。（素問 · 六微旨大論）

1105　天樞[(1)]之上，天氣主之；天樞之下，地氣主之；氣交之分，人氣從之，萬物由之[(2)]，此之謂也。（素問 · 六微旨大論）

【校注】

（1）天枢：天气、地气升降之枢机，即天地气交之中。

（2）气交之分，人气从之，万物由之：张介宾注："气交之分，即中之位也，而形气之相感，上下之相临，皆中宫应之而为之市，故人气从之，万物由之，于兹乎见矣。"

【按语】

上两节论人处天地气交之中，气交即人与万物生存的大气圈。大气圈上受天体运动"天气"的影响，是四季形成的基础；下受"地气"的影响，制约生物繁殖生长，从而构成人类生存环境，制约着人的生命活动，成为《内经》"生气通天"论的天文学基础。

二

【原文】

1106　出入廢則神機化滅[1]，升降息則氣立孤危[2]。故非出入，則無以生長壯老已；非升降，則無以生長化收藏。是以升降出入，無器[3]不有。故器者生化之宇[4]，器散則分之，生化息矣[5]。故無不出入，無不升降，化有小大，期有近遠[6]，四者之有，而貴常守[7]，反常則災害至矣。（素問・六微旨大論）

【校注】

（1）出入废则神机化灭：张介宾注："凡物之动者，血气之属也，皆生气根于身之中，以神为生死之主，故曰神机。然神之存亡，由于饮食呼吸之出入，出入废则神机化灭而动者息矣。"《素问・五常政大论》："根于中者，命曰神机，神去则机息。"

（2）升降息则气立孤危：张介宾注："物之植者，草木金石之属也，皆生气根于形之外，以气为荣枯之主，故曰气立。然气之盛衰，由于阴阳之升降，升降息则气立孤危而植者败矣。"《素问・五常政大论》："根于外者，命曰气立，气止则化绝。"

（3）器：指器物或物体。王冰注："包藏生气者，皆谓生化之器，触物然矣。"张介宾注："器即形也，凡万物之成形者，皆神机气立之器也。"

（4）宇：器宇。王冰："诸身者，小生化之器宇。太虚者，广生化之器宇也。"

（5）器散则分之，生化息矣：张介宾注："若形器散敝，则出入升降，无所依凭，各相离分而生化息矣。"散，此指形坏不存。

（6）化有小大，期有近远：高世栻注："生化有大小，死期有远近，如朝菌晦朔，蝼蛄春秋，此化之小，期之近者也。蓂灵大椿，千百岁为春，千百岁为秋，此化之大，期之远者也。"

（7）四者之有，而贵常守：张介宾："四者，出入升降也。常守，守其所固有也。出入者守其出入，升降者守其升降，固有弗失，多寿无疑也。"

【按语】

万物有形为器，器物之有生，在于气的运动，而升降出入便是气的基本运动方式。"升降出入，无器不有"，即阐述精气升降出入运动的普遍性；而"化有小大，期有近远，四者之有，而贵常守"，则说明物体无论其生化范围大小、期限远近，均不离升降出入的有序运动，这是万物本性使然，固有之理。"反常则灾害至矣""器散则分之，生化息矣"，言升降出入运动紊乱，生化失常，乃至于败亡，故有"出入废则神机化灭，升降息则气立孤危"之论。《内经》将精气升降出入之理贯穿于藏象、病机、诊法、论治理论之中，用以分析人的生理、病理，指导疾病的诊断和治疗，成为中医学理论的重要说理方法。其中升降与出入，虽是两种不同的运动方式，注家亦从动物、植物分别予以释解，但理解不可过于拘泥。动物之精气运动有出入，亦有升降；植物之精气运动有升降，亦有出入。

三

【原文】

1107　天之在我者德也，地之在我者氣也[(1)]，德流氣薄而生者也[(2)]。(靈樞 · 本神)

1108　天食人以五氣[(3)]，地食人以五味。五氣入鼻，藏於心肺，上使五色脩明，音聲能彰。五味入口，藏於腸胃，味有所藏，以養五氣[(4)]，氣和而生[(5)]，津液相成，神乃自生。(素問 · 六節藏象論)

【校注】

(1) 天之在我者德也，地之在我者气也：德，《管子 · 心术上》“德者道之舍”。此指自然造化之生机，具体为四时递迁及空气、阳光的规律性变化等。气，此指地上的物质条件，如水分、五谷等。

(2) 德流气薄而生者也：天地之气相结合，化生人类。薄，搏也，结合之意。

(3) 天食人以五气：谓天以五气供养于人类。食，同饲。五气，此指寒暑燥湿风 。

(4) 味有所藏，以养五气：饮食五味经脾胃消化，变为水谷精微，生成气血，滋养五脏，以维持其生理活动。五气，五脏之气，此指五脏的气化活动。

(5) 气和而生：指五脏气化和谐有序，生理活动自然正常运转。

【按语】

本节论人的生命源于天地之气。“天之在我者德也，地之在我者气也”，“天食人以五气，地食人以五味”，其义均言大自然为人类生存及生命演化提供适宜环境与物质基础。天地的五气、五味由人体受纳，经脏腑气化而生精血津液等生理物质，在此基础上，人类特有的精神活动随即产生，体现了《内经》唯物生命观。

此外，关于五气的解释，诸注不同。王冰释为臊焦香腥腐五气，多数注家附合之；吴昆认为臊焦香腥腐乃地气而非天气，五气应指寒暑燥湿风。盖此五气本与下文五味相对为言，论天地赐养于人，为人类生成之本，则天之五气当为四时周期变化制约下的阳光、雨露，具体释为四时主气，天地之气相互作用，生成人类，与《素问 · 宝命全形论》“天地合气，命之曰人”及《灵枢 · 本神》“天之在我者德也，地之在我者气也，德流气薄而生者也”同义，故吴注为当。

【原文】

1109　天氣通於肺，地氣通於嗌[(1)]，風氣通於肝[(2)]，雷氣通於心[(3)]，谷氣[4]通於脾，雨氣通於腎[5]。六經爲川[6]，腸胃爲海[7]，九竅爲水注之氣[8]。以天地爲之陰陽，陽之汗，以天地之雨名之[9]；陽之氣，以天地之疾風名之[10]。暴氣象雷，逆氣象陽[11]。故治[12]不法天之紀，不用地之理，則災害至矣。（素問·陰陽應象大論）

【校注】

（1）天气通于肺，地气通于嗌：张介宾注："天气，清气也，谓呼吸之气。地气，浊气也，谓饮食之气。清气通于五脏，由喉而先入肺。浊气通于六腑，由嗌而先入于胃。"嗌，通"咽"字，此指食道。

（2）风气通于肝：风为木气，肝属木，同气相求，故风气通于肝。

（3）雷气通于心：雷为火声，心为火脏，同气相求，故雷气通于心。

（4）谷气：山谷土气。

（5）雨气通于肾：雨气，即寒水之气。肾为水脏，同气相求，故相通。

（6）六经为川：张介宾注："六经者，三阴三阳也，周流气血，故为人之川。"川，河流。

（7）肠胃为海：肠胃容纳水谷，为水谷之海。

（8）九窍为水注之气：张介宾注："水注之气，言水气之注也。如目之泪、鼻之涕、口之津、二阴之尿秽皆是也。虽耳若无水，而耳中津气湿而成垢，是即水气所致。气至水必至，水至气必至，故言水注之气。"

（9）阳之汗，以天地之雨名之：王冰注："夫人汗泄于皮腠者，是阳气之发泄尔，然其取类于天地之间，则云腾雨降而相似也。"

（10）阳之气，以天地之疾风名之：王冰注："阳气散发，疾风飞扬，故以应之。"张介宾注："气本属阳，阳胜则气急，故以天地之疾风名之。"

（11）暴气象雷，逆气象阳：张介宾注："天有雷霆，火郁之发也；人有刚暴，怒气之逆也。……天地之气，升降和则不逆矣。天不降、地不升则阳气亢于上，人之逆气亦犹此也。"

（12）治：治理，此指治疗疾病与调养身体两个方面。

【按语】

本节论人与自然精气相通，天人精气变化之象相应的道理。文中所述"天气通于肺，地气通于嗌"，与《素问·六节藏象论》"天食人以五气，地食人以五味"之义相仿，说明自然界的精气是人类个体维持生命的基础，同时将肺吸入天之清气与呼吸道相连、咽纳地之食气与消化道相连，为外感六淫、内伤饮食从肺、胃论病机及辨治提供了依据。此外，文中还运用取象比类的思维方法，将自然界物貌、气象与人体生理、疾病之象相比拟，对于理解和掌握《内经》藏象、病机理论，启迪临床诊治思路，都有一定作用。

第二节　阴阳学说

阴阳是我国古代哲学的一对范畴，由自然界实指之事物演变而来。作为抽象的哲学概念，阴阳主要代表相反相成的两种属性，用以说明自然界相互关联的事物之间及其内部对立统一的两个方面，它们之间具有互根、互动、互制、交感、消长、转化、胜复等关系。阴阳学说则以阴阳解释自然界事物和现象产生、发展变化和消亡的机制与规律。《内经》不仅将阴阳学说作为主要的哲学工具，来认识人体生命活动规律，成为构建医学理论体系的主要指导思想之一，而且还借助哲学阴阳学说的术语来表述医学概念，成为中医学理论的重要内容。《内经》对阴阳学说的运用涉及到医学理论的各个方面，既用以说明人体的组织结构、生理功能和病理变化，指导疾病的诊治、预防和对药物作用机理的认识，并在天人观、形神观、"四时五藏阴阳"整体观等理论的形成中发挥着重要作用。此外，《内经》在运用阴阳学说研究医学问题的过程中，也丰富和发展了哲学阴阳学说。

一

【原文】

1201　陰陽者，天地之道(1)也，萬物之綱紀(2)，變化之父母(3)，生殺之本始(4)，神明之府(5)也。治病必求於本(6)。故積陽爲天，積陰爲地(7)。陰静陽躁(8)。陽生陰長，陽殺陰藏(9)。陽化氣，陰成形(10)。寒極生熱，熱極生寒(11)。寒氣生濁，熱氣生清(12)。清氣在下，則生飧泄(13)；濁氣在上，則生䐜脹(14)。此陰陽反作，病之逆從也。（素問·陰陽應象大論）

【校注】

(1) 天地之道：天地，泛指自然界。道，法则，规律。张介宾注："道者，阴阳之理也。阴阳者，一分为二也。太极动而生阳，静而生阴，天生于动，地生于静，故阴阳为天地之道。"

(2) 纲纪：《说文解字注笺》注："总持为纲，分系为纪。如网罟，大绳其纲也，网目其纪也。"

(3) 变化之父母：阴阳运动是事物变化的根本原因。变化，张介宾引朱子云："变者化之渐，化者变之成。"父母，本原、根本之意。

(4) 生杀之本始：阴阳是万物产生与消亡的根本原因。生，新生；杀，消亡。本始，根本、元始之意，义同上文"父母"。

(5) 神明之府：谓万物神妙莫测的变化源于阴阳。《淮南子·泰族训》："天设日月，列星辰，张四时。日以暴之，夜以息之，风以干之，雨露以濡之。其生物也，莫见其所养而物长；其杀物也，莫见其所伤而物亡，此之谓神明。"则神指万物变化莫测，明指物象昭著。府，居舍、藏物之所。

(6) 治病必求于本：阴阳为自然万物之本，人为万物之一，疾病亦本于阴阳，故当求阴阳之本而治。本，此指阴阳。

(7) 积阳为天，积阴为地：天为轻清之阳气上升积聚而成，地为重浊之阴气下降凝聚而成。此明天地之阴阳属性及其形成。

(8) 阴静阳躁：阳性动，阴性静，此明动静为阴阳之性。躁，动也。

(9) 阳生阴长，阳杀阴藏：此为互文，言阴阳相互为用，共主事物的生长收藏。张介宾注："此即四象之义。阳生阴长，言阳中之阴阳也；阳杀阴藏，言阴中之阴阳也。盖阳不能独立，必得阴而后成，如发生赖于阳和，而长养由乎雨露，是阳生阴长也；阴不自专，必因阳而后行，如闭藏因于寒冽，而肃杀出乎风霜，是阳杀阴藏也。此于对待之中，而复有互藏之道，所谓独阳不生，独阴不成也。"

(10) 阳化气，阴成形：此言阴阳的功能。阳动而散，可将有形之物化为无形之气；阴静而凝，可将无形之气凝结为有形之物。

(11) 寒极生热，热极生寒：此以寒热互变为例，明阴阳的转化。极，极致，极点。

(12) 寒气生浊，热气生清：以寒热为例，论阴阳的作用。寒属阴，阴主凝而不散，故生浊；热属阳，阳主动而不凝，故生清。

(13) 飧泄：古病证名，腹泻物中带有不消化食物，即完谷不化。

(14) 䐜胀：即胸腹胀满。䐜，《说文》："起也。"亦胀之义。

【原文】

1202 故清陽爲天，濁陰爲地。地氣上爲雲，天氣下爲雨[(1)]；雨出地氣，雲出天氣。故清陽出上竅，濁陰出下竅[(2)]；清陽發腠理，濁陰走五藏[(3)]；清陽實四支，濁陰歸六府[(4)]。(素問·陰陽應象大論)

【校注】

(1) 地气上为云，天气下为雨：地气（水）蒸腾上升而生云（天气），天气（云）冷凝下降而成雨（地气）。此论阴阳互根、互化在于升降运动之理。

(2) 清阳出上窍，浊阴出下窍：此清阳即饮食所化之精微，其轻清上升化为呼吸之气，并布散于头面七窍，以成发声、视觉、嗅觉、味觉、听觉等功能；其糟粕重浊沉降，由前后二阴排出。

(3) 清阳发腠理，浊阴走五脏：饮食所化之精微，其轻清部分外行于腠理肌表，其浓稠部分内注于五脏。此清阳指卫气，浊阴指精血津液。

(4) 清阳实四支，浊阴归六腑：此清阳即饮食物化生的精气，充养于四肢；其代谢后的糟粕，由六腑排出。支，肢的古字。

【原文】

1203 天地者，萬物之上下也；陰陽者，血氣之男女[(1)]也；左右者，陰陽之道路[(2)]也；水火者，陰陽之徵兆也；陰陽者，萬物之能始[(3)]也。故曰：陰在内，陽之守也；陽在外，陰之使[(4)]也。(素問·陰陽應象大論)

【校注】

(1) 阴阳者，血气之男女：此以阴阳之性及其相互关系认识血气。张志聪注："阴阳之道，其在人则为男为女，在体则为气为血。”

（2）左右者，阴阳之道路：古代浑天说认为，天体自东向西旋转。人站在地球上仰观天象，可见太空日月星辰自东向西运行，东方为人体之左，天左旋也，而大地则是自西而东旋转，西方为人体之右，地右动也。张介宾注：“阳左而升，阴右而降。”人体气机升降运动亦如此。

（3）阴阳者，万物之能始：阴阳变化而生万物，故阴阳为万物之元始。孙诒让《素问王冰注校》云：“能者，胎之借字。《尔雅·释诂》：‘胎，始也’。”能始，即胎始，元始、本原之意。

（4）阴在内，阳之守也；阳在外，阴之使也：阴在内而为阳之镇守，阳在外而为阴之使役。即阳以阴为基，阴以阳为偶，二者具有相互依存、相互为用的关系。

【按语】

上三节论阴阳的基本概念和阴阳学说的基本内容。阴阳是自然界事物运动变化的总规律。阴性静、重浊而下降，阳性动、清轻而上升；阳主化气，阴主成形；阴阳两者相依相召、互根互用、互藏互化。阴阳之气相交，决定了自然万物的发生、发展以至消亡，也是形成自然气象、气候、物候变化的根本原因。人依赖于自然而生存，人的生命活动遵循自然阴阳运动的基本规律，因此人之疾病发生的根本原因就在于“阴阳反作”，治疗疾病必须抓住阴阳这个根本。

文中提出的人之清阳向上向外升发、浊阴向下向内沉降的生理特性，为中医治疗学中多种治疗方法的形成奠定了理论基础。如治疗耳目失聪的益气升提法，治疗手足厥逆的温阳法，治疗肠胃积滞的攻下法，治疗邪在肌腠的解表法，治疗水肿的利水逐水法等，均是在此理论的启发下发展而成的。

“治病必求于本”之“本”指阴阳。此句从哲学的高度提示了治疗疾病的总则，即以调节阴阳为治疗总纲，故《素问·至真要大论》云：“谨察阴阳所在而调之，以平为期。”需要指出的是，疾病的具体治法也有“治病求本”，但彼是与“标”相对而言的概念，则治本为针对疾病主要矛盾而制定的原则，与此不同。

【原文】

1204　帝曰：上下相召(1)奈何？鬼臾區曰：寒暑燥濕風火，天之陰陽也，三陰三陽上奉之(2)。木火土金水火，地之陰陽也，生長化收藏下應之(3)。天以陽生陰長，地以陽殺陰藏。天有陰陽，地亦有陰陽(4)。木火土金水火，地之陰陽也，生長化收藏(5)。故陽中有陰，陰中有陽。所以欲知天地之陰陽者，應天之氣，動而不息，故五歲而右遷(6)；應地之氣，靜而守位，故六期而環會(7)。動靜相召，上下相臨，陰陽相錯，而變由生(8)也。（素問·天元紀大論）

【校注】

（1）上下相召：即天气和地气相互感召。

(2) 寒暑燥湿风火，天之阴阳也，三阴三阳上奉之：寒暑燥湿风火六气行于天，由天之阴阳分为三阴三阳所化。张志聪注："太阳之上，寒气主之；少阴之上，热气主之；阳明之上，燥气主之；太阴之上，湿气主之；厥阴之上，风气主之；少阳之上，火气主之，是三阴三阳上奉天之六气也。"奉，《说文》："承也。"

(3) 木火土金水火，地之阴阳也，生长化收藏下应之：木火土金水五行布于地，由地之阴阳所化，主持着万物的生长化收藏。张介宾注："生长化收藏下应之，谓木应生，火应长，土应化，金应收，水应藏也。"火分君火和相火，以配三阴三阳，故此处五行有二火。

(4) 天有阴阳，地亦有阴阳：天为阳，地为阴，然阴阳之中复有阴阳。此既明阴阳的可分性与阴阳互藏之道，也说明了天地之气交感的道理。王冰注："天有阴，故能下降；地有阳，故能上腾。是以各有阴阳也。阴阳交泰，故化变由之成也。"

(5) 木火土金水火，地之阴阳也，生长化收藏：张介宾注："衍文也，今去之。"

(6) 应天之气，动而不息，故五岁而右迁：张介宾注："应天之气，五行之应天干也。动而不息，以天加地而六甲周旋也。"右迁，自东而西迁移。五岁，岁运五年一周转。例如甲子年为土运，由甲子而乙丑，乙丑而丙寅，丙寅而丁卯，丁卯而戊辰，至己巳年又为土运，是谓五岁而右迁。张介宾注："盖甲乙丙丁戊，竟五运之一周，己庚辛壬癸，又五运之一周，甲右迁而己来，己右迁而甲来，故五岁而右迁也。"

(7) 应地之气，静而守位，故六期而环会：张介宾注："应地之气，六气之应地支也。静而守位，以地承天而地支不动也。"期，年。六期而环会，谓六年运气循环一周。如甲子年少阴热气，至庚午年又为少阴热气。王冰注："天有六气，地有五位，天以六气临地，地以五位承天，盖以天气不加君火故也。以六加五，则五岁而余一气，故迁一位。若以五承六，则常六岁乃备尽天元之气，故六年而环会，所谓周而复始也。地气左行，往而不返，天气东转，常自火运数五岁已，其次气正当君火气之上，法不加临，则右迁君火气上，以临相火之上，故曰五岁而右迁也。由斯动静，上下相临，而天地万物之情，变化之机可见矣。"

(8) 动静相召，上下相临，阴阳相错，而变由生：天之六气与地之五运，动静相感，上下加临，阴阳相合，由此产生宇宙自然的种种变化。张志聪注："动静相召者，天地之气相感也。上下相临者，天之五气，下御地之五行，地之木火土金水火，上临天之六气，是以天五地六，天六地五，阴阳交错，而变生三十年之一纪，六十岁之一周也。"

【按语】

本节意在阐明"阴阳者，天地之道"的原理。天在上为阳，地在下为阴，天地上下相召，阴阳相交而化生万物。正如《素问·六微旨大论》所云："天气下降，气流于地；地气上升，气腾于天。故高下相召，升降相因，而变作矣。"具体而言，天有阴阳，地亦有阴阳，阴阳之间相召、相吸的关系是上下相召、天地交感的基础。天地阴阳分别有"五岁而右迁"和"六期而环会"的运动规律。天之阴阳的寒暑燥湿风火，与地之阴阳的木火土金水相结合，共同主宰万物生长化收藏的过程。

二

【原文】

1205　帝曰：善。願聞陰陽之三也(1)，何謂？岐伯曰：氣有多少，异用也(2)。帝曰：陽明何謂也？岐伯曰：兩陽合明(3)也。帝曰：厥陰何也？岐伯曰：兩陰交盡也(4)。（素問·至真要大論）

【校注】

(1) 阴阳之三：阴阳各分为三。张介宾注："厥阴少阴太阴，三阴也；少阳阳明太阳，三阳也。"

(2) 气有多少，异用也：根据阴阳之气的多少，可将阴阳一分为三，三阴三阳其功能各异。张介宾注："《易》曰'一阴一阳之谓道'，而此曰三者，以阴阳之气各有盛衰，盛者气多，衰者气少。《天元纪大论》曰：阴阳之气各有多少，故曰三阴三阳也。按《阴阳类论》以厥阴为一阴，少阴为二阴，太阴为三阴，少阳为一阳，阳明为二阳，太阳为三阳，数各不同，故气亦有异。"

(3) 两阳合明：《灵枢·阴阳系日月》说："寅者，正月之生阳也，主左足之少阳；未者六月，主右足之少阳。卯者二月，主左足之太阳；午者五月，主右足之太阳。辰者三月，主左足之阳明；巳者四月，主右足之阳明。此两阳合于前，故曰阳明。"此以正月、二月、五月、六月分别与太阳、少阳经脉相配合，而居中的三月、四月则属阳明，故高世栻注曰："有少阳之阳，有太阳之阳，两阳相合而明，则中有阳明也。"又张介宾注《灵枢·阴阳系日月》："然则一岁之阳，会于上半年之辰巳两月，是为两阳合于前，故曰阳明。阳明者，言阳盛之极也。"

(4) 两阴交尽：《灵枢·阴阳系日月》说："申者，七月之生阴也，主右足之少阴；丑者十二月，主左足之少阴。酉者八月，主右足之太阴；子者十一月，主左足之太阴。戌者九月，主右足之厥阴；亥者十月，主左足之厥阴。此两阴交尽，故曰厥阴。"此论以七月、八月、十一月、十二月分别与太阴、少阴经脉相配合，而居中的九月、十月则属厥阴，故高世栻注曰："有太阴之阴，有少阴之阴，两阴交尽，而有厥阴也。"又张介宾注《灵枢·阴阳系日月》："然则一岁之阴，会于下半年之戌亥两月，是为两阴交尽，故曰厥阴。厥者，尽也，阴极于是也。"

【原文】

1206　故曰：陰中有陰，陽中有陽(1)。平旦(2)至日中，天之陽，陽中之陽也；日中至黄昏(3)，天之陽，陽中之陰也；合夜至鷄鳴(4)，天之陰，陰中之陰也；鷄鳴至平旦，天之陰，陰中之陽也。（素問·金匱真言論）

【校注】

(1) 阴中有阴，阳中有阳：互文，即阴中有阴阳，阳中有阴阳。此明阴阳之中可进一步分阴阳。

(2) 平旦：平，丹波元简注："平者，中分之意，乃天地昼夜之平分也。"旦，《说文》云："明也。从日见一上。一，地也。"平旦即太阳初升之时，此指早晨。

(3) 黄昏：丹波元简引《月令广义》云："日落，天地之色玄黄而昏昏然也，又曰昏黄。"

(4) 鸡鸣：按上下文义，当指半夜子时。

【按语】

上二节论阴阳的可分性。其一是根据阴阳之气的多少盛衰将阴阳分为三阴三阳，其目的是为了更精确地运用阴阳学说分析自然界的种种气象变化、人体复杂的生命活动现象以及人与自然界的关系。其二是阴阳之中进一步划分阴阳，说明阴阳中复有阴阳，提出阴阳的相对性以及阴阳互藏的规律。

三

【原文】

1207 且夫陰陽者，有名而無形[1]。（靈樞・陰陽繫日月）

1208 陰陽者，數[2]之可十，推[3]之可百，數之可千，推之可萬，萬之大不可勝數，然其要一也[4]。（素問・陰陽離合論）

1209 天地陰陽者，不以數推，以象之謂[5]也。（素問・五運行大論）

【校注】

(1) 阴阳者，有名无形：谓阴阳是对事物属性的高度概括，并不指代某种具体的有形之物。

(2) 数：动词，计算。《说文》："数，计也。"

(3) 推：《太素》作"离"，分的意思。

(4) 其要一也：自然阴阳之象虽有万千变化，其要在于一阴一阳之理。一，谓阴阳变化的道理。张介宾注："谓阴阳之道，合之则一，散之则十百千万，亦无非阴阳之变化。故于显微大小，象体无穷，无不有理存焉。然变化虽多，其要则一，一即理而已。"

(5) 天地阴阳者，不以数推，以象之谓：象是蕴涵着某种抽象意义的物象，其来源于具体事物的形象；数即数字，是将物象所蕴涵的意义经过数学抽象而形成，用数字来表示某种抽象意义，是一种经过量化的象。吴昆注："此言天地之阴阳，推之无尽，不以数求，以象求之可也。"张介宾亦注："此天地之阴阳无穷，诚有不可以限数推言者，故当因象求之，则无不有理存焉。”

【按语】

上三节首先提出阴阳“有名而无形”的观点。阴阳由具体事物抽象而来，是对事物不同属性的高度概括。它存在于自然万事万物之中，既概括了自然事物与现象所具有的阴阳特征和变化规律，也代表了自然界相互关联的事物及其内部的对立统一的两方面，而不指某种具体事物。

其次提出两种分析阴阳的基本方法：一是“数推”的方法。对事物阴阳属性，不断地进行一分为二和合二为一，说明对于事物的认识，既要看到它是无限可分的，又要看到它所蕴涵的整体规律，即“其要一也”。二是“以象”的方法。事物的运动变化繁纷复杂，“不可胜数”，“数推”方法分析事物本质存在着一定局限性，这就需要“以象”的方法。“不以数推，以象之谓”，其意并非完全否定“数推”的方法，而是强调在认识阴阳的运动变化规律时，主要应从“象”的变化进行分析。它是一种从现象到本质的分析方法，主要用来分析和揭示事物现象背后的内在本质及其变化规律，《素问·阴阳应象大论》即“以象”论理的著名学术文献。“象”与“数”之间有密切的关系，“象”为主，“数”为用，无“象”则谈不到“数”，“数”是对“象”的一种量化形式。《内经》“数推”与“以象”的方法是结合应用的，如《素问·金匮真言论》有五脏之数，《素问·上古天真论》有男女发育七八之数，是“数推”之例；《素问·六节藏象论》以象论脏而称“藏象”，《素问·五脏生成论》“五脏之象，可以类推”，也是以象论脏。无论“数推”，还是“以象”，均体现了以阴阳分析和掌握人体生命活动规律的方法论基础，蕴含着阴阳“有名而无形”的精义。

四

【原文】

1210　夫自古通天者[1]，生之本，本於陰陽[2]。（素問·生氣通天論）

1211　陽氣者，若天與日[3]，失其所[4]，則折壽而不彰[5]，故天運[6]當以日光明。是故陽因而上[7]，衛外者也。（素問·生氣通天論）

1212　陰之所生，本在五味[8]；陰之五宫[9]，傷在五味。（素問·生氣通天論）

1213　陰者藏精而起亟也[10]，陽者衛外而爲固也[11]。陰不勝其陽，則脉流薄疾，并乃狂[12]；陽不勝其陰，則五藏氣争[13]，九竅不通。（素問·生氣通天論）

1214　凡陰陽之要，陽密乃固[14]。兩者不和，若春無秋，若冬無夏，因而和之，是謂聖度[15]。故陽强不能密[16]，陰氣乃絶。陰平陽秘，精神乃治[17]。陰陽離決，精氣乃絶。（素問·生氣通天論）

【校注】

(1) 通天者：此指人的生命活动，因人与天地自然相通故名。天，概括天地。

(2) 生之本，本于阴阳：人之阳气原于天，人之阴精本于地，且天人阴阳之理相通，是人生本于阴阳之义。

(3) 阳气者，若天与日：阳气之于人，如同大自然之中太阳的作用一样。与，《玉篇》："用也。"

(4) 失其所：所，处所。失其所，即阳气失去了它的场所，意为阳气运行失常。

(5) 折寿而不彰：寿命短折而不能彰著于人世。彰，明显、显著。

(6) 天运：自然万物的运动。

(7) 阳因而上：人身阳气向上向外升腾布散。因，顺也，因其性而然。

(8) 阴之所生，本在五味：人之阴精，本原于饮食五味所化生。

(9) 五宫：即五脏，因其主藏阴精故名。

(10) 阴者藏精而起亟：阴主藏精，阴精需不断地起而响应阳气之需求，滋助阳气。阴为阳之基也。亟，频数。

(11) 阳者卫外而为固：阳主卫外，使阴精能固守于内而不妄耗。阳为阴之用也。

(12) 并乃狂：张介宾注："并者，阳邪入于阳分，谓重阳也。"意为阳热邪气侵犯人体属于阳的部位，则阳热胜极，扰乱神明而发狂。

(13) 五脏气争：五脏功能失调。高士宗注："争，彼此不和也。"

(14) 阳密乃固：阳气致密于外，阴精才能固守于内。

(15) 圣度：圣人养生的法度。

(16) 阳强不能密：阳强，指阳气过亢。阳气过亢而为邪，不能发挥其正常的卫外、固护阴精的作用。张介宾注："强，亢也。孤阳独用，不能固密，则阴气耗而竭绝矣。"

(17) 阴平阳秘，精神乃治：阴平与阳秘是互文，即阴阳平秘。平秘，平和协调的之意。人身阴阳平和协调，是精与神化生的基础。张介宾注："人生所赖，惟精与神。精以阴生，神从阳化，故阴平阳秘，则精神治矣。"

【原文】

1215　故足之陽者(1)，陰中之少陽也；足之陰者，陰中之太陰也。手之陽者，陽中之太陽也；手之陰者，陽中之少陰也。腰以上者爲陽，腰以下者爲陰。其於五藏也，心爲陽中之太陽，肺爲陰中之少陰(2)，肝爲陰中之少陽，脾爲陰中之至陰(3)，腎爲陰中之太陰。（靈樞·陰陽繫日月）

【校注】

(1) 足之阳者：与下文手、足之阴阳，并指行于手足的阴经和阳经。其属性，足为阴，手为阳，阴中无太阳，阳中无太阴，故足之阳经乃阴中之少阳，足之阴经乃阴中之太阴。手经同理。

(2) 肺为阴中之少阴：《太素》作“肺为阳中之少阴”，《灵枢·九针十二原》同。可从。

(3) 至阴：到达阴分之意。

【按语】

上六节以阴阳之理认识人体结构和生命活动规律。阴阳为“万物之纲纪，变化之父母，生杀之本始”，人乃万物之一，其生命之本，亦本于阴阳，因此对于人体结构与生命活动规律的认识，亦可根据阴阳理论来认识和分析。就人体结构而言，手为阳，足为阴，故手之阳经为阳中之太阳，手之阴经为阳中之少阴，足之阳经为阴中之少阳，足之阴经为阴中之太阴；胸膈上焦属阳，脘腹下焦属阴，故心在胸应夏为阳中之太阳，肺在胸应秋为阳中之少阴，肝居腹应春为阴中之少阳，肾居腹应冬为阴中之太阴，脾居脘应长夏为阴中之至阴。就人体机能活动而言，阳气原于天，阴精本于地。阳气温煦机体，卫外御邪且固护阴精；阴精内藏于五脏，并响应阳气之需求，为阳气之化源。人身阴阳需保持平和协调的关系，即所谓“阴平阳秘”，人的生命活动方正常不乱，健康无病；若“两者不和”，或“阴不胜其阳”，或“阳不胜其阴”，即为病理；如若“阴阳离决”，则可导致生命的终结。因此，调和阴阳就成为防病治病的重要法则。

【原文】

1216　水爲陰，火爲陽。陽爲氣，陰爲味[1]。味歸形，形歸氣[2]，氣歸精，精歸化[3]；精食氣，形食味，化生精，氣生形[4]。味傷形，氣傷精[5]，精化爲氣，氣傷於味[6]。（素問·陰陽應象大論）

【校注】

(1) 阳为气，阴为味：张介宾注：“气无形而升，故为阳；味有质而降，故为阴。此以药食气味言也。”

(2) 味归形，形归气：药食之味滋养人的形体，形体又受元气的充养。张介宾注：“五味生精血以成形，故味归形。形之存亡，由气之聚散，故形归于气。”归，滋养之意。此“气”指人体之元气。

(3) 气归精，精归化：药食之气滋养人体之精，而人体之精则由气化而生。此“气”乃药食之气。化，指人体的气化功能。

(4) 精食气，形食味，化生精，气生形：是对上文“气归精”、“味归形”、“精归化”、“形归气”进行的解释。

(5) 味伤形，气伤精：药食之气味虽可滋养人的形、精，但太过则可造成伤害。

(6) 精化为气，气伤于味：此“气”乃人体之元气。言精可化生人体之气，而人体之气又可因药食之味的太过而耗伤。

【按语】

本节以阴阳学说解释药食对人体的作用机理，为运用药食养生治病奠定了基础。

根据药食作用的不同属性分成“气”和“味”两类，气属阳而味属阴，人身之形与精亦分属阴阳，根据同气相求的原则，形成“味归形”、“形食味”与“气归精”、“精食气”的理论。因此，人之形与精的不足，可分别使用药食之“味”或“气”来补养。若药食之“气”或“味”偏食太过，亦可损害人之形与精，即“味伤形，气伤精”、“气伤于味”，其机理正如《素问·至真要大论》所云：“五味入胃……久而增气，物化之常也，气增而久，夭之由也。”文中“化生精”、“精化为气”之说，阐明了人体精与气的互化关系。

第三节　五行学说

五行原为自然界五种具体的物质材料，后演变为哲学概念，主要指“五性”，即木曰曲直、火曰炎上、土爰稼穑、金曰从革、水曰润下五种基本功能属性，用以归纳自然界具有不同性质和作用的事物与现象，并用五行生克制化、胜复乘侮等关系说明它们之间繁纷复杂的联系。《内经》对五行学说的应用，主要是以五行的特性、关系来认识人体脏腑组织的功能属性及其相互关系，阐释其生理功能和病理变化，指导疾病的诊治、预防，分析和掌握药物的作用机理。此外，五行学说还在天人观、“四时五藏阴阳”整体观等理论的形成中发挥着重要作用。

一

【原文】

1301　天地之間，六合之内，不離於五[1]，人亦應之。（靈樞·陰陽二十五人）

1302　木得金而伐，火得水而滅，土得木而達[2]，金得火而缺，水得土而絶，萬物盡然，不可勝竭[3]。（素問·寶命全形論）

1303　亢則害，承乃制[4]，制則生化[5]，外列盛衰[6]，害則敗亂，生化大病[7]。（素問·六微旨大論）

1304　帝曰：病生之變何如？岐伯曰：氣相得則微，不相得則甚[8]。帝曰：主歲[9]何如？岐伯曰：氣有余，則制己所勝而侮所不勝；其不及，則己所不勝侮而乘之，己所勝輕而侮之。侮反受邪[10]。侮而受邪，寡於畏也[11]。（素問·五運行大論）

【校注】

（1）天地之间，六合之内，不离于五：张介宾注：“由阴阳而化五行，所以天地万物之理，总不离五，而人身之相应者，亦惟此耳。”六合，指上下四方。“天地之间，六合之内”泛指宇宙。五，五行。

(2) 土得木而达：张志聪注：“此得所胜之气而为制化也。”又，于鬯《香草续校书·内经素问》：“《说文·辵部》：‘达，行不相遇也。’行不相遇为达字本义，则达之本义竟是不通之谓。”以不通之义训达，与上下文伐、灭、缺、绝一律。

(3) 不可胜竭：即不胜枚举之意。竭，《说文·立部》：“竭，负举也。”段注：“凡手不能举者，负而举之。”

(4) 亢则害，承乃制：张介宾注：“亢者，盛之极也。制者，因其极而抑之也。盖阴阳五行之道，亢极则乖，而强弱相残矣。故凡有偏盛，则必有偏衰，使强无所制，则强者愈强，弱者愈弱，而乖乱日甚。所以亢而过甚，则害乎所胜，而承其下者，必从而制之。此天地自然之妙，真有莫之使然而不得不然者。天下无常胜之理，亦无常屈之理。”

(5) 制则生化：张介宾注：“夫盛极有制则无亢害，无亢害则生化出乎自然。”

(6) 外列盛衰：张志聪注：“外列盛衰者，谓外列主岁之气，有盛有衰。”张介宾注：“当盛者盛，当衰者衰，循序当位，是为外列盛衰。”

(7) 害则败乱，生化大病：张介宾注：“亢而无制，则为害矣。害则败乱失常，不生化正气而为邪气，故为大病也。”

(8) 气相得则微，不相得则甚：气，指五运六气。张介宾注：“五行之气，化有不同，天干所临，是为五运；地支所司，是谓六气，五运六气，皆有主客之分。”“主客相遇，上下相临，气有相得不相得，则病变由而生矣。相得者，如彼此相生则气和而病微；不相得者，如彼此相克则气乖而病甚也。”

(9) 主岁：五运六气各有所主之岁，是谓主岁。

(10) 侮反受邪：张志聪注：“此言乘侮而反受其复也。如岁木不及，则所不胜之金气侮而乘之，而金反自虚其位矣。至秋令之时，金气虚而反受水之子气来复，则火热烁金，所谓侮反受邪也。”

(11) 寡于畏也：张介宾注：“五行之气，各有相制，畏其所制，乃能守位，寡于畏则肆无忌惮，而势极必衰，所以反受其邪。此天道之盈虚，自毫发无容爽者。”

【按语】

本段讨论五行学说的基本内容及其普遍适用性。《内经》认为，自然界的所有事物和现象均可划分为五类，分属于五行。五行之间存在着生克、乘侮、制化、胜复等关系，可籍此解释自然界事物间各种复杂的变化现象及其相互关系。生克是五行间正常的相互资生、相互制约的关系；乘是相克太过，侮是反克，是事物间关系反常的表现；制化与胜复则是五行在相互关系发生紊乱时的自我调节机制，其中制化是针对过亢的正常反应，通过制化使事物之间恢复平衡而达到正常生化；胜复则说明一方过胜，总有被报复的结果。在《内经》中，生克乘侮多用于解释医学基本理论，而制化与胜复则主要用于五运六气学说，说明气象、气候的循环往复现象。

人为自然万物之一，亦遵从自然规律，因此五行也可用于分析、归纳人体生命活动规律。通过五行归类，可将人体的各种生命结构和现象，与自然界众多的事物和现象联系起来，以说明人与自然之间的整体联系，解释人体的生理活动、病理变化，指导疾病的诊断、防治。

二

【原文】

1305　黄帝問曰：太虚廖廓，五運回薄(1)，衰盛不同，損益相從(2)，願聞平氣何如而名？何如而紀也？岐伯對曰：昭乎哉問也！木曰敷和(3)，火曰升明(4)，土曰備化(5)，金曰審平(6)，水曰静順(7)。帝曰：其不及奈何？岐伯曰：木曰委和(8)，火曰伏明(9)，土曰卑監(10)，金曰從革(11)，水曰涸流(12)。帝曰：太過何謂？岐伯曰：木曰發生(13)，火曰赫曦(14)，土曰敦阜(15)，金曰堅成(16)，水曰流衍(17)。（素問·五常政大論）

【校注】

(1) 五运回薄：五运之气周流运动不息，并相互制约。回，转也。薄，迫也。

(2) 衰盛不同，损益相从：气有不及和太过，随之有损有益。

(3) 敷和：木运之用。木气象春，其气散布温和，使万物得以生长发育，故曰敷和。

(4) 升明：火运之用。火气象夏，其气上升而光明显露，使万物得以繁华外露，故曰升明。

(5) 备化：土运之用。土气象长夏，其气化育万物，万物皆备其化，故曰备化。

(6) 审平：金运之用。金气象秋，其气有平定作用，使万物生长趋于平静稳定，故曰审平。

(7) 静顺：水运之用。水气象冬，其气清静随顺，使万物清静以顺其势，故曰静顺。

(8) 委和：阳和之气萎弱。委通萎。

(9) 伏明：阳热光明之气伏藏不用。张介宾注："阳德不彰，光明伏也。"

(10) 卑监：土生万物，其位尊，今土气不及则位卑，其临视的职能有失。监，《说文》："临下也。"有视察之意。

(11) 从革：顺从而变革其形。张介宾注："金性本刚，其不及则从火化而变革也。"

(12) 涸流：水流枯涸而失润。张介宾注："水气不及，则源流干涸也。"

(13) 发生：万物生气宣发。此指未至其时而生长发育，属木气太过。

(14) 赫曦：火气盛明之意。赫，《说文》："火赤貌。"曦，《玉篇》："日色也。"张介宾注："阳光炎盛也。"

(15) 敦阜：土势高厚。王冰注："敦，厚也。阜，高也。土余，故高而厚。"

(16) 坚成：成物坚刚。张介宾注："金性坚刚，用能成物，其气有余，则坚成尤甚也。"

(17) 流衍：水流满溢。

【原文】

1306　敷和之紀，木德周行[(1)]，陽舒陰布[(2)]，五化宣平[(3)]，其氣端[(4)]，其性隨[(5)]，其用曲直[(6)]，其化生榮[(7)]，其類草木，其政發散[(8)]，其候温和，其令風，其藏肝。肝其畏清[(9)]，其主目，其穀麻，其果李，其實核，其應春，其蟲毛，其畜犬，其色蒼，其養筋，其病裹急支滿，其味酸，其音角，其物中堅[(10)]，其數八。

升明之紀，正陽而治，德施周普，五化均衡[(3)]，其氣高[(4)]，其性速[(5)]，其用燔灼[(6)]，其化蕃茂[(7)]，其類火，其政明曜[(8)]，其候炎暑，其令熱，其藏心。心其畏寒，其主舌，其穀麥，其果杏，其實絡，其應夏，其蟲羽，其畜馬，其色赤，其養血，其病瞤瘛，其味苦，其音徵，其物脉[(11)]，其數七。

備化之紀，氣協天休，德流四政，五化齊修[(3)]，其氣平[(4)]，其性順[(5)]，其用高下[(6)]，其化豐滿[(7)]，其類土，其政安静[(8)]，其候溽蒸，其令濕，其藏脾。脾其畏風，其主口，其穀稷，其果棗，其實肉，其應長夏，其蟲倮，其畜牛，其色黄，其養肉，其病否，其味甘，其音宫，其物膚[(12)]，其數五。

審平之紀，收而不争，殺而無犯，五化宣明[(3)]，其氣潔[(4)]，其性剛[(5)]，其用散落[(6)]，其化堅斂[(7)]，其類金，其政勁肅[(8)]，其候清切，其令燥，其藏肺。肺其畏熱，其主鼻，其穀稻，其果桃，其實殼，其應秋，其蟲介，其畜鷄，其色白，其養皮毛，其病咳，其味辛，其音商，其物外堅[(13)]，其數九。

静順之紀，藏而勿害，治而善下，五化咸整[(3)]，其氣明[(4)]，其性下[(5)]，其用沃衍[(6)]，其化凝堅[(7)]，其類水，其政流演[(8)]，其候凝肅，其令寒，其藏腎。腎其畏濕，其主二陰，其穀豆，其果栗，其實濡[(14)]，其應冬，其蟲鱗，其畜彘，其色黑，其養骨髓，其病厥，其味鹹，其音羽，其物濡[(14)]，其數六。故生而勿殺，長而勿罰，化而勿制，收而勿害，藏而勿抑，是謂平氣[(15)]。（素問 · 五常政大論）

【校注】

(1) 木德周行：木运的特性作用布达于四方，宣畅运行。

(2) 阳舒阴布：阳气舒展，阴气周布。此指阴阳运动变化正常。

(3) 宣平、均衡、齐修、宣明、咸整：言五运平气时五行的正常气化特点。宣平，木运平气，五运之化得以宣发而平定。均衡，火运平气，五运之化俱以均平。齐修，土运平气，功德及于四政，则五行之气化，都表现为正常的治理。修，治理之意。宣明，金之平气，收而不争，杀而无犯，则五行之气化自能宣发畅鸣。咸整，水运平气，则五行之气化亦皆整齐而无太过不及之患。姚绍虞注："谨按平气五纪，每纪必言五化者，谓凡人身五脏之气，常相资益，缺一不可。今一脏之气既得其平，自可以相资于各脏以化生夫气血，故各言五化也。"

（4）端、高、平、洁、明：言五运之气的特点。端，言木气正直。高，言火气炎上、上升。平，言土气平厚。洁，言金气洁白清净。明，言水气清明。

（5）随、速、顺、刚、下：言五运之气的性质。随，言木性随和。速，言火性急疾。顺，言土性柔顺。刚，言金性刚劲。下，言水性下行就卑。

（6）曲直、燔灼、高下、散落、沃衍：言五运之用。曲直为木之用，可曲可直。燔灼为火之用，烧炙熟物。高下为土之用，可高可下。散落为金之用，凋零坠落。沃衍为水之用，灌溉满溢。

（7）生荣、繁茂、丰满、坚敛、凝坚：言五运之化的特点。

（8）发散、明曜、安静、劲肃、流演：言五运之政。主其事者为政，此指主运特点。明曜，言火之政光明照耀。流演，言水之政长流。演，长流也。

（9）肝其畏清：清凉属金气，故肝畏之。

（10）中坚：指物体中之坚实部分。马莳注："凡物得木气者，其中必坚。"

（11）脉：指物中之脉络。

（12）肤：指物之皮。另，沈祖绵《读素问臆断》："肤当作肉。"

（13）外坚：指物体外部坚实的部分。

（14）濡：指果实之汁液。下文"其物濡"之"濡"指物体中柔软部分。马莳注："凡物得水气者，皆濡而润。"

（15）平气：生、长、化、收、藏能正常发挥作用而未受杀、罚、制、害、抑等的抑制，则为五运之平气。

【原文】

1307　帝曰：其病生何如？岐伯曰：德化者氣之祥[1]，政令者氣之章[2]，變易者復之紀[3]，灾眚者傷之始[4]，氣相勝者和，不相勝者病[5]，重感於邪則甚也[6]。（素問·氣交變大論）

【校注】

（1）德化者气之祥：德化是运气的正常征祥。张介宾注："祥，瑞应也。"本论中之"德化政令灾变"是运用施政中的概念，类比年运在相应气候变化中的不同功用。王冰注此篇前文曰："夫德化政令，和气也。其动静胜复，施于万物，皆悉生成。变与灾，杀气也，其出暴速，其动骤急，其行损伤，虽皆天地自为动静之用，然物有不胜其动者，且损且病且死焉。"

（2）政令者气之章：政令是运气的一般规律。

（3）变易者复之纪：变易是胜复之气的纲领。

（4）灾眚者伤之始：灾眚是伤害的开始。眚，灾害。

（5）气相胜者和，不相胜者病：张介宾注："相胜，相当也。谓人气与岁气相当，则为比和而无病；不相当，则邪正相干而病生矣。"

（6）重感于邪则甚：王冰注："重感，谓年气已不及，天气又见克杀之气，是谓重感。重，谓重累也。"张介宾注："重感于邪，如有余逢王，不足被伤，则盛者愈盛，虚者愈虚，其病必甚也。"

【原文】

1308　木鬱達之[(1)]，火鬱發之[(2)]，土鬱奪之[(3)]，金鬱泄之[(4)]，水鬱折之[(5)]，然調其氣，過者折之，以其畏也，所謂寫之[(6)]。（素問 · 六元正紀大論）

【校注】

（1）木郁达之：木郁，指木运之郁所致肝病。达，舒畅条达。张介宾注：："达，畅达也。凡木郁之病，风之属也。其脏应肝胆，其经在胁肋，其主在筋爪，其伤在脾胃、在血分。然木喜畅达，故在表者当疏其经，在里者当疏其脏，但使气得通行皆谓之达。诸家以吐为达者，又安足以尽之?"

（2）火郁发之：火郁，指火运之郁所致心病。发，宣化发散。张介宾注："发，发越也。凡火郁之病，为阳为热之属也。其脏应心主、小肠、三焦，其主在脉络，其伤在阴分。凡火所居，其有结聚敛伏者，不宜蔽遏，故当因其势而解之、散之、升之、扬之，如开其窗，如揭其被，皆谓之发，非独止于汗也。"

（3）土郁夺之：土郁，指土运之郁所致脾病。夺，疏通之意。张介宾注："夺，直取之也。凡土郁之病，湿滞之属也。其脏应脾胃，其主在肌肉四肢，其伤在胸腹。土畏壅滞，凡滞在上者夺其上，吐之可也；滞在中者夺其中，伐之可也；滞在下者夺其下，泻之可也。凡此皆谓之夺，非独止于下也。"

（4）金郁泄之：金郁，指金运之郁所致肺病。泄，渗泄。王冰注："解表利小便也。"又，张介宾注："泄，疏利也。凡金郁之病，为敛为闭、为燥为塞之属也。其脏应肺与大肠，其主在皮毛声息，其伤在气分。故或解其表，或破其气，或通其便，凡在表在里、在上在下皆可谓之泄也。"

（5）水郁折之：水郁，指水运之郁所致肾病。折，折抑。王冰注："制其冲逆也。"又，张介宾注："折，调制也。凡水郁之病，为寒为水之属也。水之本在肾，水之标在肺，其伤在阳分，其反克在脾胃。水性善流，宜防泛滥。凡折之之法，如养气可以化水，治在肺也；实土可以制水，治在脾也；壮火可以胜水，治在命门也；自强可以帅水，治在肾也；分利可以泄水，治在膀胱也。凡此皆谓之折，岂独抑之而已哉。"

（6）过者折之，以其畏也，所谓写之：气太过者，必折损之，据其畏而折，即用泻的方法折其太过。马莳注："此言五郁，人身之郁也。或有天时之郁而成之者，或以五脏之郁而自成者。"张介宾注："郁之甚者，其邪聚气实则为太过之病，过者畏泻，故以泻为畏。如《至真要大论》曰木位之主其泻以酸、火位之主其泻以甘、土位之主其泻以苦、金位之主其泻以辛、水位之主其泻以咸之类，是即治以所畏也。"

【按语】

本段论述五运之平气、太过与不及的名称及五运平气的气象、物候变化，并讨论了五郁的治疗原则。

文中五郁的治疗原则，是针对五运致郁为病而论，如张介宾注："天地有五运之郁，人身有五脏之应，郁则结聚不行，乃致当升不升，当降不降，当化不化，而郁病作矣。故或郁于气，或郁于血，或郁于表，或郁于里，或因郁而生病，或因病而生郁。郁而太过者，宜裁之抑之；郁而不及者，宜培之助之。大抵诸病多有兼郁，此所以治有不同也。"后世医家根据这一精神，发挥为五气、五脏因郁致病的治法，今附《黄帝内经素问校释》所引翁藻之论，以供参考："木达，谓木郁达之。达者，条达舒畅之义。凡木郁之病，风为清敛也，宜以辛散之、疏之，以甘调之、缓之，以苦涌之、平之，但使木气条达舒畅，皆治木郁之法也。火发，谓火郁发之。发者，发扬解散之义。凡火郁之病，为寒束也，宜以辛温散之，以辛甘扬之，以辛凉解之，以辛苦散之，但使火气发扬解散，皆治火郁之法也。金泄，谓金郁泄之。泄者，宣泄疏降之义。凡金郁之病，燥为火困也，宜辛宣之、疏之、润之，以苦泄之、降之、清之，但使燥气宣通疏畅，皆治金郁之法也。水折，谓水郁折之。折者，逐导渗通之义。凡水郁之病，水为湿瘀也，宜以辛苦逐之、导之，以辛淡渗之、通之，但使水气流通不蓄，皆治水郁之法也。土夺，谓土郁夺之。夺者，汗、吐、下利之义。凡土郁之病，湿为风阻也，在外者汗之，在内者攻之，在上者吐之，在下者利之，但使土气不致壅阻，此皆治土郁之法也。"

三

【原文】

1309　東方生風[1]，風生木[2]，木生酸[3]，酸生肝，肝生筋，筋生心[4]，肝主目。其在天爲玄，在人爲道，在地爲化；化生五味，道生智，玄生神[5]。神在天爲風，在地爲木，在體爲筋，在藏爲肝，在色爲蒼，在音爲角[6]，在聲爲呼[7]，在變動爲握[8]，在竅爲目，在味爲酸，在志爲怒。怒傷肝，悲勝怒；風傷筋，燥勝風；酸傷筋，辛勝酸。

南方生熱[1]，熱生火[2]，火生苦[3]，苦生心，心生血，血生脾[4]，心主舌。其在天爲熱，在地爲火，在體爲脉，在藏爲心，在色爲赤，在音爲徵[6]，在聲爲笑[7]，在變動爲憂[8]，在竅爲舌，在味爲苦，在志爲喜。喜傷心，恐勝喜；熱傷氣，寒勝熱；苦傷氣，4鹹勝苦。

中央生濕[1]，濕生土[2]，土生甘[3]，甘生脾，脾生肉，肉生肺[4]，脾主口。其在天爲濕，在地爲土，在體爲肉，在藏爲脾，在色爲黄，在音爲宫[6]，在聲爲歌[7]，在變動爲噦[8]，在竅爲口，在味爲甘，在志爲思。思傷脾，怒勝思；濕傷肉，風勝濕；甘傷肉，酸勝甘。

西方生燥[1]，燥生金[2]，金生辛[3]，辛生肺，肺生皮毛，皮毛生腎[4]，肺主鼻。其在天爲燥，在地爲金，在體爲皮毛，在藏爲肺，在色爲白，在音爲商[6]，在聲爲哭[7]，在變動爲咳[8]，在竅爲鼻，在味爲辛，在志爲憂。憂傷肺，喜勝憂；熱傷皮毛，寒勝熱；辛傷皮毛，苦勝辛。

北方生寒[1]，寒生水[2]，水生鹹蒴[3]，鹹生腎，腎生骨髓，髓生肝[4]，腎主耳。其在天爲寒，在地爲水，在體爲骨，在藏爲腎，在色爲黑，在音爲羽[6]，在聲爲呻[7]，在變動爲慄[8]，在竅爲耳，在味爲鹹，在志爲恐。恐傷腎，思勝恐；寒傷血，燥勝寒；蒴傷血，甘勝鹹。（素問·陰陽應象大論）

【校注】

（1）东方生风、南方生热、中央生湿、西方生燥、北方生寒：五方生五气，五气为五时主气。古代以黄河中游为中心的地理特点，形成了东方、春季风行气温，南方、夏季炎热，中央、长夏潮湿，西方、秋季干燥，北方、冬季寒冷的气候特点。

（2）风生木、热生火、湿生土、燥生金、寒生水：风热湿燥寒为在天之五气，木火土金水为在地之五行。此言在天之五气化生在地之五行，即《素问·天元纪大论》所言之“在天为气，在地成形”。以自然现象而言，风动则木荣，热极则火生，湿润则土旺，燥则刚劲为金之性，气为寒凝则化为水。

（3）木生酸、火生苦、土生甘、金生辛、水生咸：五味为五行所化。《尚书·洪范》：“水曰润下，火曰炎上，木曰曲直，金曰从革，土爰稼穑。润下作咸，炎上作苦，曲直作酸，从革作辛，稼穑作甘。”

（4）筋生心、血生脾、肉生肺、皮毛生肾、髓生肝：筋、血、肉、皮毛、髓分别代表所生之脏。此言五脏之间的相生关系。

（5）玄生神：自“其在天为玄”至此二十三字，为“东方”一段所独有，对此，丹波元简认为属衍文，宜删；而张介宾注云：“此盖通举五行六气之大法，非独指东方也。”可参。

（6）角、徵、宫、商、羽：为古代五音，分属五行。角音应木气而展放，徵音应火气而高亢，宫音应土气而平稳，商音应金气而内收，羽音应水气而下降。将五音分别归属于五行五脏，用以说明不同的音调对人体不同脏腑的功能产生的不同影响。

（7）呼、笑、歌、哭、呻：为五声，是五脏功能变动的反映。

（8）握、憂、哕、咳、栗：此言五脏病变的表现。握，抽搐拘挛之类的症状，为筋的病象，属肝。憂，于鬯《香草续校书》云：“此憂字盖当读为嚘。心之变动为嚘，与下文言肺之志为忧者不同。忧既为肺志，自不应复为心之变动也。”嚘，《说文解字·口部》：“嚘，语未定貌。”为言语吞吐反复不定，为心神不宁之病象。哕，即干呕，为脾胃之病象。咳，为肺气上逆之病象。栗，战栗，为肾虚寒水病象。

【按语】

本段应用取象类比的方法，以五行为中介，根据其物象特征，按照功能、行为相应或相似的原则，将人体与自然界进行归类联系，建立了以五脏为主体，外应五时五气的五个功能活动系统，勾画出了《内经》理论体系中“四时五藏阴阳”系统结构（表4）。该系统结构是藏象学说的核心内容，体现了人与天地相参、人体表里相应的整体观念。

表4　人体内外相应系统结构表

阴阳		阳		阴		
五行		木	火	土	金	水
自然界	方位	东	南	中	西	北
	气候	风	热	湿	燥	寒
	五味	酸	苦	甘	辛	咸
	五色	青	赤	黄	白	黑
	五音	角	徵	宫	商	羽
人体	五脏	肝	心	脾	肺	肾
	五窍	目	舌	口	鼻	耳
	五体	筋	脉	肉	皮毛	骨
	五声	呼	笑	歌	哭	呻
	五志	怒	喜	思	忧	恐
	病变	握	嗄	哕	咳	栗

关于五行相互资生和相互制约的关系：相生有两种情况，一是五行之间相生，如筋（肝、木）生心、血（心、火）生脾等；二是同行内相生，如东方生风，风生木，木生酸，酸生肝等。相克即五行间相互制约，如悲胜怒、燥胜风等。五行相生相克理论反映了自然界事物间存在的正常的资生和制约关系。事物之间既相互依赖、相互资生，又相互制约，构成一个稳定的整体系统。如果五行生克关系紊乱，就会导致这种稳定状态的破坏，在人则引起疾病。因此，掌握五行生克规律，对于理解人体生理病理规律，指导疾病诊断，确定防治法则是十分重要的。

四

【原文】

1310　黄帝問曰：合人形以法四時五行而治[1]，何如而從，何如而逆，得失之意，願聞其事。岐伯對曰：五行者，金木水火土也，更貴更賤[2]，以知死生，以决成敗，而定五藏之氣，間甚[3]之時，死生之期也。（素問·藏氣法時論）

【校注】

（1）合人形以法四时五行而治：根据人体五脏之气的具体情况，结合四时阴阳变化与五行生克制化规律而施治。

（2）更贵更贱：贵贱，衰旺之意。指五行之气交替衰旺变化，旺时为贵，衰时为贱。高世栻注："四时之气，不外五行。五行者，金木水火土也。贵者，木旺于春，火旺于夏；贱者，木败于秋，火灭于冬。更贵更贱者，生化叠乘，寒暑往来也。以更贵更贱之理，以知病之死生，以决治之成败，而五脏之旺气可定；病之间甚，死生之期，皆可定也。"

（3）间甚：指疾病的减轻或加重。间，轻缓；甚，加重。

【按语】

本段论五行学说对判断疾病预后和确立治疗方法的指导意义。人之脏腑与自然四时均有五行的不同属性，脏腑之间、脏腑与时序间的生克制化关系对疾病的发生发展有着重要影响，据此可以对疾病"死生"、"成败"的时间进行预测，并运用五行生克关系确定治法，如以肝为例，该篇论及肝病多愈于所生之时（夏季、丙丁日皆属火），加重或死亡于克我之时（秋季、庚辛日、下晡时皆属金），维持于生我之时（冬季、壬癸日、夜半时皆属水），而在本气所旺的时间减轻（春季、甲乙日、平旦时均属木）。而其治疗，或遂或逆五脏五行之性，或从五脏五行生克关系使用药食调之。五脏与四时五行的这种通应关系，反映了《内经》对以五脏为中心的人体生命节律的朴素认识，可以说是中医时间医学之滥觞，对认识人体生命活动，指导辨证论治均有重要意义。

第二章 藏 象

第一节 脏 腑

脏腑是人体内脏的总称，包括五脏、六腑、奇恒之腑三部分。《内经》脏腑理论的内容，主要讨论脏腑的功能、相互联系，五脏及其经脉与躯体组织、官窍的关系，五脏应时等。《内经》脏腑理论的主要特点，一是以不同方式阐述脏腑功能，强调脏腑之间密不可分的功能联系。如《五脏别论》以藏泻论脏腑，相反相成；《六节藏象论》以外象内藏论五脏功能所主；《灵兰秘典论》则以十二官职作类比，论脏腑功能分工协作，强调脏腑概念的功能内涵及脏腑间的统一整体联系。二是提出五脏应时的概念，阐发脏气法时的理论，并建立了相应模式。三是建构了以五脏为中心，以经脉为联络通道，内系六腑、奇恒之腑以及各组织、官窍，外应四时的整体功能活动系统。《内经》的脏腑概念及其系统理论，是中医理论的基础，也是临床脏腑辨证的基础。

一

【原文】

2101 腦、髓、骨、脉、膽、女子胞(1)，此六者，地氣之所生也，皆藏於陰而象於地(2)，故藏而不寫，名曰奇恒之府(3)。夫胃、大腸、小腸、三焦、膀胱，此五者，天氣之所生也，其氣象天(4)，故寫而不藏。此受五藏濁氣(5)，名曰傳化之府(6)。此不能久留，輸寫者也。魄門亦爲五藏使(7)，水穀不得久藏。所謂五藏者，藏精氣而不寫也，故滿而不能實(8)。六府者，傳化物而不藏，故實而不能滿(9)也。所以然者，水穀入口，則胃實而腸虛(10)；食下，則腸實而胃虛。故曰：實而不滿，滿而不實也。(素問・五藏別論)

【校注】

(1) 女子胞：亦名胞宫，即子宫。

(2) 地气之所生也，皆藏于阴而象于地：言禀受地之阴气所化，因而取象于地，有静而藏纳的特点。前后两“于”字为音节助词，无义。

(3) 奇恒之腑：高世栻注：“奇，异也。恒，常也。言异于常腑也。”

(4) 天气之所生也，其气象天：言禀受天之阳气所化，因而取象于天，具有动而施泻的特点。

(5) 此受五脏浊气：言腑接受五脏气化后的废物。浊气，此与精气相对而言，指五脏代谢后的产物。

(6) 传化之腑：谓传导化物之腑。王冰注："言水谷入已，糟粕变化而泄出，不能久久留住于中，但当化已输泻令去而已，传泻诸化，故曰传化之腑也。"

(7) 魄门亦为五脏使：言肛门的功能也受五脏的支配。魄门，即肛门。丹波元简注："魄，粕通。"粕为糟粕之意，以肛门为排泄粪便糟粕之门户，故称魄门。使，使役，支配、制约之意。

(8) 满而不能实：张介宾注："精气质清，藏而不泻，故但有充满而无积实。"又，王冰注："精气为满，水谷为实，但藏精气，故满而不能实。"

(9) 实而不能满：张介宾注："水谷质浊，传化不藏，故虽有积实而不能充满。"王冰注："以不藏精气，但受水谷故也。"

(10) 胃实而肠虚：姚绍虞注："此以食之所在为实，食之所不在为虚，单指胃肠而言也。"

【按语】

本节讨论脏腑的分类，阐发脏藏腑泻，相反相成的功能特点。

《五脏别论》是讨论脏腑分类的主要篇章，文中以天地阴阳藏泻作为标准，明确提出腑"其气象天"，故泻而不藏，具有实而不满的特点；脏与奇恒之腑"象于地"，故藏而不泻，具有满而不实的特点。脏腑功能虽有藏泻不同，但两者相互依赖，相反相成。正如张琦所说："精气化于腑而藏于脏，非腑之化则精气竭，非脏之藏则精气泄。"姚绍虞则说："其藏其泻，真造化之妙用也。"《内经》藏泻论确立了脏腑的基本概念，为中医学理论的发展奠定了基础，也指导着临床应用。五脏藏精气，贵其充满，虚证责之精气不藏，以滋补精气为要；六腑传化物而输泻，故糟粕浊气壅塞的实证责之不泻，以通泻胃肠为法。文中并指出，六腑传化水谷，有胃肠虚实下行的消化、排泄的活动规律，是后世论六腑功能以通为用、以下行为顺的依据。近年来采用通里攻下法治疗急腹症，就是应用此理论取得的成果。

关于奇恒之腑，文中论及其功能藏精气，与五脏同。其中胆既属腑，又归于奇恒之腑。胆与肝相表里，故在六腑之列；而其所藏胆汁，属人体精气，且又名中正之官，"决断出焉"，具有"五神脏"功能特点，又与一般腑不同。

"魄门亦为五脏使，水谷不得久藏"指出了魄门的生理与五脏之间的联系。魄门是胃肠的末端，但其功能亦受五脏的制约。魄门的启闭依赖于心神的主宰，肝气的条达，脾气的升提，肺气的宣降，肾气的固摄，方能不失常度。而魄门功能正常，又对内脏的气机升降有重要影响。所以魄门的启闭状况常能反映内在脏腑的功能盛衰，对于临床辨证、治疗、判断预后，都有一定指导意义。

二

【原文】

2102　帝曰：藏象何如？岐伯曰：心者，生之本，神之變[1]也，其華在面，其充在血脉，爲陽中之太陽，通於夏氣[2]。肺者，氣之本，魄之處也，其華在毛，其充在皮，爲陽中之太陰[3]，通於秋氣。腎者，主蟄，封藏之本[4]，精之處也，其華在髮，其充在骨，爲陰中之少陰[5]，通於冬氣。肝者，罷極之本[6]，魂之居也，其華在爪，其充在筋，以生血氣，其味酸，其色蒼[7]，此爲陽中之少陽[8]，通於春氣。脾胃大腸小腸三焦膀胱者，倉廩之本，營之居也，名曰器，能化糟粕，轉味而入出者也[9]，其華在唇四白，其充在肌，其味甘，其色黄，此至陰[10]之類，通於土氣。凡十一藏取决於膽[11]也。（素問·六節藏象論）

【校注】

（1）神之变：《新校正》云："详'神之变'，全元起本并《太素》作'神之处'"。处，居处之意。律以下文"魄之处"、"精之处"、"魂之处"，此当作"神之处"。

（2）阳中之太阳，通于夏气：马莳注："心肺居于膈上，皆属阳，而心则为阳中之阳，当为阳中之太阳也。自时而言，夏主火，心亦属火，其通于夏气乎？"

（3）阳中之太阴：《新校正》云："按'太阴'，《甲乙经》并《太素》作'少阴'，当作'少阴'。"可从。

（4）肾者，主蛰，封藏之本：肾旺于冬，应冬气主闭藏，是人体封闭潜藏功能之根本，以维护人体精气固守而不妄泄。蛰，蛰虫，即冬眠蛰藏之虫，此喻肾气闭藏精气。

（5）阴中之少阴：《新校正》云："按全元起本并《甲乙经》、《太素》'少阴'，当作'太阴'。"《灵枢·阴阳系日月》篇曰："肾为阴中之太阴。"可从。

（6）肝者，罢极之本：一从生理解，以"罢"通熊罴之罴，罴即熊之雌者，耐劳而多勇力，用以喻肝脏任劳勇悍之性。一从病理解，罢，音义同疲；极，《说文》云："燕人谓劳曰极"。罢极，即劳困之意。吴昆注："动作劳甚，谓之罢极。肝主筋，筋主运动，故为罢极之本。"并参。

（7）其味酸，其色苍：据《新校正》，此六字及下文"其味甘，其色黄"六字，均属衍文，并删之。

（8）阳中之少阳：《新校正》云："按全元起本并《甲乙经》、《太素》作'阴中之少阳'。当作'阴中之少阳'。《灵枢·阴阳系日月》篇曰：'肝为阴中之少阳'。"可从。

（9）转味而入出者也：指六腑受纳水谷，化生精微，排泄糟粕的功能活动。

（10）至阴：至，到达。春夏为阳，秋冬为阴，脾应长夏，由阳而至阴，故称至阴。

(11) 凡十一脏取决于胆：李杲《脾胃论·脾胃虚实传变论》曰："胆者，少阳春生之气，春气升则万化安，故胆气春升，则余脏从之。"

【按语】

本节从五脏功能所主，外应于四时，内藏精舍神，并联系五体等论五脏在生命活动中的核心地位。其中心为生之本、肺为气之本、肾为封藏之本、肝为罢极之本、脾为仓廪之本的论述，体现了中医五脏概念的核心内涵。

本节所论五脏的阴阳属性，决定于两个因素：一是五脏所在的位置，膈上胸腔属阳，膈下腹腔属阴，故心肺为阳，肝脾肾为阴。二是五脏的五行属性及与四时相通关系。心属火，其气通于夏，故为太阳；肺属金，其气通于秋，故为少阴；肾属水，其气通于冬，故为太阴；肝属木，其气通于春，故为少阳；脾属土，应于长夏，称为至阴。原文所述五脏的阴阳属性，经《新校正》引《甲乙经》《太素》勘校，又有《灵枢·阴阳系日月》内证，多数学者倾向于校后之论：心为阳中之太阳，肺阳中之少阴，肾阴中之太阴，肝为阴中之少阳，脾属至阴。

【原文】

2103　肝主春，足厥陰少陽主治，其日甲乙[(1)]，肝苦急，急食甘以緩之[(2)]。心主夏，手少陰太陽主治，其日丙丁，心苦緩，急食酸以收之[(3)]。脾主長夏，足太陰陽明主治，其日戊己，脾苦濕，急食苦以燥之[(4)]。肺主秋，手太陰陽明主治，其日庚辛，肺苦氣上逆，急食苦以泄之[(5)]。腎主冬，足少陰太陽主治，其日壬癸，腎苦燥，急食辛以潤之[(6)]，開腠理，致津液，通氣也[(7)]。（素問·藏氣法時論）

【校注】

(1) 肝主春，足厥阴少阳主治，其日甲乙：张介宾注："厥阴肝，乙木也。少阳胆，甲木也，二脏相为表里，故治同。甲为阳木，乙为阴木，皆东方之干，内应肝胆，即年月日时无不皆然。"五脏各有相合之腑、相应经脉，其应四时、十干日，余脏仿此。

(2) 肝苦急，急食甘以缓之：张介宾注："肝为将军之官，其志怒，其气急，急则自伤，反为所苦，故宜食甘以缓之，则急者可平，柔能制刚也。"

(3) 心苦缓，急食酸以收之：张介宾注："心藏神，其志喜，喜则气缓而心虚神散，故宜食酸以收之。"

(4) 脾苦湿，急食苦以燥之：张介宾注："脾以运化水谷，制水为事，湿盛则反伤脾土，故宜食苦温以燥之。"

(5) 肺苦气上逆，急食苦以泄之：马莳注："然肺苦气上逆，唯性苦者可以泄逆，宜食苦者以泄之。"

(6) 肾苦燥，急食辛以润之：张介宾注："肾为水脏，藏精者也，阴病者苦燥，故宜食辛以润之。"

（7）开腠理，致津液，通气也：张介宾注："盖辛从金化，水之母也。其能开腠理，致津液者，以辛能通气也。水中有真气，惟辛能达之，气至水亦至，故可以润肾之燥。"又，滑寿谓"开腠理，致津液，通气也"句，疑是注文误入，可参。

【按语】

本节论脏气法时。据《脏气法时论》所述之时有三：一是以季节论时，即春、夏、长夏、秋、冬五时；二是以天干论日，十日为周；三是以昼夜论时，有平旦、日中、下晡、夜半等。脏气法时主要是通过五行将五脏与时间变化周期联系起来，用以阐述人"以四时之法成"（《素问·宝命全形论》）的理论，说明五脏之气有随时盛衰的特性，对于理解五脏概念的时间内涵，分析疾病的轻重生死规律，确定相应治疗方法，有重要意义。

本节论及"五脏所苦"，与《脏气法时论》其他章节所论"五脏所欲"，即"肝欲散""心欲耎""脾欲缓""肺欲收""肾欲坚"，并称"五脏苦欲"，主要从五脏与四时五行的联系，反映五脏的功能特性，对于脏腑病证的药物治疗有重要指导价值。

【原文】

2104　心之合脉[1]也，其榮色[2]也，其主腎[3]也。肺之合皮也，其榮毛也，其主心也。肝之合筋也，其榮爪也，其主肺也。脾之合肉也，其榮唇也，其主肝也。腎之合骨也，其榮髮也，其主脾也。（素問·五藏生成論）

【校注】

（1）心之合脉：张介宾注："心生血，血行脉中，故合于脉。"吴昆注："心生血而藏神，脉则血体而神用，故心合脉。"合，配合，联系之意。此论五脏合五体，下同。

（2）其荣色：与《素问·六节藏象论》心"其华在面"同义。荣，养而华也。色，此指面色。

（3）其主肾：张志聪注："心主火，而制于肾水，是肾乃心脏生化之主。"主，生化之主也，体现"制而生化"之义。下文肺"其主心"、脾"其主肝"、肝"其主肺"、肾"其主脾"，义同。

【按语】

本节以所不胜克己之脏为生化之主，制而后生化，体现了五行生克制化的普遍规律。

三

【原文】

2105　黄帝問曰：願聞十二藏之相使，貴賤[1]何如？岐伯對曰：悉乎哉問也，請遂言之。心者，君主之官也，神明出焉[2]。肺者，相傅之官，治節出焉[3]。肝者，將軍之官，謀慮出焉[4]。膽者，中正之官，決斷出焉[5]。膻中者，臣使之官，喜樂出焉[6]。脾胃者，倉廩之官，五味出焉。大腸者，傳道之官，變化出焉。小腸者，受盛之官，化物出焉。腎者，作强之官，伎巧出焉[7]。三焦者，決瀆之官[8]，水道出焉。膀胱者，州都之官，津液藏焉，氣化則能出[9]矣。凡此十二官者，不得相失也。故主明則下安[10]，以此養生則壽，歿世不殆，以爲天下則大昌。主不明則十二官危，使道閉塞而不通[11]，形乃大傷，以此養生則殃，以爲天下者，其宗[12]大危，戒之戒之。(素問·靈蘭秘典論)

【校注】

(1) 十二脏之相使，贵贱：指十二脏腑在生理活动中的分工合作关系。脏，概言脏腑。相使，相互使用。贵贱，主次，这里指心与其他脏腑的君臣关系。

(2) 心者，君主之官也，神明出焉：张介宾注："心为一身之君主，禀虚灵而含造化，具一理以应万几，脏腑百骸，唯所是命，聪明智慧，莫不由之，故曰神明出焉。"神明，此指精神意识，聪明智慧。出焉，犹言"于此生出"，亦"主"之义。

(3) 肺者，相傅之官，治节出焉：张介宾注："肺与心皆居膈上，位高近君，犹之宰辅，故称相傅之官。肺主气，气调则营卫脏腑无所不治，故曰治节出焉。"相傅，古代官名，辅助君王治国者，如宰相、相国等。治节，治理、调节之意。

(4) 肝者，将军之官，谋虑出焉：将军，刚武善战，主司护卫；有勇有谋，方可全功。恽铁樵曰："肝主怒，拟其似者，故曰将军。怒则不复有谋虑，是肝之病也，从病之失职，以测不病时之本能，故谋虑归诸肝。"

(5) 胆者，中正之官，决断出焉：王冰注："刚正果决，故官为中正。直而不疑，故决断出焉。"

(6) 膻中者，臣使之官，喜乐出焉：膻中，注释有二，一指气海；一指心包络。此作为十二官之一，当指心包络。心包行君相之令，命为臣使。心包为心之外围，心之志为喜，故心气畅达，令人喜乐。

(7) 肾者，作强之官，伎巧出焉：作强，指作用强力。伎同技，多能也。巧，精巧也。肾主骨生髓，脑为髓海，髓充则骨强，智多生巧。

(8) 决渎之官：指三焦具有主管水液代谢，通调水道的作用。决，通也。渎，水道。

(9) 气化则能出矣：张介宾注："津液之入者为水，水之化者由气，有化而入而后有出，是谓气化则能出矣。"

(10) 主明则下安：君主圣明，则百官各司其职，安于其位，喻脏腑功能协调。

(11) 主不明则十二官危，使道闭塞而不通：心主不明则神无所主，而脏腑相使之道闭塞不通，致使脏腑的功能失常。使道，指心主神气协调十二脏腑相互关系的通道，即血脉。

(12) 宗：宗庙社稷。

【原文】

2106　五藏六府，心爲之主，耳爲之聽[1]，目爲之候[2]，肺爲之相，肝爲之將，脾爲之衛[3]，腎爲之主外[4]。(靈樞·五癃津液別)

【校注】

(1) 耳为之听：耳为心之窍。之，此指心。

(2) 目为之候：此指眼睛的视觉功能。候，观察之意。

(3) 脾为之卫：脾主肌肉而保护机体。

(4) 肾为之主外：肾藏精，濡养诸窍，以成五官之用，五官则是心之所以任物的外候。

【原文】

2107　肝生於左，肺藏於右[1]，心部於表，腎治於裏[2]，脾爲之使，胃爲之市[3]。(素問·刺禁論)

【校注】

(1) 肝生于左，肺藏于右：以肝肺脏气运行而言，肝气从左而升，肺气从右而降，合天地之气东升西降之理。高世栻注："人身面南，左东右西，肝主春生之气，位居东方，故肝生于左；肺主秋收之气，位居西方，故肺藏于右。"

(2) 心部于表，肾治于里：张志聪注："心为阳脏而主火，火性炎散，故心气分布于表；肾为阴脏而主水，水性寒凝，故肾气主治于里。"

(3) 脾为之使，胃为之市：高世栻云："脾主为胃行其津液，以灌四旁，故脾为之使。胃为水谷之海，众物所聚，故胃为之市。"趋走不息谓之使，百物聚集谓之市。

【按语】

上三节以多种方式论脏腑在生理活动中的分工合作关系，强调脏腑间的整体联系及脏腑概念的功能内涵。

《灵兰秘典论》以封建王朝官职制度类比脏腑生理活动中的相互关系，提示各脏腑均有其职其用，如肺为相傅主治节，肝为将军出谋虑，脾胃为仓廪之官主化五味等，从其职能理解脏腑的功能及特性。同时，脏腑之职亦寓有分工合作的相互关系，如心肺君相寓有气血关系，肝肺将相寓有气机升泄与肃降关系等，特别是君主与臣使的主次关系，确立了心为主导的地位，其作用是协调各脏腑功能活动，以维护机体内整体统一的生理环境。《五癃津液别》所论更强调以心为生命之主，五脏官窍为心所用，以完成统一生理活动的思想。《刺禁论》则从气机输布运行论五脏功能特点，肝气从左生升，肺气从右肃降，相反相成；心属火性炎散其气布于表，肾属水性内沉其气治于里，而脾胃为使为市，反映了水谷化生、精微出入四布的功能活动特点。以上关于脏腑概念与相互关系的论述，是《内经》藏象学说重要组成内容，无论对于中医理论研究，还是临床疾病的辨治用药，都有指导意义。

关于使道的概念，王冰注“神气行使之道”，张介宾注“脏腑相使之道”，张志聪之注意为经脉。盖心为君主，膻中包络为臣使，使道则是臣使之官传达君主神气以协调脏腑功能活动的通道，心包络连脉，则使道指血脉。

四

【原文】

2108 肺合大腸，大腸者，傳道之府。心合小腸，小腸者，受盛之府。肝合膽，膽者，中精之府[1]。脾合胃，胃者，五穀之府。腎合膀胱，膀胱者，津液之府也。少陽屬腎，腎上連肺，故將兩藏[2]。三焦者，中瀆之府[3]也，水道出焉，屬膀胱，是孤之府[4]也。是六府之所與合者。（靈樞·本輸）

【校注】

(1) 中精之腑：杨上善注：“胆不同肠胃传糟粕，唯藏精液于中也。”胆藏胆汁，精气所化，清而不浊，故为中精之腑。

(2) 少阳属肾，肾上连肺，故将两脏：《太素》“少阳”作“少阴”。将，统率之意。两脏，一指与肾相表里的膀胱，一指与少阴肾脉相连的肺。在津液代谢中，肾为水脏，膀胱为水腑，肺通调水道，三者关系密切。

(3) 中渎之腑：三焦是体内水液通行之道，故称中渎之腑。中，谓脏腑之中。渎，水道。

(4) 孤之腑：张介宾注：“十二脏之中，唯三焦独大，诸脏无与匹者，故名曰是孤之腑也。”盖孤有二义：一言孤独无偶；一为独特，不同于一般。

【原文】

2109 黄帝問曰：太陰陽明爲表裏，脾胃脉也，生病而異者何也？岐伯對曰：陰陽异位[1]，更虚更實，更逆更從[2]，或從内，或從外，所從不同，故病異名也。帝曰：願聞其異狀也。岐伯曰：陽者，天氣也，主外；陰者，地氣也，主内。故陽道實，陰道虚[3]。故犯賊風虚邪者，陽受之；食飲不節，起居不時者，陰受之。陽受之，則入六府，陰受之，則入五藏。入六府，則身熱不時卧，上爲喘呼；入五藏，則䐜滿閉塞，下爲飧泄，久爲腸澼。（素問·太陰陽明論）

2110 帝曰：脾不主時何也？岐伯曰：脾者土也，治中央，常以四時長四藏，各十八日寄治，不得獨主於時也[4]。脾藏者常著胃土之精也[5]，土者生萬物而法天地，故上下至頭足，不得主時也。帝曰：脾與胃以膜相連耳，而能爲之行其津液何也？岐伯曰：足太陰者三陰也，其脉貫胃屬脾絡嗌，故太陰爲之行氣於三陰。陽明者表也，五藏六府之海也，亦爲之行氣於三陽。藏府各因其經[6]而受氣於陽明，故爲胃行其津液。（素問·太陰陽明論）

【校注】

（1）阴阳异位：阴指足太阴脾经，阳指足阳明胃经。两经循行部位及阴阳属性各不相同，故曰阴阳异位。

（2）更虚更实，更逆更从：杨上善注："春夏阳明为实，太阴为虚；秋冬太阴为实，阳明为虚，即更实更虚也。春夏太阴为逆，阳明为顺；秋冬阳明为逆，太阴为顺也。"

（3）阳道实，阴道虚：张介宾注："阳刚阴柔也。又外邪多有余，故阳道实；内伤多不足，故阴道虚。"

（4）各十八日寄治，不得独主于时也：张志聪注："春夏秋冬，肝心肺肾之所主也。土位中央，灌溉于四脏，是以四季月中，各王十八日。是四时之中，皆有土气，而不独主于时也。五脏之气，各主七十二日，以成一岁。"

（5）脾脏者常著胃土之精也：高世栻注："著，昭著也。胃土水谷之精，昭著于外，由脾脏之气运行，故脾脏者，常著胃土之精也。"著，明显。

（6）其经：指脾太阴经脉。

【按语】

本节论脏腑表里配合关系，并以脾胃为例，详述脏腑生理病理特点及临床诊治的不同，提出"阳道实，阴道虚"理论，为后世藏象理论和脾胃学说的形成奠定了基础。

关于"阳道实，阴道虚"的含义，以脏腑而言，五脏为阴，主贮藏精气，"满而不能实"；六腑属阳，主传导化物，"实而不能满"。以感邪发病特点而言，虚邪贼风为外邪，性质属阳，易伤阳经而邪入六腑，致病多为邪实证。饮食不节，起居不时为内因所伤，性质属阴，易伤阴经而进一步伤及五脏，致病多为正虚证。以脾胃而言，阳明之病，易伤津液，多从燥化、热化，故以热证、实证多见；太阴病多虚，寒湿不化，故以虚证、寒证多见。正因为脾病多虚，胃病多实，故中焦之病有"实则阳明，虚则太阴"之说。

关于脾与时令的关系，《内经》有两说：一是脾主长夏，以五脏五行分主五时五化，脾主长夏化，故长夏多湿困脾。二是脾不主时，所谓脾不主时，实为不独主一时，四时皆有脾气。从文化渊源论，此与古代的农本思想有关；就《内经》理论而言，这是重视脾胃的学术观点，故后世论脾胃为后天之本。

脾为胃行其津液之说，是脾主运化理论的滥觞。

五

【原文】

2111　諸脉者皆屬於目[(1)]，諸髓者皆屬於腦[(2)]，諸筋者皆屬於節[(3)]，諸血者皆屬於心，諸氣者皆屬於肺，此四支八谿之朝夕也[(4)]。故人卧，血歸於肝[(5)]，肝[(6)]受血而能視，足受血而能步，掌受血而能握，指受血而能攝。（素問・五藏生成論）

【校注】

（1）诸脉者皆属于目：目为宗脉聚会之处，故有此说。属，连属、统属。

（2）诸髓者皆属于脑：《灵枢・海论》曰："脑为髓之海。"

（3）诸筋者皆属于节：筋连于骨节肌肉之间，故属于节。节，骨节。

（4）此四支八谿之朝夕也：张介宾注："四支者，两手两足也。八溪者，手有肘与腋，足有髋与膕也，此四肢之关节，故称为溪。朝夕者，言人之诸脉髓筋血气，无不由此出入，而朝夕运行不离也。《邪客篇》云：人有八虚，皆机关之室，真气之所过，血络之所游。即此之谓。"

（5）人卧，血归于肝：王冰注："肝藏血，心行之，人动则血运于诸经，人静则血归于肝脏。何者？肝主血海故也。"

（6）肝：《脾胃论》引作"目"。于义为得。

【原文】

2112　五藏常内閲於上七竅也[(1)]，故肺氣通於鼻，肺和則鼻能知臭香矣；心氣通於舌，心和則舌能知五味矣；肝氣通於目，肝和則目能辨五色矣；脾氣通於口，脾和則口能知五穀矣；腎氣通於耳，腎和則耳能聞五音矣。（靈樞・脉度）

【校注】

（1）五脏常内阅于上七窍也：五脏藏于内，其精气通过所属的经脉上通于七窍。阅，经历之意，在此引申为相通。上七窍，指两目、两耳、鼻、口、舌。

【原文】

2113　五藏六府之精氣，皆上注於目而爲之精[(1)]。精之窠爲眼[(2)]，骨之精爲瞳子[(3)]，筋之精爲黑眼[(4)]，血之精爲絡[(5)]，其窠[(6)]氣之精爲白眼[(7)]，肌肉之精爲約束[(8)]，裹擷[(9)]筋骨血氣之精而與脉并爲系，上屬於腦，后出於項中。（靈樞・大惑論）

2114 目者，五藏六府之精也，營衛魂魄之所常營[10]也，神氣之所生也。故神勞則魂魄散，志意亂。是故瞳子黑眼法於陰，白眼赤脉法於陽[11]也，故陰陽合傳而精明[12]也。（靈樞·大惑論）

【校注】

（1）为之精：张介宾注："为精明之用也。"精，此指眼睛的视物作用。

（2）精之窠为眼：指五脏六腑之精气汇聚于目。窠，窝穴，在此引申为汇聚。

（3）骨之精为瞳子：张介宾注："骨之精，主于肾，肾属水，其色玄，故瞳子内明而色正黑。"瞳子，瞳孔。

（4）筋之精为黑眼：张介宾注："筋之精，主于肝，肝色青，故其色浅于瞳子。"黑眼，指瞳子外围的黑色部分。

（5）血之精为络：张介宾注："血脉之精，主于心，心色赤，故眦络之色皆赤。"络，指目眦内血络。

（6）其窠：《甲乙经》无。疑衍。

（7）气之精为白眼：肺之精气上注而生白眼。白眼，指眼球的白色部分。

（8）肌肉之精为约束：脾之精气上注而生眼睑。约束，指上下眼睑，具有约束眼睛开合的作用。

（9）裹撷：包裹网络的意思。

（10）营：寓居之意。

（11）瞳子黑眼法于阴，白眼赤脉法于阳：瞳子黑眼，为肝肾之精气所注，属阴；白眼赤脉为心肺之精气所注，属阳。法，取法之意。

（12）阴阳合传而精明也：脏腑之精上注聚合于目，其阴阳和谐而生视觉。传，通抟，抟聚结合之意。精明，视觉因而产生。

【按语】

上三节先论筋、脉、髓、气血的联系归属，提出肝藏血，不仅贮血，还有调节血输注运行的作用。次论七窍与五脏的联系，将各种感觉器官功能的产生，归属于五脏，是五脏开窍理论的导源。其后则以目与五脏的关系为例，指出眼睛及其视觉的形成是五脏精气上注，阴阳协调的结果。这一理论，为后世眼科"五轮说"奠定了基础。五轮说将瞳子称为水轮，黑眼称为风轮，血络称为血轮，白眼称为气轮，约束称为肉轮，分别与肾肝心肺脾相联系，是眼科疾病诊断和治疗的理论基础；同时也为临床从五脏治疗视觉异常提供了立法依据。

第二节 精气神

本节主要论述精气神的概念、生成、功能活动特点，精、气、神及其与脏腑之间的关系等内容。《内经》精气神理论的主要特点：一是重视精气神在生命活动中的重要作用，既以精气神的互化常变解释各种生命现象，又将人的生长壮老死视为精气神的盛衰演化过程。因此精气神理论贯穿于《内经》理论的各个方面，临床各科的诊治理法之中，并被养生学说称为“人身三宝”。二是强调精气神三位一体，不可分离。精化气，气生精，精气互化；精舍神，气生神，神又为精气之主宰，三者存则俱存，亡则俱亡。三是将精气神活动纳入五脏功能系统之中，以五脏藏精、舍神，主气化，突出五脏在生命活动中的核心地位。

一

【原文】

2201 黄帝問於岐伯曰：願聞人之始生，何氣築爲基，何立而爲楯？何失而死，何得而生？岐伯曰：以母爲基，以父爲楯[(1)]，失神[(2)]者死，得神者生也。黄帝曰：何者爲神？岐伯曰：血氣已和，榮衛已通，五藏已成，神氣舍心，魂魄畢具，乃成爲人[(3)]。（靈樞・天年）

【校注】

(1) 以母为基，以父为楯：谓人体胚胎，源于阴阳精气结合，以母之阴血为基础，以父之阳气为外卫，阴阳交感互用而成。基，基础。楯，栏杆，引申为护卫。

(2) 神：神气，此指生命赖以存在的生机主宰。下文接问“何者为神”，述神形成的基础与过程。

(3) 乃成为人：谓人是形体、气血、精神俱备的健全生命体。

【原文】

2202 人始生，先成精[(1)]，精成而腦髓生，骨爲幹，脉爲營[(2)]，筋爲剛，肉爲墻，皮膚堅而毛髮長，穀入於胃，脉道以通，血氣乃行。（靈樞・經脉）

【校注】

(1) 人始生，先成精：谓人之生命源于先天之精。始生，指胚胎形成。精，指构成生命的原始物质，即先天之精。因其在人体生成之前先有之，故曰先成。

(2) 脉为营：脉能营运气血以灌溉周身。营，运也。

【按语】

本段论人体胚胎形成与发育过程。人体胚胎的形成，全赖父精母血阴阳之精结合，阴血为基，阳气为用，交感和合，胚胎乃生。胚胎在母体中的发育过程，先是气血营卫通达，脏腑肢体相继长成，在此基础上，神气魂魄毕具，入舍五脏，具备了基本的生命能力，可以脱离母体而成为独立生存的人。胚胎生成与发育，是人体先天禀赋强弱的基础，此为中医学的优生与胎养保健奠定了理论基础。

二

【原文】

2203 食氣入胃，散精於肝，淫氣於筋(1)。食氣入胃，濁氣歸心(2)，淫精於脉。脉氣流經，經氣歸於肺，肺朝百脉(3)，輸精於皮毛。毛脉合精(4)，行氣於府(5)。府精神明(6)，留於四藏，氣歸於權衡。權衡以平，氣口成寸，以决死生。飲入於胃，游溢精氣(7)，上輸於脾。脾氣散精，上歸於肺，通調水道(8)，下輸膀胱。水精四布，五經并行(9)，合於四時五藏陰陽，揆度以爲常也(10)。（素問·經脉别論）

【校注】

(1) 散精于肝，淫气于筋：胃将所化食气精微输转于肝，肝又以此滋养所合筋脉。淫，浸润、滋养之意。

(2) 浊气归心：胃将食气中的浓稠部分转注于心。浊气，此指稠浊之精气。

(3) 肺朝百脉：肺主气，为十二经之首，周身经脉皆朝会于肺，气血运行于诸经，皆赖肺气之推动。朝，朝会，会合之意。

(4) 毛脉合精：肺主皮毛，心主血脉；肺主气，心主血。毛脉合精，即气血相合。

(5) 行气于府：精气运行于经脉。府，此指经脉。《素问·脉要精微论》："夫脉者血之府也。"

(6) 府精神明：经脉中的精气有序运行。府精，指经脉中的精气。神明，指运行有序不乱之意。

(7) 游溢精气：游，浮游。溢，涌溢。即精气满溢。

(8) 通调水道：水道，指三焦。肺主气，有宣发肃降的功能，水液代谢，必赖肺之宣降，通过三焦水道进行津液代谢活动。

(9) 水精四布，五经并行：张志聪注："水精四布者，气化则水行，故四布于皮毛；五经并行者，通灌于五脏之经脉也。"五经，五脏之经脉。

(10) 合于四时五脏阴阳，揆度以为常也：王冰注："水精布，经气行，筋骨成，血气顺，配合四时寒暑，证符五脏阴阳，揆度盈虚，用为常道。"揆度，测度也。

【原文】

2204 水谷皆入於口，其味有五，各注其海(1)，津液各走其道。故三焦出氣(2)，以温肌肉，充皮膚，爲其津；其流而不行者爲液。天暑衣厚則腠理開，故汗出；寒留於分肉之間，聚沫(3)則爲痛。天寒則腠理閉，氣濕(4)不

行，水下留[5]於膀胱，則爲溺與氣。（靈樞 · 五癃津液別）

【校注】

（1）各注其海：五味入口，化生津液，分别注入四海。海，即《灵枢 · 海论》中的血海、气海、水谷之海、髓海。

（2）三焦出气：水谷精微均由三焦转输，布散于全身内外。

（3）聚沫：津液受寒凝聚而为沫。

（4）湿：《甲乙经》《太素》作“涩”。可从。

（5）留：《甲乙经》《太素》作“流”。可从。

【按语】

本段论水谷入胃后，化生精微及其运化、输布过程。

《经脉别论》将水谷的代谢过程分为谷食和水液两部分别论述。谷食化生精气，先供奉其生化之主肝，其浓稠部分经过心的作用“奉心化赤”，再经肺的作用，合入清气，至此谷食精微经过心肺作用，则生成能为全身利用的精气，即所谓“毛脉合精”，而后经由“百脉”输布全身。此外，胃将水液中的精华输于脾，而后由脾向上输注至肺，肺则“通调水道”，以其宣发作用将水液布散全身，再因其肃降作用而将水液敛降至膀胱。此过程虽未言明肾的作用，但在膀胱中的代谢必有肾参与，另有经文论之。因此肺、脾、肾三脏及胃、三焦等腑在水液代谢过程中的作用历来为医家所重视，成为论治水肿病的理论基础。

《五癃津液别》主要论述三焦在水液代谢中的作用，并将水液依其性质分为津与液；按其生理作用分为汗、尿、泪、唾与髓，体现了水液代谢与生理需求、情志活动及自然环境变化相适应的特点。

三

【原文】

2205　黄帝曰：余聞人有精、氣、津、液、血、脉，余意以爲一氣耳，今乃辨爲六名，余不知其所以然。岐伯曰：兩神相搏[1]，合而成形，常先身生[2]，是謂精。何謂氣？岐伯曰：上焦開發，宣五穀味[3]，熏膚充身澤毛，若霧露之溉，是謂氣。何謂津？岐伯曰：腠理發泄，汗出溱溱[4]，是謂津。何謂液？岐伯曰：谷入氣滿，淖澤[5]注於骨，骨屬屈伸，洩澤[6]補益腦髓，皮膚潤澤，是謂液。何謂血？岐伯曰：中焦受氣取汁[7]，變化而赤，是謂血。何謂脉？岐伯曰：壅遏營氣，令無所避，是謂脉[8]。（靈樞 · 决氣）

2206　黄帝曰：六氣者，貴賤何如？岐伯曰：六氣者，各有部主也[9]，其貴賤善惡，可爲常主[10]，然五谷與胃爲大海也。（靈樞 · 决氣）

【校注】

(1) 两神相搏：男女两性交媾。两神，指男女两性。搏，交也。

(2) 常先身生：张介宾注："凡阴阳合而万形成，无不先从精始，故曰常先身生是谓精。"

(3) 五谷味：指水谷五味之精微。

(4) 汗出溱溱：形容汗多状。

(5) 淖泽：淖，满而外溢。泽，作濡润解。

(6) 洩泽：津液渗出而有润泽的作用。

(7) 中焦受气取汁：张志聪注："中焦受水谷之精气，济泌别汁。"受气，受纳水谷之气。汁，指饮食所化生的精微物质。

(8) 壅遏营气，令无所避，是谓脉：脉具有约束营气行于脉中，运营全身的作用。壅遏，约束、控制。避，回避。

(9) 六气者，各有部主也：张介宾注："部主，谓各部所主也，如肾主精，肺主气，脾主津液，肝主血，心主脉也。"

(10) 常主：固定的脏器所主。

【原文】

2207 平人則不然，胃滿則腸虛，腸滿則胃虛，更虛更滿，故氣得上下[(1)]，五藏安定，血脉和利，精神乃居，故神者，水谷之精氣[(2)]也。（靈樞·平人絶穀）

【校注】

(1) 更虚更满，故气得上下：指食物进入消化道后，食物在胃肠的运动是虚实交替的，因而气机才能上下通畅无阻。

(2) 神者，水谷之精气：犹言神由水谷精气所养育而生。

【按语】

本段论述六气的概念及水谷精气的重要作用。

《内经》以精、气、血、津、液、脉为气，是从体内精微物质的性质不同，分布部位有别，发挥作用各异而言，故将一气分六气而有不同名称。其中脉也作一气，主要言其无形之脉气。为强调后天水谷对于六气的重要作用，提出了"水谷与胃为大海"的观点，《平人绝谷》也有"神者，水谷之精气"的说法。此外，本节还有"六气者，各有部主""其贵贱善恶，可为常主"之论，将六气的生理、病理活动纳入五脏理论的轨道，体现了五脏为生命核心的学术思想。

四

【原文】

2208 真氣者，所受於天(1)，與穀氣并而充身也。(靈樞 · 刺節真邪)

【校注】

(1) 天：先天本原。

【原文】

2209 五穀入於胃也，其糟粕、津液、宗氣分爲三隧(1)。故宗氣積於胸中(2)，出於喉嚨，以貫心脉，而行呼吸焉。營氣者，泌其津液，注之於脉，化以爲血，以榮四末，内注五藏六府，以應刻數焉(3)。衛氣者，出其悍氣之慓疾，而先行於四末分肉皮膚之間而不休者也，晝日行於陽，夜行於陰，常從足少陰之分間(4)，行於五藏六府。(靈樞 · 邪客)

【校注】

(1) 三隧：张介宾注："隧，道也。糟粕之道出于下焦，津液之道出于中焦，宗气之道出于上焦，故分为三隧。"

(2) 胸中：此指气海膻中。

(3) 以应刻数：营气的循行，一昼夜循行全身五十周次，与计时之刻度相应。刻数，此指古人计时铜壶滴漏之刻度。昼夜计百刻，则营气每循行一次为两刻。

(4) 足少阴之分间：指足少阴肾经与足太阳膀胱经的交接处。

【原文】

2210 衛氣者，所以温分肉，充皮膚，肥腠理(1)，司開闔(2)者也。

衛氣和則分肉解利，皮膚調柔，腠理緻密矣。(靈樞 · 本藏)

【校注】

(1) 肥腠理：即滋养腠理。肥，肥沃，这里指滋润。

(2) 司开合：主司汗孔的开合。

【原文】

2211 黄帝曰：願聞穀氣有五味，其入五藏，分别奈何？伯高曰：胃者，五藏六府之海也，水穀皆入於胃，五藏六府皆禀氣於胃。五味各走其所喜，穀味酸，先走肝；穀味苦，先走心；穀味甘，先走脾；穀味辛，先走肺；穀味鹹，先走腎。穀氣津液已行，營衛大通(1)，乃化糟粕，以次傳下(2)。黄帝曰：營衛之行奈何？伯高曰：穀始入於胃，其精微者，先出於胃之兩焦(3)，以溉五藏，别出兩行(4)，營衛之道。其大氣(5)之摶(6)而不行者，積於胸中，命曰氣海(7)，出於肺，循喉咽，故呼則出，吸則入。天地之精氣(8)，其大數常出三入一(9)，故穀不入，半日則氣衰，一日則氣少矣。（靈樞·五味）

【校注】

(1) 营卫大通：杨上善注："水谷化为津液，清气犹如雾露，名营卫，行脉内外，无所滞碍，故曰大通。"

(2) 以次传下：张介宾注："人受气于谷，故谷气入于营卫，其糟粕之质，降为便溺，以次传下，而出于大肠膀胱之窍。"

(3) 胃之两焦：指上、中两焦。《灵枢·营卫生会》："上焦出于胃上口""中焦亦并胃中"。

(4) 别出两行：指营卫运行的两条道路，即营行脉中，卫行脉外。

(5) 大气：此指宗气。

(6) 抟（tuán 团）：聚也。

(7) 气海：宗气汇聚之处，即膻中。

(8) 天地之精气：天之精气，指自然界之清气；地之精气，指水谷精微之气。

(9) 出三入一：出三，指五谷入胃，其糟粕、津液、宗气分为三隧；入一，指纳入的水谷。

【按语】

本段论真气、宗气与营卫之气。真气本于先天原气，受后天水谷之气的滋养而化生。宗气、营气、卫气三气均来源于水谷精微，宗气是水谷之气与吸入清气相合聚集于胸中而成。此气上出于喉咙以助发声，贯通心脉，是推动气血运行的动力，充益于肺以助呼吸。营气行于脉内，化而为血，其运行于十二经脉，具有时辰节律，是子午流注针法的理论根据；卫气温养肌肤腠理，控制汗孔启闭，其运行盛衰与人的睡眠有关。此外，本节论述的五味各走其所喜的道理，为后世药物归经理论之所本。

五

【原文】

2212　人受氣於穀，穀入於胃，以傳與肺，五藏六府，皆以受氣，其清者爲營，濁者爲衛(1)，營在脉中，衛在脉外(2)，營周不休，五十而復大會，陰陽相貫，如環無端(3)。衛氣行於陰二十五度，行於陽二十五度，分爲晝夜，故氣至陽而起，至陰而止[4]。故曰：日中而陽隴爲重陽，夜半而陰隴爲重陰。故太陰主内，太陽主外[5]，各行二十五度，分爲晝夜。夜半爲陰隴，夜半後而爲陰衰，平旦陰盡而陽受氣矣。日中爲陽隴，日西而陽衰，日入陽盡而陰受氣矣。夜半而大會，萬民皆卧，命曰合陰[6]，平旦陰盡而陽受氣，如是無已，與天地同紀[7]。（靈樞・營衛生會）

2213　余聞上焦如霧，中焦如漚，下焦如瀆[8]，此之謂也。（靈樞・營衛生會）

【校注】

（1）其清者为营，浊者为卫：唐容川注："清浊以刚柔言，阴气柔和为清，阳气刚悍为浊。"

（2）营在脉中，卫在脉外：张介宾注："营属阴而主里，卫属阳而主外，故营在脉中，卫在脉外。"

（3）阴阳相贯，如环无端：此指营气循十二经脉一阴一阳、一表一里的次第循行相贯，终而复始。

（4）气至阳而起，至阴而止：此言卫气之行，至阳至阴与清醒、睡眠有关。张志聪注："气至阳则卧起而目张，至阴则休止而目瞑。"起、止，寤寐也。

（5）太阴主内，太阳主外：张介宾注："太阴，手太阴也。太阳，足太阳也。内言营气，外言卫气。营气始于手太阴，而复会于手太阴，故太阴主内。卫气始于足太阳，而复会于足太阳，故太阳主外。"

（6）合阴：夜半子时，阴气极盛，阳气将生，营气在内，卫气也在内，二气相会于内脏，故曰合阴。

（7）与天地同纪：营卫之气昼夜循行不息，如同天地日月运转一样有规律。纪，记也，规律之意。

（8）上焦如雾，中焦如沤，下焦如渎：上焦如雾，形容上焦心肺宣发布散水谷精气的功能，如同雾露弥漫灌溉全身。中焦如沤，形容中焦脾胃腐熟水谷，吸收精微，并将营养物质转输到全身的功能，如同沤渍食物，使之变化。下焦如渎，形容下焦肾与膀胱排泄水液的功能，如同沟渠。沤，久渍也。渎，水道也。

【按语】

本段论述了营卫之气的生成、性质、功能、运行与会合。营卫二气同源于水谷精微，营气柔顺，富于荣养作用，故行脉中；卫气刚悍，具有温煦护卫作用，故行脉外。二者阴阳内外，互根互用，相反相成。营卫的运行规律亦有所不同：营气循十二经阴阳表里次序相继而行，故曰"阴阳相贯，如环无端"；卫气则昼行于阳经，夜行于阴经，与昼夜阴阳有关，亦与寤寐相关，故诸凡睡眠障碍，多责之于卫气运行失常。

此外，本节以如雾、如沤、如渎为喻，概括上中下三焦之气的功能特点，对于掌握三焦理论及其临床应用，有一定指导意义。

六

【原文】

2214　故生之來謂之精[(1)]，兩精相搏謂之神[(2)]，隨神往來者謂之魂，并精而出入者謂之魄[(3)]，所以任物[(4)]者謂之心，心有所憶謂之意[(5)]，意之所存謂之志[(6)]，因志而存變謂之思[(7)]，因思而遠慕[(8)]謂之慮，因慮而處物謂之智[(9)]。（靈樞·本神）

2215　肝藏血，血舍[(10)]魂。

脾藏營，營舍意。

心藏脉，脉舍神。

肺藏氣，氣舍魄。

腎藏精，精舍志。（靈樞·本神）

【校注】

(1) 故生之来谓之精：杨上善注："雄雌两神相搏，共成一形，先我身生，故谓之精。"

(2) 两精相搏谓之神：张介宾注："两精者，阴阳之精也。搏，交结也。……凡万物生成之道，莫不阴阳交而后神明见。故人之生也，必合阴阳之气，构父母之精，两精相搏，形神乃成。"神，此指精神活动。

(3) 随神往来者谓之魂，并精而出入者谓之魄：张介宾注："如神之与魂皆阳也，何谓魂随神而往来？盖神之为德，如光明爽朗、聪慧灵通之类皆是也。魂之为言，如梦寐恍惚、变幻游行之境皆是也。神藏于心，故心静则神清；魂随乎神，故神昏则魂荡。""精之与魄皆阴也，何谓魄并精而出入？盖精之为物，重浊有质，形体因之而成也。魄之为用，能动能作，痛痒由之而觉也。精生于气，故气聚则精盈；魄并于精，故形强则魄壮。"

(4) 所以任物者谓之心：心接受外物的刺激，担任认识与分析，并作出反应之职。任，担当之意。

(5) 心有所忆谓之意：张介宾注："忆，思忆也。谓一念之生，心有所向而未定者，曰意。"

(6) 意之所存谓之志：杨上善注："志，亦神之用也，所忆之意，有所专存，谓之志也。"

(7) 因志而存变谓之思：李中梓注："志虽定而反复计度者，思也。"

(8) 远慕：指对事物进行多方分析，深思远虑，即有远见之谓。

(9) 因虑而处物谓之智：杨上善注："因虑所知，处物是非，谓之智也。"

(10) 舍：寓舍，此有生养、主持之意。

【原文】

2216　人之血氣精神者，所以奉生而周於性命[1]者也。（靈樞·本藏）

2217　志意者，所以御[2]精神，收魂魄，適寒温，和喜怒者也。志意和則精神專直[3]，魂魄不散，悔怒不起，五藏不受邪矣。（靈樞·本藏）

【校注】

（1）奉生而周于性命：张介宾注："人身以血气为本，精神为用，合是四者以奉生，而性命周全矣。"奉，养也。周，周全。

（2）御：驾御，统帅之意。

（3）精神专直：指思维敏达，思想集中而无妄念。专，专一。直，正直无妄。

【按语】

本段论"神"的概念、生成、分类、活动规律及其与五脏的关系。神由精生，意识、思维、情绪以及聪明智慧等精神活动，是人类独有的生命现象，统称为神志。魂魄属于意识活动，以心神为主导的意、志、思、虑、智则属于思维活动，由思维产生智慧；而心神对内外刺激产生的情感反应喜、怒、忧、思、悲、恐、惊，所谓七情，属于情志类。对于以上精神活动，《内经》约为神、魂、魄、意、志五种，以心总统之，而分属于五脏，即《素问·三部九候论》所说"神脏五"，王冰注曰"五神脏"。五神脏理论将人的精神活动归属于五脏，通过五脏分主及五脏间的阴阳五行制化调节，阐发精神活动机制与规律，为神志疾病的诊断与防治奠定了理论基础。

本段还提出，意志有主动控制精神活动、调节脏腑生理的作用，意志对于脏腑精气的这种反作用是人类所特有的。《内经》的这种认识，为中医调心摄神养生与防治疾病提供了理论依据。

第三节　体质

体质是群体及人类个体在遗传的基础上，受环境的影响，在其生长发育和衰老过程中形成的功能、形态与结构上相对稳定的特殊状态。它决定着人体对致病因子的易感性以及病变类型的倾向性。体质理论是藏象学说的重要组成部分。尽管《内经》未提出"体质"一词，但其含义已体现于"质"、"素"、"形"、"身"等文字之中，并且融体质与气质于一体而统论之。《内经》的体质理论，以脏腑、经络、精气神之论为基础，贯穿天人一体、形神与心身一体的整体观；重视先天禀赋在体质形成中的作用，也强调后天因素对于体质的影响。体现在体质分类上，主要是运用阴阳五行的理论，对脏腑气血强弱、形体外貌、动态特点、人格品性及与气候的关系等多方面进行综合分类，如《灵枢·阴阳二十五人》的五行分类，《灵枢·通天》的阴阳五态分类，《灵枢·逆顺肥瘦》、《灵枢·卫气失常》的体态肥瘦分类等。

此外，《内经》体质论的重要特点，是与疾病发生、发展及疾病的诊治、预防和养生密切联系起来，提出不同体质对于不同致病因子的易感性及疾病发生的倾向性；强调不同体质采取不同的针刺方法、耐毒与不耐毒的用药区别等，是《内经》因人制宜的重要内容。

一

【原文】

2301　人之生也，有剛有柔，有弱有强，有短有長，有陰有陽。（靈樞·壽夭剛柔）

【按语】

此言人之体质，先天禀赋即有阴阳之别。刚柔以品性言，强弱以气血言，短长以形体言，而总归于阴阳之别。

二

【原文】

2302　黄帝曰：其肥瘦大小奈何？伯高曰：膏者，多氣而皮縱緩，故能縱腹垂腴[1]。肉者，身體容大。脂者，其身收小。黄帝曰：三者之氣血多少何如？伯高曰：膏者多氣，多氣者熱，熱者耐寒。肉者多血則充形，充形則平[2]。脂者，其血清，氣滑少，故不能大。此别於衆人者也。黄帝曰：衆人奈何？伯高曰：衆人皮肉脂膏不能相加也，血與氣不能相多，故其形不小不大，各自稱其身，命曰衆人。（靈樞·衛氣失常）

【校注】

(1) 纵腹垂腴（yú 音余）：腹部肌肉宽纵，肌肤下垂。《说文》肉部："腴，腹下肥也。"

(2) 肉者多血则充形，充形则平：张介宾注："肉者多血，血养形，故形充而气质平也。"

【原文】

2303　黄帝曰：願聞勇怯之所由然。少俞曰：勇士者，目深以固[1]，長衡直揚，三焦理横，其心端直，其肝大以堅，其膽滿以傍[2]，怒則氣盛而胸張，肝舉而膽横，眦裂而目揚，毛起而面蒼，此勇士之所由然者也。黄帝曰：願聞怯士之所由然。少俞曰：怯士者，目大而不減[3]，陰陽相失[4]，其焦理縱，髑骬[5]短而小，肝系緩，其膽不滿而縱，腸胃挺[6]，脅下空[7]，雖方大怒，氣不能滿其胸，肝肺雖舉，氣衰復下，故不能久怒，此怯士之所由然者也。（靈樞·論勇）

【校注】

(1) 目深以固：目光深邃而坚定。

(2) 傍：张介宾注："傍即傍开之谓，过于人之常度也。"

(3) 減：张介宾注："減当作缄，封藏之谓。"

(4) 阴阳相失：此指气血运行失常度。

(5) 髑骬：胸骨剑突。

(6) 肠胃挺：肠胃纵缓不强健。

(7) 胁下空：指肝气不充实。

【原文】

2304　胃厚、色黑、大骨及[1]肥者，皆勝毒；故其瘦而薄胃[2]者，皆不勝毒也。（靈樞·論痛）

【校注】

(1) 及：《甲乙经》作"肉"。可从。

(2) 故其瘦而薄胃：《甲乙经》"其瘦"前无"故"字，"薄"后无"胃"字。可参。

【按语】

本段根据人体气血多少与体形肥瘦之不同，描述了脂、膏、肉及正常人的不同体质特点，并从人格心理特征在勇怯方面的差异，阐述了这两种体质之人的形貌与气质特征，以及内在脏腑各自不同的形态与功能特点，同时提出人体对药物的耐受性因体质强弱而不同的观点，对临证治疗遣方用药具有参考价值。

三

【原文】

2305　有其獨盡天壽[1]，而無邪僻之病，百年不衰，雖犯風雨卒寒大暑，猶有弗能害也；有其不離屏蔽室内，無怵惕之恐，然猶不免於病，何也？願聞其故。岐伯對曰：窘乎哉問也！五藏者，所以參天地，副陰陽[2]，而連[3]四時，化五節[4]者也。五藏者，固有小大高下堅脆端正偏傾者，六府

亦有小大長短厚薄結直緩急。凡此二十五者[5]，各不同，或善或惡，或吉或凶，請言其方。（靈樞·本藏）

2306 肺小則少飲，不病喘喝；肺大則多飲，善病胸痹喉痹逆氣。肺高則上氣肩息咳[6]；肺下則居賁[7]迫肺，善脅下痛。肺堅則不病咳上氣；肺脆則苦病消癉易傷。肺端正則和利難傷；肺偏傾則胸偏痛也。（靈樞·本藏）

2307 五藏六府，邪之舍也，請言其故。五藏皆小者，少病，苦燋心[8]，大愁憂；五藏皆大者，緩於事，難使以憂。五藏皆高者，好高舉措；五藏皆下者，好出人下。五藏皆堅者，無病。五藏皆脆者，不離於病。五藏皆端正者，和利得人心；五藏皆偏傾者，邪心而善盜，不可以爲人平[9]，反復言語也。（靈樞·本藏）

【校注】

(1) 天寿：自然寿命。

(2) 副阴阳：符合阴阳变化规律。

(3) 连：张介宾注："通也"。

(4) 化五节：杨上善注："从五时而变，即化五节；节，时也。"五节即五季。

(5) 二十五者：指五脏各有大小、坚脆、高下、端正、偏倾等不同情况。《甲乙经》在"五"后有"变"字，可参。

(6) 肩息咳：张介宾注："耸肩喘息而咳也。"

(7) 肺下则居贲迫肺：《甲乙》"居"作"逼"。《太素》《千金》"肺"并作"肝"。可参。盖肺位低下则逼压横膈贲门，壅迫胁肋肝脏。

(8) 苦燋心：苦于焦虑烦心。燋，通焦。

(9) 平：集市中掌握与评定物价的人。《灵枢经校释》引《法言》学行："一哄之市，必立之平。"

【按语】

本段提出人之寿命的长短，以及外邪侵袭人体发病与否均取决于体质的观点。强调体质以五脏为本，人体五脏有大小、高下、坚脆、端正、偏倾等不同，五脏之状况决定着形体组织气血阴阳的强弱，也决定着体质的强弱。五脏变化与人的行为及疾病有密切联系，因而可以从体表形体组织之形态及人的行为来观察与推测内在脏腑生理病理变化。这对于体质状态的认识分析、养生保健及疾病的诊断等提供了依据。至于文中所描述的五脏的形态、位置与人格品质的关系，多出于古人的推测，需要进一步研究。

四

【原文】

2308 有太陰之人，少陰之人，太陽之人，少陽之人，陰陽和平之人，凡五人者，其態不同[1]，其筋骨氣血各不等。（靈樞·通天）

2309 太陰之人，其狀黮黮然[2]黑色，念然下意[3]，臨臨然[4]長大，膕然未僂[5]，此太陰之人也。少陰之人，其狀清然竊然[6]，固以陰賊[7]，立而躁嶮[8]，行而似伏，此少阴之人也。太阳之人，其状轩轩储储[9]，反身折膕[10]，此太陽之人也。少陽之人，其狀立則好仰，行則好摇，其兩臂兩肘則常出於背，此少陽之人也。陰陽和平之人，其狀委委然[11]，隨隨然[12]，顒顒然[13]，愉愉然[14]，暶暶然[15]，豆豆然[16]，衆人皆曰君子，此陰陽和平之人也。（靈樞·通天）

2310 太陰之人，多陰而無陽，其陰血濁，其衛氣澀，陰陽不和，緩筋而厚皮，不之疾寫，不能移之。少陰之人，多陰少陽，小胃而大腸，六府不調，其陽明脉小而太陽脉大[17]，必審調之，其血易脱，其氣易敗也。太陽之人，多陽而少陰，必謹調之，無脱其陰而寫其陽[18]，陽重脱者易狂[19]，陰陽皆脱者，暴死不知人也。少陽之人，多陽少陰，經小而絡大，血在中而氣[20]外，實陰而虚陽，獨寫其絡脉則强，氣脱而疾，中氣不足，病不起也。陰陽和平之人，其陰陽之氣和，血脉調，謹診其陰陽，視其邪正，安[21]容儀，審有余不足，盛則寫之，虚則補之，不盛不虚，以經取之。此所以調陰陽，别五態之人者也。（靈樞·通天）

【校注】

(1) 凡五人者，其态不同：张介宾注："太阴少阴太阳少阳者，非如经络之三阴三阳也，盖以天禀之纯阴者曰太阴，多阴少阳者曰少阴，纯阳者曰太阳，多阳少阴者曰少阳，并阴阳平和之人而分为五态也。"

(2) 黮（zhèn 音珍）黮然：张介宾注："黮黮，色黑不明也。"即面色阴沉。

(3) 念然下意：张介宾注："意念不扬也。"即表面谦虚恭顺。

(4) 临临然：马莳注："长大之貌也。"形容个子高大。

(5) 腘然未偻：张介宾注："言膝腘若屈，而实非伛偻之疾也。"指假作卑躬屈膝的姿态，并非真有伛偻之疾患。

(6) 清然窃然：言貌似乎很清高而行动鬼祟。张介宾注："窃然也，行如鼠雀也。"

(7) 固以阴贼：难以改变阴险害人之贼心。

(8) 立而躁崄：站立时躁动不安。

(9) 轩轩储储：张介宾注："轩轩，高大貌，犹俗谓轩昂也。储储，蓄积貌，盈盈自得也。"高贵自尊，骄傲自满之状。

(10) 反身折腘：张介宾注："言仰腰挺腹，其腘似折，是皆妄自尊大之状。"

(11) 委委然：雍然自得的样子。

(12) 随随然：随遇而安。

(13) 颙（yóung 喁）颙然：态度严正而又温和。

(14) 愉愉然：和颜悦色之状。

(15) 暶（xuán 旋）暶然：目光和善慈祥的样子。

(16) 豆豆然：举止有度，处事有条不紊。

(17) 阳明脉小而太阳脉大：马莳注："胃小，故阳明之脉小也；肠大，故手太阳小肠之脉大也。"

(18) 无脱其阴而泻其阳：《灵枢集注》云："盖阳为阴之固，阴为阳之守，阳气生于阴中，阴重脱则阳亦脱矣。"

(19) 阳重脱者易狂：虚阳浮越则狂躁，此预兆阳气欲脱。

(20) 气：此后《甲乙经》有"在"字。

(21) 安：此后《甲乙经》有"其"字。

【原文】

2311　黃帝曰：願聞人之白黑肥瘦小長，各有數乎？岐伯曰：年質壯大，血氣充盈，膚革[1]堅固，因加以邪，刺此者，深而留之，此肥人也。廣肩腋項，肉薄厚皮而黑色，唇臨臨然[2]，其血黑以濁，其氣澀以遲，其爲人也，貪於取與，刺此者，深而留之，多益其數也。黃帝曰：刺瘦人奈何？岐伯曰：瘦人者，皮薄色少，肉廉廉然[3]，薄唇輕言，其血清氣滑，易脱於氣，易損於血，刺此者，淺而疾之。黃帝曰：刺常人奈何？岐伯曰：視其白黑，各爲調之，其端正敦厚者，其血氣和調，刺此者，無失常數也。（靈樞·逆順肥瘦）

【校注】

(1) 肤革：《甲乙经》作"皮肤"。可参。

(2) 唇临临然：口唇肥大下垂。临，大也。

(3) 肉廉廉然：丹波元简注："瘦臞而见骨骼。"形容肌肉瘦薄。

【按语】

本段从不同角度阐释了体质分类及特点，首先根据人体有阴阳气血偏多偏少的不同，将人分别划分为太阴、少阴、太阳、少阳、阴阳和平五种体质类型，并描述了各类型的体态、性格、行为、外貌特征，提出临床应遵循盛则泻之、虚则补之的治疗原则，审其邪正盛衰、体质的有余与不足，而施予不同的治疗。其次以形体肥瘦为根据，阐释了肥瘦体质的特点，强调因肥瘦等体质之差异，临床针刺治疗应采取相应不同的处理方法，突出了《内经》因人制宜的思想，对于中医临床治疗根据体质及个体耐受状况用药有指导意义。

此外，《内经》还有多篇论及体质的分类与特征，如《灵枢·阴阳二十五人》的五行分类法；《素问·血气形志篇》的形乐志苦、形乐志乐、形苦志乐、形苦志苦、形数惊恐之“五形志”分类方法及《灵枢·论勇》以人格心理特征定勇怯的分类法，均可参。虽其分类方法各异，但均是从整体观念出发，以阴阳五行、脏腑气血、形志等为分类依据，对中医体质分类及各种体质特征的研究有启发作用。

第三章　经络

第一节　十二经脉

十二经脉，是经络系统中的主干部分，分别联系内脏及肢体，为人体气血循环的主要通道。十二经脉有一定的循行部位、交接次序及走向规律，同时与脏腑有特定的络属关系。十二经脉首尾相贯，如环无端，气血周流，无有休止，从而维持着人体正常的生命活动。十二经脉的病变，主要有"是动病"和"所生病"两大部分。所谓"是动病"，是指经气变动而主要表现在经脉方面的病证；"所生病"，则是指经气变动而主要表现为脏腑方面的病证。由于经脉在人体生理上的重要性及其为病的广泛性，所以为历代医家所重视，明代李梴指出："医而不知经络，犹人夜行无烛。业者不可不熟。"（《医学入门·内集》）

一

【原文】

3101　夫十二經脉者，人之所以生，病之所以成，人之所以治[1]，病之所以起[2]，學之所始，工之所止[3]也，粗之所易[4]，上之所難也[5]。（靈樞·經别）

【校注】

（1）治：正常，引申为健康。

（2）起：起立，引申为病愈。

（3）工之所止：言即使高明的医生，也不能超越它的范围。工，指高明的医生；止，停止，引申为不能超越。

（4）粗之所易：谓低劣的医生，却以为它平常而容易掌握。粗，指低劣的医生；易，容易。

（5）上之所难：谓高明的医生认为它深奥无穷而去努力研究。上，《太素》作"工"，以与"粗"为对文。可据改。

【原文】

3102　經脉者，所以能决死生，處百病，調虚實，不可不通[1]。（靈樞·經脉）

【校注】

（1）不通：此后应据《甲乙经》补“也”字。

【原文】

3103　經脉者，所以行血氣而營陰陽[1]，濡筋骨，利關節者也[2]。

是故血和則經脉流行，營復陽陰[3]，筋骨勁强，關節清[4]利矣。（靈樞·本藏）

【校注】

（1）营阴阳：张介宾注：“营，运也。”阴阳，泛指脏腑、内外，即全身。

（2）濡筋骨，利关节：濡，滋润。利，滑利。利关节，使关节活动灵活自如。

（3）营复阴阳：复，周而复始。全句指气血循环往复地运行于内外全身。

（4）清：《太素》作“滑”，可据改。

【原文】

3104　十二經脉，三百六十五絡，其血氣皆上於面而走空竅，其精陽氣[1]上走於目而爲睛，其别氣[2]走於耳而爲聽，其宗氣上出於鼻而爲臭，其濁氣[3]出於胃，走唇舌而爲味。（靈樞·邪氣藏府病形）

【校注】

（1）精阳气：张介宾注：“阳气之精华也。”

（2）别气：张介宾注：“别气者，别行之气也。”

（3）浊气：张介宾注：“浊气，谷气也。谷入于胃，气达于唇舌，所以知味。”

【按语】

经脉是人体气血运行的通路，担负着运行气血，营养脏腑组织，沟通表里内外等重要功能。以经脉为中心形成的经络学说，是中医学术体系的重要组成部分，对于认识人体的生理、病理、诊断、治疗等均具有十分重要的意义。经络理论，可以普遍应用于临床各科，尤其是指导针灸治疗，故经文反复强调：“经脉者，所以能决死生，处百病，调虚实，不可不通。”

二

【原文】

3105 肺手太陰之脉，起於中焦[(1)]，下絡[(2)]大腸，還[(3)]循胃口[(4)]，上膈[(5)]屬[(6)]肺，從肺系[(7)]横出腋[(8)]下，下循臑[(9)]内，行少陰、心主[(10)]之前，下肘中，循臂[(11)]内上骨[(12)]下廉，入寸口，上魚[(13)]，循魚際[(14)]，出大指之端；其支者，從腕後直出次指内廉，出其端。是動則病[(15)]肺脹滿，膨膨而喘欬，缺盆中痛，甚則交兩手而瞀[(16)]，爲此臂厥[(17)]。是主肺所生病[(18)]者，欬，上氣喘渴，煩心，胸滿，臑臂内前廉痛厥[(19)]，掌中熱。氣盛有余，則肩背痛風寒，汗出中風，小便數而欠[(20)]。氣虚則肩背痛寒，少氣不足以息，溺色變。（靈樞·經脉）

【校注】

(1) 中焦：指胃中脘。

(2) 络：联络。凡经脉与其为表里之脏腑相连曰络。

(3) 还：经脉去而复返曰还。

(4) 胃口：指胃的上、下口，即贲门、幽门。

(5) 膈：指胸腹腔之间的横膈膜。张介宾注："人有膈膜，居心肺之下，前齐鸠尾，后齐十一椎，周围相着，所以遮隔浊气，不使上熏心肺也。"

(6) 属：凡经脉与本脏腑相连曰属。张介宾注："十二经相通，各有表里，凡在本经者皆曰属，以此通彼者皆曰络，故在手太阴则曰属肺络大肠，在手阳明则曰属大肠络肺，彼此互更，皆以本经为主也。下文十二经皆仿此。"

(7) 肺系：与肺相连通的气管、喉咙等组织。

(8) 腋：腋窝。

(9) 臑（nào 闹）：肘上肩下曰臑。

(10) 少阴、心主：指手少阴心经和手厥阴心包经。

(11) 臂：此指肘下部位。

(12) 上骨：上行至桡骨。

(13) 鱼：张介宾注："手腕之前，大指本节之间，其肥肉隆起，形如鱼者，俗谓之鱼。"

(14) 鱼际：鱼的边缘。又为穴名。

(15) 是动则病：指经脉变动而主要表现在经脉方面的病证，简称"是动病"。以下各经同。

(16) 瞀（mào 茂）：形容心胸烦乱的状态。

(17) 臂厥：病名。指经脉之气由臂厥逆而导致喘咳，缺盆中痛，心胸烦乱等病证。

(18) 是主肺所生病：是指经气变动影响肺所发生的病证。以下各经同，简称“所生病”。

(19) 厥：《脉经》《千金要方》《十四经发挥》引文并无。可据删。

(20) 小便数而欠：指小便频数而量少。

【原文】

3106　大腸手陽明之脉，起於大指次指之端[1]，循指上廉，出合谷[2]兩骨之間，上入兩筋之中[3]，循臂上廉，入肘外廉，上臑外前廉，上肩，出髃骨[4]之前廉，上出於柱骨之會上[5]，下入缺盆[6]，絡肺，下膈屬大腸；其支者，從缺盆上頸貫頰，入下齒中，還出挾[7]口，交[8]人中，左之右，右之左，上挾鼻孔。是動則病齒痛頸腫。是主津液所生病[9]者，目黄，口乾，鼽[10]衄，喉痹[11]，肩前臑痛，大指次指痛不用。氣[12]有余則當脉所過者熱腫，虚則寒慄不復[13]。(靈樞·經脉)

【校注】

(1) 大指次指之端：指食指尖端内侧。

(2) 合谷：穴名，位于手大指次指歧骨间陷中。

(3) 两筋之中：指手腕部前外侧两筋陷中的阳溪穴处。

(4) 髃骨：指肩胛骨与锁骨关节部的肩峰，即肩髃穴处。

(5) 柱骨之会上：柱骨，指颈椎骨。会上，即大椎穴处，六阳经脉均会于大椎，故曰“会上”。

(6) 缺盆：指肩下锁骨上陷中，即缺盆穴处。

(7) 挟：并行于两侧曰挟。

(8) 交：经脉彼此交叉曰交。

(9) 主津液所生病：液，《脉经》《太素》均无。液本为手太阳所主，在此因“津”字而衍，可据删。张介宾注：“大肠与肺为表里，肺主气，而津液由于气化，故凡大肠之或泄或秘，皆津液所生之病，而主在大肠也。”

(10) 鼽：此指鼻。杨上善注：“鼻孔引气，故为鼽也，鼻形为鼽也。”

(11) 喉痹：痹，闭也。喉痹，指喉肿而闭塞不通之类的病证。

(12) 气：《甲乙经》《太素》此后有“盛”字。为统一文例，当据补。

(13) 寒慄不复：寒慄，发寒战。不复，难得温暖之义。

【原文】

3107　胃足陽明之脉，起於鼻之交頞[1]中，旁納太陽之脉[2]，下循鼻外，入上齒中，還出挾口環[3]唇，下交承漿，却[4]循頤後下廉，出大迎[5]，循頰車[6]，上耳前，過客主人[7]，循髮際，至額顱[8]；其支者，從大迎前下人迎[9]，循喉嚨，入缺盆，下膈屬胃絡脾；其直者，從缺盆下乳內廉，下挾臍，入氣街[10]中；其支者，起於胃口，下[11]循腹裏，下至氣街中而合，以下髀關[12]，抵伏兔[13]，下膝臏[14]中，下循脛[15]外廉，下足跗，入中指內間；其支者，下廉[16]三寸而別，下入中指外間；其支者，別跗上，入大指間出其端。是動則病洒洒振寒，善呻數欠，顏黑[17]，病至則惡人與火[18]，聞木聲則惕然而驚[19]，心欲動，獨閉户塞牖[20]而處，甚則欲上高而歌，棄衣而走[21]，賁響[22]腹脹，是爲骭[23]厥。是主血所生病者[24]，狂瘧[25]温淫[26]汗出，鼽衄，口喎[27]唇胗[28]，頸腫喉痹，大腹水腫，膝臏腫痛，循膺[29]、乳、氣街、股、伏兔、骭外廉、足跗上皆痛，中指不用。氣盛則身以前皆熱。其有余於胃，則消穀善饑，溺色黄。氣不足則身以前皆寒慄，胃中寒則脹滿。（靈樞·經脉）

【校注】

（1）頞（è遏）：鼻根部，又称山根。

（2）旁纳太阴之脉：纳，《脉经》《甲乙经》作“约”。应据改。谓在鼻根两旁与足太阳经相会。

（3）环：围绕其周围曰环。

（4）却：进而退转曰却。

（5）大迎：本经穴名，位于颊车前。

（6）颊车：本经穴名，位于耳垂下八分。

（7）客主人：耳前手少阳经上关穴。

（8）额颅：指前额骨部发下眉上处。

（9）人迎：本经穴名，位于结喉旁一寸五分动脉处。

（10）气街：又名气冲，本经穴名。位于少腹下方毛际两旁鼠蹊上一寸处。

（11）胃口，下：《脉经》《千金》作“胃下口”，应据改。张介宾注：“胃之下口，当下脘之分，《难经》谓之幽门是也。”

（12）髀关：髀，大腿。髀关，在大腿前上方的横纹处，又为穴名。

（13）伏兔：大腿前外侧隆起处之肌肉，其形有如兔伏，故名。

（14）下膝膑中：下，《脉经》《甲乙经》作“入”字。应据改。膑，音义同“髌”，即膝盖骨。

（15）胫：即小腿，又称为“䯒。”

（16）廉：《脉经》《甲乙经》作“膝”字，当据改。

（17）善呻数欠，颜黑：呻，《甲乙经》《太素》作“伸”字。应据改。善伸，好伸腰展肢。数欠，频频呵欠。阳上阴下，阴阳上下相引，为善伸数欠。颜，指额部。阳明为病，水气上侮，故见颜黑。

（18）病至则恶人与火：张介宾注：“阳明厥逆则喘而惋，惋则恶人也。恶火者，邪客阳明则热甚也。”

（19）闻木声则惕然而惊：声，《甲乙经》《太素》作“音”字。可据改，以与《素问》“阴明脉解篇”和“脉解篇”合。

（20）心欲动，独闭户塞牖：欲，《脉经》《千金》在“动”字后“独”字前。应据改，以与《素问·脉解篇》合。牖，窗也。张介宾注：“欲闭户而处者，阴阳相薄而阴胜阳也。”

（21）上高而歌，弃衣而走：阳盛四肢实，则登高而歌；热盛于身，故弃衣而走。

（22）贲响：即肠鸣作响。

（23）骭：小腿胫骨。

（24）是主血所生病者：张介宾注：“中焦受谷，变化而赤为血，故阳明为多气多血之经，而主血所生病者。”

（25）狂疟：张介宾注：“阳明热胜则狂，风胜则疟。”

（26）温淫：指温热太甚。淫，过也。

（27）口㖞：即口歪斜。

（28）唇胗（zhěn 枕）：胗，同“疹。”唇胗，指口唇部疮疡。

（29）膺：胸部两侧肌肉隆起处。

【原文】

3108　脾足太陰之脉，起於大指之端，循指内側白肉際[1]，過核骨[2]后，上内踝前廉，上踹[3]内，循脛骨後，交出厥陰之前，上[4]膝股内前廉，入腹屬脾絡胃，上膈挾咽，連舌本[5]，散舌下；其支者，復從胃別上膈，注心中。是動則病舌本强，食則嘔，胃脘痛，腹脹，善噫，得後與氣[6]，則快然如衰，身體皆重。是主脾所生病者，舌本痛，體不能動摇，食不下，煩心，心下急痛，溏，瘕泄，水閉，黄疸，不能卧[7]，强立[8]股膝内腫厥，足大指不用。（靈樞·經脉）

【校注】

（1）白肉际：指手足掌背两面的交界处。交界处的背面曰赤肉，掌面曰白肉。

（2）核骨：足大趾本节后内侧凸出的圆骨。其形如果之核，故名。

（3）上内踝前廉，上踹内：踝，胫骨下端两侧隆起之高骨。足内侧高骨曰内踝。踹，《甲乙经》《太素》及王冰注《素问·阴阳离合论》引文均作“腨”。应据改。腨，即小腿肚。

（4）上：《甲乙经》《太素》此后均有“循”字。可据补。

（5）舌本：即舌根。

（6）得后与气：谓得大便及矢气。

（7）溏，瘕泄，水闭，黄疸，不得卧：溏，水泄。瘕泄，此指痢疾。水闭，指小便不通之证。不得卧，即失眠。

（8）强立：勉强站立。

【原文】

3109　心手少陰之脉，起於心中，出屬心系[(1)]，下膈絡小腸；其支者，從心系上挾咽，繫目系；其直者，復從心系却上肺，下[(2)]出腋下，下循臑内後廉，行太陰、心主[(3)]之後，下肘内，循臂内后廉，抵掌后鋭骨[(4)]之端，入掌内後[(5)]廉，循小指之内出其端。是動則病嗌乾，心痛，渴而欲飲，是爲臂厥。是主心所生病者，目黄，脅痛，臑臂内後廉痛厥，掌中熱痛。（靈樞·經脉）

【校注】

（1）心系：指心与它脏联系的脉络组织。张介宾注："心当五椎之下，其系有五：上系连肺，肺下系心，心下三系连脾肝肾，故心通五脏之气而为之主也。"

（2）下：《甲乙经》《太素》均作"上"字。应据改。

（3）太阴、心主：指手太阴肺经、手厥阴心包经。

（4）掌后锐骨：张介宾注："手腕下踝为锐骨，神门穴也。"

（5）后：《太素》《十四经发挥》无。宜据删。

【原文】

3110　小腸手太陽之脉，起於小指之端，循手外側上腕，出踝[(1)]中，直上循臂骨[(2)]下廉，出肘内側兩筋之間[(3)]，上循臑外後廉，出肩解[(4)]，繞肩胛，交肩上，入缺盆絡心，循咽下膈，抵胃屬小腸；其支者，從缺盆循頸上頰，至目鋭眦，却入耳中；其支者，别頰上䪼[(5)]，抵鼻，至目内眦，斜絡於顴。是動則病嗌痛頷[(6)]腫，不可以顧[(7)]，肩似拔，臑似折。是主液所生病[(8)]者，耳聾目黄，頰腫，頸頷、肩臑、肘臂外後廉痛。（靈樞·經脉）

【校注】

（1）踝：指手腕外侧后缘的高骨。

（2）骨：《太素》此前有"下"字。应据补。杨上善注："臂有两骨，垂手之时，内箱前骨名为上骨，外箱后骨名为下骨。"

（3）出肘内侧两筋之间：筋，《甲乙经》《太素》作"骨"字。应据改。张介宾注："出肘内侧两骨尖陷中，小海穴也。"

（4）肩解：指肩臂两骨相连接之处。

（5）䪼（zhuō 拙）：眼眶的下方，包括颧骨内连及上牙床的部位。

（6）颔：颏骨下方，结喉上方的软肉处。

（7）顾：回头看。

（8）是主液所生病：张介宾注："小肠主泌别清浊，病则水谷不分而流衍无制，是主液所生病也。"

【原文】

3111　膀胱足太陽之脉，起於目内眦，上額交巔[1]；其支者，從巔至耳上循[2]。其直者，從巔入絡腦，還出别下項，循肩髆内，挾脊[3]，抵腰中，入循膂[4]，絡腎屬膀胱；其支者，從腰中下挾脊，貫臀入膕中；其支者，從髆内左右别下貫胛[5]，挾脊内，過髀樞[6]，循髀外從[7]後廉下合膕中，以下貫踹内，出外踝之後，循京骨[8]，至小指外側。是動則病衝頭痛，目似脱，項如拔，脊痛，腰似折，髀不可以曲，膕如結，踹如裂，是爲踝厥[9]。是主筋所生病[10]者，痔，瘧，狂癲疾，頭顖項痛，目黄泪出，鼽衄，項、背、腰、尻、膕、踹、脚皆痛，小指不用。（靈樞·經脉）

【校注】

(1) 巔：《脉经》《太素》此后有“上”字。应据补。巔上，指头顶部。

(2) 循：《甲乙经》《太素》作“角”。应据改。

(3) 肩髆（bó 搏）内，挟脊：肩髆，即肩胛骨。挟脊，《太素》及《素问·厥论》王冰注引文均无，可据删。

(4) 膂：指夹脊两旁之筋肉。

(5) 下贯胛：胛，《太素》《千金》作“胂。”应据改。胂，义同“膂”，杨上善注：“夹脊肉也。”

(6) 挟脊内，过髀枢：“挟脊内”三字，《太素》《千金》无。应据删。髀枢，股骨大转子处，相当于环跳穴部位。

(7) 从：《甲乙经》《太素》无。应据删。

(8) 京骨：指足小趾本节后大骨，又为穴名。

(9) 踝厥：经气变动从外踝部上逆所致的病证。

(10) 主筋所生病：张介宾注：“周身筋脉，惟足太阳为多为巨。其下者结于膕，结于踹，结于腘，结于臀；其上者，挟腰脊，络肩项，上头为目上网，下结于頄。故凡为挛、为弛、为反张、戴眼之类，皆足太阳之水亏，而主筋所生病者。”

【原文】

3112　腎足少陰之脉，起於小指之下，邪[1]走足心，出於然谷[2]之下，循内踝之後，别入跟中[3]，以上踹内，出膕内廉，上股内後廉，貫脊屬腎絡膀胱；其直者從腎上貫肝膈，入肺中，循喉嚨，挾舌本；其支者，從肺出絡心，注胸中。是動則病饑不欲食，面如漆柴[4]，欬唾則有血，喝喝而喘，坐而欲起[5]，目䀮䀮如無所見，心如懸若饑狀[6]，氣不足則善恐，心惕惕如人將捕之[7]，是爲骨厥。是主腎所生病者，口熱舌乾，咽腫，上氣，嗌乾及痛，煩心心痛，黄疸，腸澼[8]，脊股内後廉痛，痿厥，嗜卧[9]，足下熱而

痛[10]。(靈樞·經脉)

【校注】

(1) 邪：通"斜。"

(2) 然谷：《素问·阴阳应象大论》王冰注引文作"然骨"。应据改，以与《脉经》、《太素》合。然骨，杨上善注："在内踝下近前起骨是也。"即然谷穴部位。

(3) 别入跟中：《校注十四经发挥》承氏注："是别而下行入于足跟中。连上下文合解，即是指其经由足底斜出，向内踝而上，转向踝后，复别而向足跟部下行，绕过内踝下面再向上，由腓肠部的前侧上达膝弯内侧边。"

(4) 漆柴：形容面黑而干枯。张介宾注："水色黑，阴邪色见于面，故如漆。肾藏精，精衰则枯，故如柴。"

(5) 坐而欲起：形容坐卧不安。张介宾注："阴虚不能静也。"

(6) 心如悬，若饥状：心如悬，即心慌。张介宾注："心肾不交则精神离散，故心如悬。阴虚则内馁，故常若饥状。"

(7) 善恐，心惕惕如人将捕之：张介宾注："肾在志为恐，肾气怯，故惕惕如人将捕之。"

(8) 黄疸、肠澼：杨上善注："肾脏内热发黄，故曰黄疸也。肾主下焦，少阴为病，下焦大肠不和，故为肠澼也。"肠澼，此指下利。

(9) 嗜卧：张介宾注："多阴少阳，精神匮也。《逆调论》曰：'肾者水脏，主津液，主卧与喘也'。"

(10) 足下热而痛：杨上善注："少阴虚则热并，故足下热痛也。"

【按语】

《素问·骨空论》云："冲脉者，起于气街，并少阴之经侠脐上行，至胸中而散。"《甲乙经》卷二第一上载："一本云：从横骨中挟脐，循腹里上行而入肺。"据此，足少阴肾经实有一干三支，即除本段原文所说一干二支外，另有一支脉，从会阴别出于前，循腹中线两侧横骨、大赫、气穴、四满、中注、肓俞等穴挟脐上行走胸，止于俞府穴。

【原文】

3113　心主手厥陰心包絡之脉[1]，起於胸中，出屬心包絡，下膈，歷絡三焦[2]；其支者，循胸出脅，下腋三寸，上抵腋下，循臑内，行太陰少陰之間，入肘中，下[3]臂行兩筋之間，入掌中，循中指出其端；其支者，别掌中，循小指次指出其端。是動則病手心熱，臂肘攣急，腋腫，甚則胸脅支滿，心中憺憺火動[4]，面赤目黄，喜笑不休。是主脉所生病[5]者，煩心心痛，掌中熱。(靈樞·經脉)

【校注】

(1) 心主手厥阴心包络之脉：《十四经发挥》滑寿云："手厥阴代君火行事，以用而言，故曰手心主；以经而言，则曰心包络。一经而二名，实相火也。”

(2) 历络三焦：谓自胸至腹，挨次联络上中下三焦。历，顺次之义。又，张介宾注：“包络为心主之外卫，三焦为脏腑之外卫，故为表里而相络。”可参。

(3) 下：《甲乙经》及《素问·脏气法时论》王冰注引文，此后有“循”字。应据补。

(4) 心中憺憺火动：憺憺火，《脉经》《太素》作“澹澹大”。应据改。心中澹澹大动，即心搏过甚而悸动不安。

(5) 主脉所生病：张志聪注：“心主血而包络代君行令，故主脉，是主脉之包络所生病者。”

【按语】

原文“是主脉所生病者”，《太素》卷八首篇作“是心主脉所生病者”，《甲乙经》卷二第一上林亿校云：“脉，一作心包络”，《铜人》卷二作“是主心包脉所生病者。”一作“主脉所生病”，一作“主心包络所生病”，二者不同。从十二经“所生病”的文例而论，五脏均主本脏所生病，六腑则分别主津、液、气、血、筋、骨所生病，心包络属脏，故当主本脏，即“主心包络所生病”。另因其功能隶属于心，故又曰“主脉所生病”。二说均能言之成理，不必互校。

【原文】

3114　三焦手少阳之脉，起于小指次指之端，上出两指之间，循手表腕(1)，出臂外两骨之间，上贯肘，循臑外上肩而交出足少陽之後，入缺盆布膻中(2)，散落心包，下膈循(3)屬三焦。其支者，從膻中上出缺盆，上項繫(4)耳後，直上出耳上角，以屈下頰至䪼；其支者，從耳後入耳中，出走耳前，過客主人前，交頰，至目鋭眦。是動則病耳聾渾渾焞焞(5)，嗌腫喉痹。是主氣所生病(6)者，汗出，目鋭眦痛，頰痛，耳後肩臑肘臂外皆痛，小指次指不用。(靈樞·經脉)

【校注】

(1) 手表腕：指手背腕部的阳池穴部位。

(2) 膻中：即胸中。

(3) 落、循：《甲乙经》《太素》分别作“络”、“遍”字。应据改。

(4) 系：《脉经》《甲乙经》作“侠”字。应据改。侠，与挟同。

(5) 浑浑焞焞（tūn 吞）：形容耳内作响，听音不清。杨上善注：“耳聋声也。”

(6) 主气所生病：三焦司决渎，主通调水道，水道不利多由气化失常所致，故主气所生病。张介宾注：“三焦为水渎之腑，水病必由于气也。”

【原文】

3115　膽足少陽之脉，起於目鋭眦，上抵頭角，下耳後，循頸行手少陽之前，至肩上却交出手少陽之後，入缺盆。其支者，從耳後入耳中，出走耳前，至目鋭眦後；其支者，别鋭眦，下大迎，合於手少陽，抵於䪼，下加頰車，下頸合缺盆，以下胸中，貫膈絡肝屬膽，循脅裏，出氣街，繞毛際，横入髀厭中(1)；其直者，從缺盆下腋，循胸過季脅(2)，下合髀厭中，以下循髀陽(3)，出膝外廉，下外輔骨(4)之前，直下抵絶骨(5)之端，下出外踝之前，循足跗上，入小指次指之間(6)；其支者，别跗上，入大指之間，循大指歧骨(7)内，出其端，還貫爪甲，出三毛(8)。是動則病口苦，善太息(9)，心脅痛不能轉側，甚則面微有塵，體無膏澤(10)，足外反熱，是爲陽厥(11)。是主骨所生病(12)者，頭痛、頷痛，目鋭眦痛，缺盆中腫痛，腋下腫，馬刀俠瘿(13)，汗出振寒，瘧，胸脅肋髀膝外至脛絶骨外踝前及諸節皆痛，小指次指不用。（靈樞·經脉）

【校注】

(1) 髀厌中：即髀枢的环跳穴。

(2) 季胁：腋下为胁，胁下第十一肋骨处为季胁。

(3) 髀阳：指大腿的外侧部。张介宾注："髀之外侧也。"

(4) 辅骨：滑寿《十四经发挥》云："骨行外为辅骨。"即腓骨。

(5) 绝骨：穴名，在外踝上三寸。

(6) 入小指次指之间：《脉经》及《素问·阴阳离合论》王冰注引文均作"出小指次指之端"。应据改。

(7) 歧骨：指足大趾和次趾本节后的骨缝。

(8) 三毛：指足大趾爪甲后丛毛处。

(9) 口苦，善太息：张介宾注："胆病则液泄，故口苦。胆郁则不舒，故善太息。"

(10) 面微有尘，体无膏泽：面色灰暗如同蒙上灰尘一样，身体肌肤失去润泽。张介宾注："足少阳之别散于面，胆木为病，燥金胜之，故面有微尘，体无膏泽。"

(11) 阳厥：言足少阳之气厥逆为病。

(12) 主骨所生病：张介宾注："胆味苦，苦走骨，故胆主骨所生病。又，骨为干，其质刚，胆为中正之官，其气亦刚，胆病则失其刚，故病及于骨。凡惊伤胆者骨必软，即其明证。"

(13) 马刀侠瘿：指瘰疬。生于颈旁，结核连续如贯珠者，名"挟瘿"；生于腋下者，名"马刀"。

【按语】

关于胆足少阳之脉在头面部的循行，滑寿《十四经发挥》说："此经，头部自瞳子髎至风池，凡二十穴，作三折，向外而行。始瞳子髎，至完骨，是一折；又自完骨外折，上至阳白，会睛明，是一折；又自睛明上行，循临泣、风池，是一折。"此说可供参考。

【原文】

3116 肝足厥陰之脉，起於大指叢毛之際(1)，上循足跗上廉，去内踝一寸，上踝八寸，交出太陰之后，上膕内廉，循股陰(2)入毛中，過陰器(3)，抵小腹，挾胃屬肝絡膽，上貫膈，布脅肋，循喉嚨之後，上入頏顙(4)，連目系，上出額，與督脉會於巔；其支者，從目系下頰裏環唇内；其支者，復從肝别貫膈，上注肺。是動則病腰痛不可以俛仰，丈夫㿉疝(5)，婦人少腹腫，甚則嗌乾，面塵脱色。是肝(5)所生病者，胸滿，嘔逆，飧泄，狐疝(6)，遺溺，閉癃。(靈樞·經脉)

【校注】

(1) 大指丛毛之际：指足趾爪甲横纹后丛毛处，即上文之“三毛。”

(2) 股阴：指大腿内侧。

(3) 过阴器：过，《甲乙经》《太素》作“环”。应据改。环阴器，环绕外生殖器一周。

(4) 颃颡（háng sǎng 航嗓）：杨上善注：“喉咙上孔名颃颡。”

(5) 㿉（tuí 颓）疝：㿉，通𬯀。㿉疝，疝气之一，发病时阴囊肿痛下坠。

(5) 肝：《甲乙经》《太素》此前有“主”字。应据补。

(6) 狐疝：疝气之一，发作时疝在阴囊少腹之间时上时下，象狐之出入无常。

【按语】

上十二节论十二经脉循行部位及经气变动所产生的病候，是经络学说的主要内容。十二经脉的病候，主要表现为本经所过部位的病变及本经所属脏腑的病变，经文用“是动病”和“所生病”来进行概括。是动病，以本经所过部位病候为主，同时包括本脏腑的部分病候。如手太阴肺经是动病，“缺盆中痛，甚则交两手而瞀”为本经所过部位病候；“肺胀满膨膨而喘咳”则是影响本脏的病候。所生病，以本脏病候为主，同时也包括本经的部分病候。如手太阴肺经所生病，“咳，上气喘渴，烦心胸满”为本脏的病候；“臑臂内前廉痛厥，掌中热”则是本经所过部位的病候。

关于“是动病”和“所生病”，历代众说纷纭，无有定论。如《难经》二十二难云：“经言是动者，气也；所生病者，血也。邪在气，气为是动；邪在血，血为所生病。”《难经集注》杨康侯认为，是动病是在气、在阳、在卫、在外；所生病是在血、在阴、在营、在里。《难经经释》徐大椿认为，是动病为本经病，所生病为他经病。《校注十四经发挥》承淡安注则认为，是动病为经络病，所生病为脏腑病。此外，还有以是动病为外因所致之病，所生病为内因所致之病；是动病为本经的病理表现，所生病为本经经穴的主治证候等。从经文本义言，“是动病”当指本经经气变动而主要表现在经脉方面的病候，如手太阴肺经称“臂厥”，足阳明胃经称“骭厥”，手少阴心经称“臂厥”，足太阳膀胱经称“踝厥”，足少阴肾经称“骨厥”，足少阳胆经称“阳厥”等，皆本经经气厥逆所产生的病候。由于经脉内属脏腑，外联他经，所以每经的病候，均是以本经为主，而兼见本脏及相关经脏的证候。“所生病”，经文已明确指出“是主×脏”或“气、血、津、液、筋、脉、骨”等所生病。气、血、津、液、筋、脉、骨，隶属于脏腑，在此可视为相关脏腑的代名词，因此主要指本经经气变动影响本脏腑而产生脏腑方面的病候。由于脏腑相通，经脉相联，所以同时也包括本经影响相关经脏的病候。

又，肝足厥阴之脉文中，“上出额，与督脉会于巅”后，应据《甲乙经》卷二第一上校语、《千金》卷十一第一校语及《素问·刺腰痛篇》王冰注引文补入“其支者，从小腹与太阴、少阳结于腰髁下夹脊第三、第四骨孔中”二十五字，与《外台》卷三十九云中髎为“厥阴所结”及《素问·缪刺论》王冰注云“下髎是足太阴、厥阴、少阳所结”相吻合。说明足厥阴肝经还有一支脉从小腹分出下行，与足太阴、足少阳结于腰髁，并下夹脊而入于中髎、下髎。此为临床解释肝病出现腰痛等症状提供了理论依据。

【原文】

3117　黄帝曰：脉行之逆順(1)奈何？岐伯曰：手之三陰，從藏走手(2)；手之三陽，從手走頭(3)；足之三陽，從頭走足(4)；足之三陰，從足走腹(5)。(靈樞·逆順肥瘦)

【校注】

(1) 逆顺：经脉从躯干走向四肢为顺，从四肢返回躯干为逆。

(2) 手之三阴，从脏走手：张介宾注：“手之三阴从脏走手者，太阴肺经，从脏出中府，而走大指之少商；少阴心经，从脏出极泉，而走小指之少冲；厥阴心主经，从脏出天池，而走中指之中冲也。”

(3) 手之三阳，从手走头：张介宾注：“手之三阳从手走头者，阳明大肠经，从次指商阳而走头之迎香；太阳小肠经，从小指少泽而走头之听宫；少阳三焦经，从名指关冲而走头之丝竹空也。”

(4) 足之三阳，从头走足：张介宾注：“足之三阳从头走足者，太阳膀胱经，从头之睛明而走足小指之至阴；阳明胃经，从头之承泣而走足次指之厉兑；少阳胆经，从头之瞳子髎而走足四指之窍阴也。”

(5) 足之三阴，从足走腹：张介宾注：“足之三阴从足走腹者，太阴脾经，从大指隐白走腹而上于大包；少阴肾经，从足心涌泉走腹而上于俞府；厥阴肝经，从足大指大敦而走腹之期门也。”

【按语】

十二经的循行路线有一定的规律性。在走向上，“手之三阴，从脏走手；手之三阳，从手走头；足之三阳，从头走足；足之三阴，从足走腹。”在分布上，“三阳经行于头，三阴经行于胸腹，三阳经行于腰背；三阴经行于四肢内侧，三阳经行于四肢外侧。”在经脉交接上，阴阳表里经脉交接于四肢部；同名手足三阳经脉交接于头面部；

手足三阴经交接于胸部。在流注次序上，始于手太阴肺经，依次流注于手阳明大肠经、足阳明胃经、足太阴脾经、手少阴心经、手太阳小肠经、足太阳膀胱经、足少阴肾经、手厥阴心包经、手少阳三焦经、足少阳胆经，终于足厥阴肝经，复注于手太阴肺经为一周。首尾相贯，如环无端，终而复始，循环无已。

三

【原文】

3118 夫人之常數[1]，太陽常多血少氣，少陽常少血多氣，陽明常多氣多血，少陰常少血多氣，厥陰常多血少氣，太陰常多氣少血，此天[2]之常數。足太陽與少陰爲表裏，少陽與厥陰爲表裏，陽明與太陰爲表裏，是爲足陰陽也。手太陽與少陰爲表裏，少陽與心主爲表裏，陽明與太陰爲表裏，是爲手之陰陽也。(素問 · 血氣形志篇)

【校注】

(1) 人之常数：气血在十二经中分布的正常数。

(2) 天：指先天禀赋。

【按语】

关于六经气血多少之说，在《内经》中凡三见：除本节外，再见于《灵枢 · 五音五味》："厥阴常多气少血，少阴常多血少气，太阴常多血少气"；三见于《灵枢 · 九针论》："阳明多血多气，太阳多血少气，少阳多气少血，太阴多血少气，厥阴多血少气，少阴多气少血。"三段均不同。马莳等注家认为《灵枢》多误，当以本段为正，但对气血多少之理，却未予具体阐明。

考《太素》卷十任脉曰："太阳常多血少气，少阳常多气少血，阳明常多血气，厥阴常多气少血，少阴常多血少气，太阴常多血气。"杨上善并注："手足少阴太阳多血少气，以阴多阳少也。手足厥阴少阳多气少血，以阳多阴少也。手足太阴阳明多血气，以阴阳俱多谷气故也。"《太素》经文及杨氏之注，对有关气血多少的论述规律性较强，说理有据，明确地反映了气血多少与经脉阴阳特性之间的联系，可供参考。

第二节 奇经八脉

奇经八脉，包括督脉、任脉、冲脉、带脉、阴跷脉、阳跷脉、阴维脉、阳维脉等八脉。因其不入正经，又与脏腑无直接络属，并无表里相配关系，故名奇经。

奇经八脉是经络系统的重要组成部分，有加强十二经脉之间的联系，蓄溢调节十二经气血，并参与肝、肾、女子胞、脑、髓生理功能活动等作用。尤其是督、任、冲三脉的功能更为重要，故督脉有“阳脉之海”，任脉有“阴脉之海”，冲脉有“十二经之海”及“血海”之称。其为病亦各有特点，如“任脉为病，男子内结七疝，女子带下瘕聚。冲脉为病，逆气里急。督脉为病，脊强反折”等。

【原文】

3201　任脉者，起於中極之下(1)，以上毛際，循腹裏上關元，至咽喉，上頤，循面入目。衝脉者，起於氣街(2)，并少陰之經(3)，俠臍上行，至胸中而散。任脉爲病，男子内結七疝(4)，女子帶下(5)瘕聚(6)。衝脉爲病，逆氣裏急(7)。督脉爲病，脊强反折(8)。督脉者，起於少腹以下骨中央(9)，女子入繫廷孔，其孔，溺孔之端也(10)。其絡循陰器合篡(11)間，繞篡後，别繞臀，至少陰與巨陽中絡(12)者，合少陰上股内後廉，貫脊屬腎。與太陽起於目内眦，上額交巔上，入絡腦，還出别下項，循肩髆内，俠脊抵腰中，入循膂络肾。其男子循茎下至篡，与女子等(13)。其少腹直上者，贯脐中央，上贯心，入喉，上颐环唇，上繫兩目之下中央。此生病，從少腹上衝心而痛，不得前後，爲衝疝(14)。其女子不孕、癃、痔、遺溺、嗌干。(素問·骨空論)

【校注】

(1) 中极之下：张介宾注：“中极，任脉穴名，在曲骨上一寸。中极之下，即胞宫之所。任冲督三脉皆起于胞宫，而出于会阴之间。”

(2) 起于气街：冲脉内起于胞宫，这里是指冲脉浮浅而外行的部分从气街起始。张介宾注：“起，言外脉之所起，非发源之谓也。下放此。气街即气冲，足阳明经穴，在毛际两旁。”

(3) 并少阴之经：指与足少阴肾经相并而行。丹波元简注：“按虞庶云：《素问》曰：并足少阴之经。《难经》却言并足阳明之经。况少阴之经，侠脐左右各五分，阳明之经，侠脐左右各二寸，气冲又是阳明脉气所发，如此推之，则冲脉自气冲起，在阳明少阴二经之内，侠脐上行，其理明矣。李时珍云：足阳明，去腹中行二寸；少阴，去腹中行五分，冲脉行于二经之间也。”

(4) 七疝：指七种不同类型的疝气。张寿颐《难经汇注笺正》注二十九难：“疝之有七，隋唐以前，谓有厥疝、㽷疝、寒疝、气疝、盘疝、胕疝、狼疝之名。元以后，则曰寒疝、筋疝、水疝、气疝、血疝、㿗疝、狐疝，要之疝以气言，皆气滞不行为病。”

(5) 带下：此泛指妇女月经方面的疾病。丹波元简注：“赤白带下，昉见于《病源》，而古所谓带下，乃腰带以下之义。疾系于月经者，总称带下。《史记》扁鹊为带下医，《金匮》有带下三十六病之目，可以见也。”

(6) 瘕聚：即瘕，又称聚。

(7) 逆气里急：张介宾注：“冲脉侠脐上行，至于胸中，故其气不顺则隔塞逆气，血不和则胸腹里急也。”逆气，气上逆。里急，胸腹拘急。

(8) 脊强反折：脊柱强直而向后弯曲。

(9) 少腹以下骨中央：指小腹部骨盆中央的胞宫。

(10) 廷孔，其孔，溺孔之端也：廷孔，即阴道口。"其孔，溺孔之端也"，似为古注语，依文例，可删。

(11) 篡（cuàn 窜）：《甲乙经》《太素》作"纂"，形近而误，应据改。下同。纂，指前后阴之间的会阴部位。丹波元简注："盖两阴之间，有一道缝处，其状如纂组，故谓之纂。"

(12) 少阴与巨阳中络：指足少阴肾经的别络，从足根部肾经的大钟穴别出而行于足跟外侧，并与足太阳膀胱经相接的一条络脉。

(13) 与女子等：指督脉会阴部后的循行路线与女子相同。

(14) 不得前后，为冲疝：不得前后，指二便不通。冲疝，疝病之一。共症见气从少腹上冲心而痛，不能大小便。

【按语】

本节论任脉、督脉的循行及任、督、冲三脉病证。文中所载督脉的循行，从少腹直上的部分实际上是论任脉的，故王冰注云："然任脉、冲脉、督脉者，一源而三歧也。故经或谓冲脉为督脉，何以明之？今《甲乙》及《古经脉流注图经》以任脉循背者谓之督脉，自少腹直上者谓之任脉，亦谓之督脉，是则以背腹阴阳别为名目尔。"由于督脉的前行支实即任脉，所以督脉为病的病证亦有与任脉相同的地方。马莳对督脉任脉的循行及病证相同的地方作了对比说明，注云："督脉任脉名色虽异，而气脉不殊，其督脉所行者，一如任脉之行，故自少腹直上者，贯脐中央，上贯心入喉，上颐环唇，上系两目之中央。其督脉为病者，又如任脉之病，从少腹上冲心而痛，不得前后，为冲疝；其女子所生之病，一如任冲之病，为不孕，为癃、为痔，为遗溺，为嗌干也。"

又，从"督脉者起于"至"上系两目之下中央"一段文字，李今庸等《新编黄帝内经纲目·经络》指出："依据《内经》的读法和经脉循行的规律，本段文字疑有错简，现拟整理如下：督脉者，起于少腹以下骨中央，女子入系廷孔，出纂，循脊上行，抵头额下鼻，过人中，入上齿中，环唇交承浆。其少腹直上者，贯脐中央，上贯心，入喉上颐，环唇，上系两目之下中央，与太阳起于目内眦，上额交巅上，入络脑，还出别下项，循肩髆内，挟脊抵腰中，入循膂络肾。其络循阴器，合纂间，绕纂后，别绕臀，至少阴与巨阳中络者，合少阴上股内后廉，贯脊属肾。其男子循茎下至纂，与女子等。"可供参考。

【原文】

3202　黄帝曰：婦人無鬚者，無血氣乎？岐伯曰：衝脉、任脉，皆起於胞中，上循背(1)裹，爲經絡之海。其浮而外者，循腹右(2)上行，會於咽喉，别而絡唇口。血氣盛則充膚熱肉，血獨盛則澹滲(3)皮膚，生毫毛。今婦人之生，有余於氣，不足於血，以其數脱血(4)也，冲任之脉，不榮口唇，故

鬚不生[5]焉。(靈樞·五音五味)

【校注】

(1) 背:《甲乙经》《太素》作“脊”。应据改。

(2) 右:《甲乙经》《太素》无。应据删。

(3) 澹滲:《甲乙经》及《素问·骨空论》王冰注引文作“滲灌”。应据改。

(4) 数脱血:指每月按时排出经血。张介宾注:“谓血不留,而月事以时下也。”

(5) 冲任之脉,不荣口唇,故须不生:张介宾:“冲任为血之海,须为血之余,血不足则冲任之脉不荣于口而须不生矣。”

【原文】

3203 夫衝脉者,五藏六府之海也,五藏六府皆禀[1]焉。其上者,出於頏顙,滲諸陽,灌諸精[2];其下者,注少陰之大絡[3],出於氣街,循陰股内廉,入[4]膕中,伏行骭骨内,下至内踝之後屬而别;其下者,并於少陰之經,滲三陰;其前者,伏行出跗屬[5],下循跗,入大指間,滲諸絡而温肌肉。故别絡結[6],則跗上不動[7],不動則厥,厥則寒[8]矣。(靈樞·逆順肥瘦)

【校注】

(1) 五脏六腑皆禀:张介宾注:“冲脉起于胞中,为十二经精血之海,故五脏六腑皆禀焉。”

(2) 渗诸阳,灌诸精:谓冲脉渗灌精气于头面。头面为诸阳之会,故此“诸阳”,即指头面部。

(3) 少阴之大络:此指从肾脏发出深行于体内的大络脉,非十五别络之谓。

(4) 入:《甲乙经》此前有“斜”字,与《灵枢·动输》合。应据补。

(5) 跗属:指足背与胫骨相连属的关节处。

(6) 别络结:指少阴和冲脉下行别出的络脉结滞不通。

(7) 跗上不动:谓足背上的动脉无搏动。

(8) 厥则寒:气血厥逆而出现局部寒冷的症状。张介宾注:“冲脉为十二经之海,故能温肌肉,温足胫,皆冲脉之气也。若冲脉之络因邪而结,则跗上之经不动而为厥为寒者,亦冲脉之所致也。”

【原文】

3204 黄帝曰:足少陰何因而動?岐伯曰:衝脉者,十二經之海也,與少陰之大絡,起於腎下,出於氣街,循陰股内廉,邪[1]入膕中,循脛骨内廉,并少陰之經,下入内踝之後,入足下;其别者,邪入踝,出屬跗上,入大指之間,注諸絡,以温足脛,此脉之常動[2]者也。(靈樞·動輸)

【校注】

(1) 邪：音义同“斜”。

(2) 此脉之常动：张介宾注：“足少阴之脉动者，以冲脉与之并行也。冲脉亦十二经之海，与少阴之络同起于肾下，出于足阳明之气冲，循阴股、腘中、内踝等处以入足下；其别者，邪出属跗上，注诸络以温足胫，此太溪等脉所以常动不已也。”

【按语】

上三节主要论冲脉的循行，其分布广泛，有行身之前者，有行身之后者，有上行于唇口者，有下行至足趾间者。与其他经脉的联系亦较广，不仅系于任督带脉，并注于少阴，会于阳明，及于太阳。

冲、任、督脉是奇经八脉的主体部分，三脉均起于胞中，出于会阴，上行腹正中、两侧及背正中，因而王冰有“一源三歧”之说。此“胞”非但指女性器官，而是“男女藏精之所”（张介宾《类经·藏象类十七》），在女子指胞宫，在男子则指精室。由于胞宫和精室是男女藏精之处，又是构成新生命原始物质的发源地，其气均通于肾，故冲、任、督三脉起于此处有其重要生理意义。

冲、任、督一源三歧，因而三者在生理和病理上均有着十分密切的联系；同时在运用冲、任、督理论指导临床时，还必须与其相关脏腑经脉联系起来。如任督二脉与肝肾的关系密切，且督脉为“阳脉之海”，总督诸阳；任脉为“阴脉之海”，“任主胞胎”；冲脉分布联系更为广泛，与胃、肝、肾等关系密切，以其能调节十二经气血，故又有“十二经脉之海”，“血海”及“五脏六腑之海”之称。在十二经脉中，冲脉与足少阴、阳明的关系更为密切，因为冲脉既“与少阴之大络起于肾下”，“并少阴之经”，又隶属于阳明，而兼有先后天之气。

奇经八脉理论，为临床辨治内、妇各科疑难杂证提供了理论依据及重要指导，尤其在妇科的经带胎产病及男科的遗精、阳萎、不育等治疗中显得更为重要。故沈金鳌说：“奇经八脉所以总持十二经，不明乎此，并不知十二经之纲维，十二经之出入。如肝藏血，其人体血病，治其肝而勿愈，必求源于冲，冲为血海也。肺主气，其人本气病，治其肺而勿愈，必求其源于督，督为气海也。其任带跷维六经，可以类推。”（《杂病源流犀烛·凡例》）

第三节 络脉

络脉是经脉循行的延伸和补充，它内通经脏，外联组织、器官，是气血营养脏腑、组织的桥梁和枢纽。络脉系统包括三大部分：一是别络，又称大络，它是从经脉直接别出的络脉干线部分，主要有十五别络，脏腑大络等。二是络脉，是从别络（大络）分出的络脉分支，其数目较多，但均无具体命名。三是孙络，是从络脉分出的更细小的分支，数目众多，网络全身，无处不到。其浮现于体表的部分，又称为浮络；浮络显现于皮肤的微细脉络，则称为血络。

络脉以其特殊的组织结构以及在脏腑经脉中的特殊地位，而具有渗灌血气、互渗津血，贯通营卫和保证经气环流等独特生理功能。而其中的孙络尤其是一个不可忽视的关键部分。故张志聪强调说："血络者，外之络脉、孙脉，见于皮肤之间。血气有所留积，则失其内外出入之机。"（《灵枢集注·血络论》）

【原文】

3301　經脉十二者，伏行分肉之間，深而不見；其常見者，足太陰過於外踝之上，無所隱故也(1)。諸脉之浮而常見者，皆絡脉也。六經絡(2)手陽明少陽之大絡，起於五指間，上合肘中(3)。飲酒者，衛氣先行皮膚，先充絡脉(4)，絡脉先盛，故衛氣已平，營氣乃滿(5)，而經脉大盛。脉(6)之卒然動者，皆邪氣居之，留於本末(7)；不動則熱(8)，不堅則陷且空(9)，不與衆同，是以知何脉之動(10)也。（靈樞·經脉）

3302　雷公曰：何以知經脉之與絡脉异也？黄帝曰：經脉者常不可見也，其虚實也以氣口知之，脉之見者皆絡脉也。雷公曰：細子無以明其然也。黄帝曰：諸絡脉皆不能經大節(11)之間，必行絶道而出入(12)，復合於皮中，其會皆見於外(13)。（靈樞·經脉）

【校注】

(1) 足太阴过于外踝之上，无所隐故也：外踝，《太素》作"内踝"。应据改。杨上善注："十二经脉及诸络脉，其不见者，谓十一经也；其可见者，谓足太阴经，上行至于踝上，以其皮薄故见也；诸余络脉，皆见者也。"

(2) 六经络：指手足六经的络脉。

(3) 手阳明少阳之大络，起于五指间，上合肘中：张介宾注："手足各有六经，而手六经之络，则惟阳明、少阳之络为最大。手阳明之络名偏历，在腕后三寸上侧间，别走太阴；手少阳之络名外关，在臂表腕后二寸两筋间，邪行向内，历阳明、太阴别走厥阴。二络之下行者，阳明出合谷之次，分络于大食二指，少阳出阳池之次，散络于中名小三指，故起于五指间。其上行者，总合于肘中内廉厥阴曲泽之次。"

(4) 饮酒者，卫气先行皮肤，先充络脉：指饮酒后，酒之悍气随卫气先行于皮肤，先充于络脉之中。张介宾注："卫气者，水谷之悍气也，其气慓疾滑利，不入于经。酒亦水谷之悍气，其慓疾之性亦然。故饮酒者，必随卫气先达皮肤，先充络脉。"

(5) 卫气已平，营气乃满：谓卫气先充实于皮肤络脉处，营气则随之而充满。平，张介宾注："犹潮平也，即盛满之谓。"

(6) 脉：指经脉。

(7) 留于本末：杨上善注："卫气将邪入于此脉本末之中，留而不出，故为动也。酒即邪也。"本末，指本条经脉之内外。

(8) 不动则热：不动，指邪气不移动。邪客留于经脉之中，久居不移，则郁而化热，而有发热的表现。

(9) 不坚则陷且空：此承前句邪郁化热，当见脉形胀满而言。如果属寒邪，且尚未化热，则脉形不见胀满而是空陷，或有发冷症状。杨上善注："当邪居处，热邪盛也，必为坚硬。若寒邪盛多，脉陷肉空，与平人不同。"

(10) 动：《太素》作"病"。应据改。

(11) 大节：指大骨节。

(12) 必行绝道而出入：络脉为经脉的分支，故行走横道，出入于经脉所不到的部位。张介宾注："凡经脉所行，必由其溪谷大节之间。络脉所行，乃不经大节，而于经脉不到之处，出入联络以为流通之用。"绝，横也。

(13) 其会皆见于外：指络脉相互交会于肌肤而显露于外。张介宾注："然络有大小，大者曰大络，小者曰孙络。大络犹木之干，行有出入。孙络犹木之枝，散于肤腠，故其会皆见于外。"见，现的古字。

【按语】

上两节论络脉的概念及其与经脉的区别。此外，上节中的"足太阴"，张介宾认为应改为"手太阴"，注云："经脉深而直行，故手足十二经脉，皆伏行分肉之间，不可得见。其有见者，惟手太阴一经，过于手外踝之上，因其骨露皮浅，故不能隐。下文云'经脉者，常不可见也，其虚实也以气口知之。'正谓此耳。"(《类经·经络类六》) 此说有理，可参。

【原文】

3303　手太陰之别[(1)]，名曰列缺，起於腕上分間[(2)]，并太陰之經直入掌中，散入於魚際。其病實則手鋭掌熱[(3)]，虚則欠㰦，小便遺數[(4)]，取之去腕半寸，别走陽明[(5)]也。手少陰之别，名曰通里，去腕一寸半[(6)]，别而上行，循經入於心中，繫舌本，屬目系。其實則支膈，虚則不能言，取之掌[(7)]後一寸，别走太陽也。手心主之别，名曰内關，去腕二寸，出於兩筋之間[(8)]，循經以上，繫於心包，絡心系。實則心痛，虚則爲頭强[(9)]，取之兩筋間也。手太陽之别，名曰支正，上[(10)]腕五寸，内注少陰；其别者，上走肘，絡肩髃。實則節弛肘廢[(11)]，虚則生肬[(12)]，小者如指痂疥[(13)]，取之所别也。手陽明之别，名曰偏歷，去腕三寸，别入太陰；其别者，上循臂，乘肩髃，上曲頰偏齒[(14)]；其别者，入耳合於宗脉[(15)]。實則齲聾，虚則齒寒痹隔[(16)]，取之所别也。手少陽之别，名曰外關，去腕二寸，外繞臂，注胸中，合心主。病實則肘攣，虚則不收，取之所别也。足太陽之别，名曰飛陽，去踝七寸，别走少陰。實則鼽窒[(17)]，頭背痛，虚則鼽衄，取之所别也。足少陽之别，名曰光明，去踝五寸，别走厥陰，下絡足跗。實則厥，虚則痿躄[(18)]，坐不能起，取之所别也。足陽明之别，名曰豐隆，去踝八寸，别走太陰；其别者，循脛骨外廉，上絡頭項，合諸經之氣，下絡喉嗌[19]。其病氣逆則喉痹瘁瘖[20]，實則狂巔，虛則足不收，脛枯，取之所别也。足太陰之别，名曰公孫，去本節之後一寸，别走陽明；其别者，入絡腸胃。厥氣上逆則霍亂[21]，實則腸中切痛，虛則鼓脹，取之所别也。足少陰之别，名曰大鍾，當踝後繞跟，别走太陽；其别者，并經上走於心包，下外貫腰脊，其病氣逆則煩悶，實則閉癃，虛則腰痛，取之所别者也。足厥陰之别，名曰蠡溝[22]，去内踝五寸，别走少陽；其别者，徑脛[23]上睾結於莖。其病氣逆則睾腫卒疝，實則挺長[24]，虛則暴癢，取之所别也。住[25]脉之别，名曰尾翳，下鳩尾，散於腹。實則腹皮痛，虛則癢搔，取之所别也。督脉之别，名曰長强，挾膂上項，散頭上，下當肩胛左右，别走太陽，入貫膂。實則脊强，虛則頭重，高摇之，挾脊之有過者[26]，取之所别也。脾之大絡，名曰大包，出淵腋下三寸，布胸脅。實則身盡痛，虛則百節盡皆縱[27]，此脉若羅絡之血者[28]，皆取之脾之大絡脉也。

凡此十五絡者，實則必見，虛則必下[29]，視之不見，求之上下，人經不同，絡脉异所别也[30]。（靈樞·經脉）

【校注】

（1）手太阴之别：别，别络。手太阴之别，指手太阴经的别络。马莳注："夫不曰络而曰别者，以此穴由本经而别走邻经也。"

（2）分间：即分肉之间。

（3）实则手锐掌热：张介宾注："掌后高骨为手锐骨。实为邪热有余，故手锐掌热。"

（4）虚则欠㰦，小便遗数：张介宾注："欠㰦，张口伸腰也。虚因肺气不足，故为欠㰦及小便遗而且数。《通俗文》曰：体倦则伸，志倦则㰦也。"

（5）去腕半寸，别走阳明：半寸，《脉经》《太素》作"一寸半"三字。应据改。张介宾注："此太阴之络别走阳明，而阳明之络曰偏历，亦入太阴，以其相为表里，故互为注络以相通也，他经皆然。"

（6）半：《太素》《千金方》无。应据删，以与下文"一寸"合。

（7）掌：《甲乙经》《太素》作"腕"。应据改。

（8）两筋之间：《太素》杨上善注引《明堂经》文，此后有"别走少阳"四字。应据补。

（9）头强：《甲乙经》《脉经》作"烦心"。应据改。

（10）上：《太素》作"去"。应据改，与前后各条合。

（11）节弛肘废：谓肩肘关节废弛，不能运动。张介宾注："邪实则脉络壅滞而节弛肘废。"

（12）肬：同疣，为皮肤上的赘肉。

（13）小者如指痂疥：丹波元简注："此谓肬之多生，如指间痂疥之状。"

(14) 上曲颊偏齿：言上行至曲颊，偏络下齿龈中。曲颊，颊骨所钩着处，形曲如环。

(15) 宗脉：杨上善注："宗，总也。耳中有手太阳、手少阳、足少阳、足阳明络四脉总会之处，故曰宗脉。"

(16) 痹隔：指膈间闭塞不畅的病证。痹，闭也。

(17) 鼽窒：鼻塞不通。

(18) 痿躄（bi 壁）：即下肢痿软无力，不能行走的病证。躄，张介宾注："足不能行也。"

(19) 合诸经之气，下络喉嗌：张介宾注："此经循喉咙入缺盆，胃为五脏六腑之海，而喉嗌缺盆为诸经之孔道，故合诸经之气下络喉嗌而为病如此。"

(20) 瘁瘖：瘁，《太素》作"卒"，应据改。卒瘖，突然失音。

(21) 厥气上逆则霍乱：霍乱，指上吐下泻并见的胃肠道疾病。杨上善注："阳明络入肠胃，清浊相干，厥气乱于肠胃，遂有霍乱。"

(22) 蠡（li 梨）沟：穴名，在足内踝上五寸处陷中。

(23) 径胫：《甲乙经》《千金》作"循经"。应据改。

(24) 挺长：指阴茎挺纵不收。《灵枢·经筋》：足厥阴之筋"伤于寒则阴缩入，伤于热则纵挺不收。"

(25) 住：形近而误，应改为"任"，与诸本均合。

(26) 高摇之，挟脊之有过者：《灵枢经校释》："《九墟》无'高摇之'以下九字。"按本文各节文例，此九字当删。

(27) 实则身尽痛，虚则百节尽皆纵：后"尽"字，《甲乙经》《太素》无。应据删。张介宾注："脾之大络名大包，在渊液下三寸，布胸胁，出九肋间，总统阴阳诸络，由脾灌五脏者也，故其为病如此。"

(28) 罗络之血者：张介宾注："言此大络包罗诸络之血。"

(29) 实则必见，虚则必下：言邪气壅盛于别络，则络脉突起而可见；络中气血空虚，则脉陷下而不可见。张介宾注："邪气盛者脉乃壅盛，故实则必见；正气虚者，脉乃陷下，而视之不见矣。"

(30) 视之不见，求之上下，人经不同，络脉异所别也：由于个体差异，其经脉的循行及络脉别出的部位亦有所不同，因此，在诊察络脉时必须在络脉的上下寻找，不可拘泥于固定的部位。张介宾注："故当求上下诸穴，以相印证而察之。何也？盖以人经有肥瘦长短之不同，络脉亦异其所别，故不可执一而求也。"

【按语】

别络是由经脉直接别出的主干分支，本节言其十五之数，而历代对此数及入数之络脉亦有异议，如《难经》虽赞同十五络说，但以十二经之别络，脾之大络及阴、阳跷之络入数；马莳提出了十六络之说，以此十五别络与胃之大络入数；喻昌亦赞同十五络，但以十二经之别络及胃之大络、脾之大络及奇经之一大络入数。邱幸凡《络脉理论与临床》认为，若从"别络"的特定含义，即从经脉上的络穴别出以为名来看，则实际上只有十四络，脾胃之大络从体内经脉发出，均不应计算其中。此外，由经脉别出的大络实际上有两大类：一类是从体表络穴分出的“别络”，共十四条；另一类是从体内经脉别出的“大络”，其数目较多而无所考。二者均是经脉气血营养脏腑、组织的重要通道，它们相互补充，缺一不可。

十五别络的病证有虚实之别，其病候的表现主要在别络的循行部位上，亦有涉及相关脏腑者。在治疗上，可分别取十五络穴，虚则补之，实则泻之，以平为期。

【原文】

3304　凡診絡脉(1)，脉色青則寒且痛(2)，赤則有熱(3)。胃中寒，手魚之絡(4)多青矣；胃中有熱，魚際絡赤；其暴黑者，留久痹也(5)；其有赤有黑有青者，寒熱氣也(6)；其青短者，少氣也(7)。凡刺寒熱者皆多血絡(8)，必間日而一取之，血盡而止，乃調其虛實；其小而短者少氣，甚者寫之則悶，悶甚則仆不得言(9)，悶則急坐之也(10)。（靈樞·經脉）

【校注】

（1）诊络脉：张介宾注：“诊，视也。此诊络脉之色可以察病，而手鱼之络尤为显浅易见也。”

（2）脉色青则寒且痛：寒则气血凝涩不通而现青黑，故寒且痛。

（3）赤则有热：热则气血满溢，脉络充盈，故赤则有热。

（4）手鱼之络：张介宾注：“手鱼者，大指本节间之丰肉也。鱼虽手太阴之部，而胃气至于手太阴，故可以候胃气。”

（5）其暴黑者，留久痹也：暴，《太素》作“鱼”。应据改。谓鱼部络色黑，乃血气瘀久不去化浊所致，多为留痹、久痹之类的病证。

（6）其有赤有黑有青者，寒热气也：寒热气，《太素》《甲乙经》作“寒热”。可从。热则络赤，寒则络青黑，故络色有赤有黑有青乃属寒热夹杂之证。

（7）其青而短者，少气也：张介宾注：“其青而短者，青为阴胜，短为阳气不足，故为少气也。”

（8）多血络：即浅刺血络，亦是治寒热的一种方法。

（9）其小而短者少气，甚者泻之则闷，闷甚则仆不得言：谓络脉小短，为体质素虚，气血不足，若泻之不当，其气更虚。轻者可见烦闷，重者甚至出现昏仆不能言等晕针现象。

（10）闷则急坐之：谓晕针现象发生后，应立即停针，使病人静坐或平卧，施行急救。

【按语】

本节论述络脉察病之法。络脉浮浅，其察病方法与经脉殊途，主要是通过望诊而辨寒热虚实及其经脏病位。基本要点，一是从络色辨寒热：色青或白主寒，色黄赤主热。如“凡诊络脉，脉色青则寒且痛，赤则有热。”二是从络体辨虚实：邪气壅盛，则络脉充满，突起可见；正气不足，络脉空虚，则络脉不充，陷下难见。如“凡此十五络者，实则必见，虚则必下。”三是从病络部位辨经脏病位：络脉分属于经脏，诊察时可以经脏所主部位之络来别其病变部位。如足阳明经起行于面，手阳明经行于手鱼之表，足阳明经下行于两跗之上，其病分别反映于相关的络脉上，故《灵枢·邪气脏腑病形》说：“面热者，足阳明病；鱼络血者，手阳明病；两跗之上脉竖陷者，是阳明病，此胃脉也。”

第四章　病机

第一节　病因

病因，即导致疾病发生的原因。《内经》将病因分为阴阳两大类，并分别论述了各种致病因素的性质、致病特点等内容。一类是自然界六淫、疫疠等邪气，因其由外而入，病生于外，故属阳邪；一类是情志失调、饮食失节、起居失常、劳逸失度等因素，因其病生于内，故属阴邪。此分类为后世将疾病分为外感、内伤两大类并确立相应的治疗大法奠定了基础。《内经》创建的中医病因学理论，贯穿“人与天地相参”的整体观念，从人体内外环境失调中探索致病因素，对于临床辨证和疾病的防治都有指导意义。

一

【原文】

4101　天有四時五行，以生長收藏，以生寒暑燥濕風；人有五藏化五氣[1]，以生喜怒悲[2]憂恐。故喜怒傷氣，寒暑傷形[3]。暴怒傷陰，暴喜傷陽[4]。厥氣[5]上行，滿脉去形。喜怒不節，寒暑過度，生乃不固。（素問·陰陽應象大論）

【校注】

(1) 人有五脏化五气：指人之五脏有藏精化气的作用。

(2) 悲：《素问·天元纪大论》作“思”，与五脏相对应，可参。

(3) 喜怒伤气，寒暑伤形：喜怒，概指七情；寒暑，概指六淫。七情太过，损伤五脏气机；六淫伤人，先犯形体肌表。

(4) 暴怒伤阴，暴喜伤阳：张介宾注：“暴怒则肝气逆而血乱，故伤阴。暴喜则心气缓而神逸，故伤阳。”

(5) 厥气：指厥逆之气，气由下向上逆行。

【原文】

4102　故春秋冬夏，四時陰陽，生病起於過用[1]，此爲常[2]也。（素問

·經脉别論）

【校注】

（1）生病起于过用：张介宾注："五脏受气，强弱各有常度，若勉强过用，必损其真，则病之所由起也。"

（2）常：此处作规律解。

【按语】

本段论《内经》病因观。一是以"人与天地相参"的观点，说明自然界的六淫之邪，人体过度的情志变化，是两大基本致病因素。如果人的外部生存环境发生变化而不能适应，或各种原因干扰内在脏腑功能失调，就会生病。这种从人所处的生存环境与人体自身两个方面探讨致病因素的方法，正是整体观念在病因学的体现。

二是提出"生病起于过用"，认为自然界春夏秋冬顺序递迁是四时阴阳有规律消长的结果，与此相类比，人体的正常生活行为，无论饮食起居，还是劳作、情志等，都应有所节制而不可太过，太过而超出人体生理调节限度，损伤阴阳气血、脏腑功能则能致病。这种病因观是与我国古代"过犹不及""过则为灾"的哲理一脉相承的，它从人的生活行为方式失和与过度探讨病因，体现了《内经》病因理论的学术特点，并对疾病防治有重要指导意义。

二

【原文】

4103　夫邪之生也(1)，或生於陰(2)，或生於陽(2)。其生於陽者，得之風雨寒暑；其生於陰者，得之飲食居處，陰陽(3)喜怒。（素問·調經論）

【校注】

（1）邪之生也：这里的邪，可当病字解。邪之生也，是指一切疾病之所生。

（2）阴、阳：本指阴经、阳经而言，由于阴内、阳外，故又可理解为内、外。

（3）阴阳：指男女，即房事过度。

【原文】

4104　黄帝曰：陰之與陽也，异名同類(1)，上下相會，經絡之相貫，如環無端。邪之中人，或中於陰，或中於陽，上下左右，無有恒常，其故何也？岐伯曰：諸陽之會(2)，皆在於面。中人也，方乘虚時，及新用力，若(3)飲食汗出，腠理開而中於邪。中於面則下陽明，中於項則下太陽，中於頰則下少陽，其中於膺、背、兩脅，亦中其經(4)。黄帝曰：其中於陰奈何？岐伯答曰：中於陰者，常從臂胻[(5)]始。夫臂與胻，其陰皮薄，其肉淖澤[(6)]，故俱受於風，獨傷其陰[(7)]。（靈樞·邪氣藏府病形）

4105 黄帝曰：邪之中人藏奈何？岐伯曰：愁憂恐懼則傷心[(8)]。形寒寒飲則傷肺[(9)]，以其兩寒相感，中外皆傷，故氣逆而上行。有所墮墜，惡血留内，若有所大怒，氣上而不下，積於脅下，則傷肝[(10)]。有所擊仆，若醉入房，汗出當風，則傷脾[(11)]。有所用力舉重，若入房過度，汗出浴水，則傷腎[(12)]。（靈樞·邪氣藏府病形）

【校注】

(1) 阴之与阳也，异名同类：张介宾注：“经脉相贯合一，本同类也；然上下左右部位各有所属，则阴阳之名异矣。”

(2) 诸阳之会：诸阳，指手足三阳经；会，交会。

(3) 若：其后应据《甲乙经》、《太素》补“热”字。

(4) 其中于膺、背、两胁，亦中其经：指邪气中于胸膺、脊背和两胁时，也分别传注于其所属的三阳经脉。张介宾注：“膺在前，阳明经也。背在后，太阳经也。两胁在侧，少阳经也。中此三阳经与上同。”

(5) 胻：指足胫部。

(6) 淖泽：作柔润解。

(7) 故俱受于风，独伤其阴：黄元御注：“手三阴行于肘里，足三阴行于臂里，故中于阴经者常从臂胫始。其里面皮薄，其肌肉淖泽，孔窍常开，邪气易入，故俱受于风，独伤其阴经。”

(8) 愁忧恐惧则伤心：愁忧恐惧内起伤神，而神总统于心，故伤心。又《难经》“恐惧”作“思虑”，可参。

(9) 形寒寒饮则伤肺：形寒，身体感受外寒。寒饮，进食冷饮。张介宾注：“肺合皮毛，其脏畏寒，形寒冷饮，故伤肺也。”

(10) 积于胁下，则伤肝：肝藏血，其志为怒，其经行胁下。恶血、逆气积于胁下，故伤肝。

(11) 则伤脾：张介宾注：“脾主肌肉，饮食击仆者，伤其肌肉。醉后入房，汗出当风者，因于酒食，故所伤皆在脾。”

(12) 则伤肾：张介宾注：“肾主精与骨，用力举重则伤骨，入房过度则伤精，汗出浴水，则水邪犯其本脏，故所伤在肾。”

【按语】

本节论病因分类及不同邪气所伤部位的差异。《内经》依据受邪发病的部位，将致病因素分为内外两大类：一是外感受于风雨寒暑之类邪气，称为外因；二是内伤于饮食、情志、房事、起居之失调，称为内因。由此形成在病因、发病特点、传变途径与规律、转归预后以及治则治法、处方用药均有很大不同的内伤与外感两大类疾病。此外，文中还提到，由于病邪性质和致病部位的不同，所以侵犯的部位有高下、阴阳之分，经脉之别。特别是病证的经脉所属不同，为分经论治及使用引经药提供了诊断依据。

三

【原文】

4106　風從其所居之鄉來[1]爲實風[2]，主生，長養萬物。從其冲后來爲虛風[3]，傷人者也，主殺主害者。（靈樞·九宫八風）

【校注】

（1）风从其所居之乡来：所居之乡，指太一所居的方位，即每一季节所出现的当令的风向，如春多东风，秋多西风等。

（2）实风：有利于万物生长的正常气候。

（3）从其冲后来为虚风：风从与时气当旺之方相对的一方来，即风向与该时令正常的风向相反，如春之西风，夏之北风之类。冲，对冲。后，背后。

【原文】

4107　風者，善行而數變[1]。

故風者，百病之長也[2]，至其變化，乃爲他病也，無常方[3]，然致有風氣也。（素問·風論）

【校注】

（1）善行而数（shuò 朔）变：善行，言风性游走不定。数变，指风邪所致证候变化多端。

（2）故风者，百病之长也：杨上善注："百病因风而生，故为长也。以因于风，变为万病，非唯一途，故风气以为病长也。"长，先也。

（3）无常方：指风邪伤人没有固定的病变部位。方，位也。

【按语】

本段论风。首论风之为正为邪。正常气候下的风是维持人生命活动的基本条件，反常气候中的风才为邪致病。次论风之为邪的两个特性。一是"善行而数变"。风为阳邪，善动不居，易行而无定处，故其致病不但病位游移，而且致病过程也是变化多端。二是"风者百病之长"。风邪是外感病因的先导，寒、湿、燥、热等邪，往往都依附于风而侵袭人体，同时风邪致病又变化多端，"至其变化，乃为他病"，故有"百病之长"称谓。

四

【原文】

4108 因於寒[1]，欲如運樞[2]，起居如驚，神氣乃浮[3]。因於暑，汗，煩則喘喝，静則多言[4]，體若燔炭，汗出而散[5]。因於濕，首如裹[6]，濕熱不攘[7]，大筋緛短，小筋弛長，緛短爲拘，弛長爲痿[8]。因於氣[9]，爲腫，四維相代[10]，陽氣乃竭。(素問·生氣通天論)

4109 因於露風，乃生寒熱[11]。是以春傷於風，邪氣留連，乃爲洞泄[12]；夏傷於暑，秋爲痎瘧[13]；秋傷於濕[14]，上逆而咳，發爲痿厥[15]；冬傷於寒，春必温病[16]。四時之氣，更傷五藏[17]。(素問·生氣通天論)

【校注】

(1) 因于寒：朱震亨《格致余论·生气通天论病因章句辩》及吴昆注本等将此三字移于后“神气乃浮”句后，文义通畅，可据移。

(2) 欲如运枢：枢，北斗第一星，又名天枢。本句谓阳气在人体的运动，应象天上的星辰一样有规律地运行不息。

(3) 起居如惊，神气乃浮：日常作息失于调理，阳气就会被扰动而浮乱不固密。惊，卒暴之意。神气，即阳气。

(4) 烦则喘喝，静则多言：暑热壅滞于胸膈，扰动心肺，则为烦躁、喘喝；耗损气阴、伤及神明，则神昏嗜卧，谵语妄言。喘喝，即喘气而喝喝有声。静，相对烦躁而言，指神昏少动。

(5) 体若燔炭，汗出而散：朱震亨《格致余论·生气通天论病因章句辩》及吴昆注本等将“体若燔炭，汗出而散”八字移于“因于暑”句前，可据移。体若燔炭，喻身体发热的热度之高。汗出而散，指高热随汗出而退。

(6) 首如裹：言头部沉重，如物裹缠。

(7) 攘（rǎng 壤）：除也。

(8) 大筋緛（ruǎn 软）短，小筋弛长：此二句为互文，即大筋、小筋或为短缩，或为弛长。緛，缩也。弛，同“弛”。弛纵之意。

(9) 气：高世栻注：“气，犹风也。阴阳应象大论云：‘阳之气，以天地之疾风名之。’故不言风而言气。”

(10) 四维相代：风、寒、暑、湿之邪随四时而更替地伤害人体。四维，即四隅，此引申指上文所述风、寒、暑、湿四时之邪气。代，替代。

(11) 因于露风，乃生寒热：露，此处作触冒解。风，泛指外邪。寒热，即外感初期恶寒发热的证候。

(12) 洞泄：指水谷不化，下利不止的重度泄泻。

(13) 痎疟：疟疾的统称。

(14) 秋伤于湿：王履《医经溯洄集》说："秋虽亦有三月，然长夏之湿令，每侵过于秋而行，故曰秋伤于湿。"

(15) 痿厥：即痿病。

(16) 冬伤于寒，春必温病：张志聪注："冬伤于寒，邪不即发，寒气伏藏，春时阳气外出，邪随气而化热，发为温病。"

(17) 四时之气，更伤五脏：指四时邪气更替地伤害五脏。

【按语】

本段所论，一是阳气失于卫外，导致人体感伤寒、暑、湿、风四种外邪的病证；二是强调人体阴阳失调后，感受四时邪气，因感邪种类、时间等的不同，可出现伏而后发的情况，即"四时之气，更伤五脏"之意，这一理论为后世温病学的"伏邪学说"奠定了理论基础。

五

【原文】

4110　是故怵惕[1]思慮者則傷神，神傷則恐懼[2]，流淫[3]而不止。因[4]悲哀動中者，竭絶而失生[5]。喜樂者，神[6]憚散[7]而不藏。愁憂者，氣[8]閉塞而不行[9]。盛怒者，迷惑而不治[10]。恐懼者，神[11]蕩憚而不收[12]。心，怵惕思慮則傷神，神傷則恐懼自失[13]，破䐃脱肉[14]，毛悴色夭[15]，死於冬[16]。脾，愁憂而不解則傷意，意傷則悗亂[17]，四肢不舉，毛悴色夭，死於春。肝，悲哀動中則傷魂，魂傷則狂忘不精，不精則不正[18]，當人陰縮而攣筋，兩脅骨不舉[19]，毛悴色夭，死於秋。肺，喜樂無極則傷魄，魄傷則狂，狂者意不存人[20]，皮革焦，毛悴色夭，死於夏。腎，盛怒而不止則傷志，志傷則喜忘其前言，腰脊不可以俯仰屈伸，毛悴色夭，死於季夏[21]。恐懼而不解則傷精，精傷則骨痠痿厥，精時自下。是故五藏主藏精者也，不可傷，傷則失守而陰虚[22]，陰虚則無氣，無氣則死矣。(靈樞·本神)

【校注】

(1) 怵（chù 触）惕：张介宾注："怵，恐也。惕，惊也。"

(2) 则伤神，神伤则恐惧：此八字与下文重而疑衍，应据《太素》删。

(3) 流淫：张介宾注："谓流泄淫溢，如下文所云恐惧而不解则伤精，精时自下者是也。"如滑精、二便失禁等。

(4) 因：《太素》无此字，为与前后句法一致，可删。

(5) 悲哀动中者，竭绝而失生：悲哀太过则扰动内脏，以致精气消亡而丧失生机。中，内脏。

(6) 神：《太素》及《素问·疏五过论》王冰注引文无，为与前后文例一致，可删。

(7) 惮散：指因过喜而致血气离散。

(8) 气：《太素》及《素问·疏五过论》王冰注引文无，为与前后文例一致，可删。

(9) 闭塞而不行：黄元御注："愁忧伤脾，中气不运，故土气闭塞而不行。"

(10) 迷惑而不治：神志迷乱，不能自治。

(11) 神：《太素》及《素问·疏五过论》王冰注引文无，为与前后文例一致，可删。

(12) 荡惮而不收：神气动荡恐惧，不能自持。

(13) 恐惧自失：因恐惧而失去自我控制。

(14) 破䐃脱肉：张介宾注："䐃者，筋肉结聚之处。心虚则脾弱，故破䐃脱肉。"

(15) 毛悴色夭：皮毛憔悴，色泽枯晦。此处为病危之候。下文准此。

(16) 死于冬：张介宾注："火衰畏水，故死于冬。"此以四时五行生克言，下仿此。

(17) 悗乱：指心胸烦乱。

(18) 魂伤则狂忘不精，不精则不正：张介宾注："魂伤则为狂为忘而不精明，精明失则邪妄不正。"忘，通妄。

(19) 当人阴缩而挛筋，两胁骨不举：《太素》《千金方》无"不"字，义胜。当，副词，作"则"字解。杨上善注："肝足厥阴脉环阴器，故魂肝伤，宗筋缩也。肝又主诸筋，故挛也。肝在两胁，故肝病两胁骨举也。"

(20) 意不存人：此指旁若无人。

(21) 季夏：即长夏。

(22) 阴虚：五脏属阴，主藏精，脏中无精称阴虚。

【按语】

本节论七情内伤导致气机逆乱、五脏精气失守的证候、预后。情志虽总统于心，但又分属于五脏。情志失调致病先引起气机逆乱，而后病及五脏，严重者损伤五脏精气而危及生命。情志失调伤及五脏的规律是，各种情志失调均先伤心神，心神失其统而后伤及各脏；喜伤心、怒伤肝、思伤脾、悲伤肺、恐伤肾，此其常。然而由于情志与五脏之间，五脏彼此之间关系的复杂性，情志伤脏的病理也具有复杂多样的特性，因而一种情志可伤多脏，一脏又可伤于多种情志，此其变。临证应全面诊察，综合分析，知常达变，灵活处置。

六

【原文】

4111　五勞所傷(1)：久視傷血(2)，久卧傷氣，久坐傷肉(3)，久立傷骨，

久行傷筋[4]，是謂五勞所傷。（素問·宣明五氣）

【校注】

（1）五劳所伤：泛指各种过度劳作对五脏之气的损害。

（2）久视伤血：姚绍虞注："目得血而能视，视久则目力竭而血伤。"

（3）久卧伤气，久坐伤肉：张介宾注："久卧则阳气不伸，故伤气。久坐则血脉滞于四体，故伤肉。"

（4）久立伤骨，久行伤筋：张志聪注："久立则伤腰肾膝胫，故伤骨。行走罢极，则伤筋。"

【原文】

4112　是故味過於酸，肝氣以津，脾氣乃絶[1]。味過於咸，大骨[2]氣勞，短肌，心氣抑。味過於甘[3]，心氣喘滿，色黑，腎氣不衡[4]。味過於苦[5]，脾氣不濡，胃氣乃厚[6]。味過於辛，筋脉沮[7]弛，精神乃央[8]。（素問·生氣通天論）

【校注】

（1）肝气以津，脾气乃绝：过食酸味，导致肝气过亢，乘伐脾土，进而使脾气衰竭。以，犹"乃"。津，溢也，有过盛之意。绝，衰竭。

（2）大骨：指腰、髋、膝、肩等部位的骨骼。

（3）甘：《太素》作"苦"，与前后文例合。可从。

（4）心气喘满，色黑，肾气不衡：苦味太过则心火上亢，心神被扰，而为心脉急速，心烦满闷；心火不降，水火不济，则肾水失温而气失其平，肾虚精衰，故面色暗黑。喘，此指心跳急速。满，通"懑"，烦闷。衡，平也。

（5）苦：《太素》作"甘"，与前后文例合。可从。

（6）脾气不濡，胃气乃厚：甘入脾，味过于甘则伤脾，脾伤失运则湿邪内聚，湿滞则胃气失降而胀满，水谷不化而食停。不，助词，无义。濡，湿也。厚，实也，此指胀满、厌食之类的胃实证。

（7）沮（jǔ 举）：败坏的意思。

（8）央：通殃。

【按语】

本段讨论五劳所伤及偏食五味损害五脏，是病因学的具体内容，体现了"生病起于过用"的病因学观点。对后世养生防病、临床用药及饮食保健均有指导意义。

七

【原文】

4113　凡治消癉[(1)]、仆擊[(2)]、偏枯、痿厥[(3)]、氣滿發逆[(4)]，肥貴人[(5)]，則高梁之疾[(6)]也。隔塞閉絶[(7)]，上下不通，則暴憂之病也。暴厥而聾，偏塞閉不通[(8)]，内氣暴薄[(9)]也。不從内，外中風之病，故瘦留著也[(10)]。蹠跛[(11)]，寒風濕之病也。

黄疸、暴痛、癲疾、厥狂[(12)]，久逆之所生也[(13)]。五藏不平，六府閉塞之所生[(14)]也。頭痛耳鳴、九竅不利，腸胃之所生也。（素問·通評虛實論）

【校注】

(1) 消瘅：病名。瘅，热也。吴昆注："消瘅，消中而热，善饮善食也。"

(2) 仆击：卒然仆倒的中风。

(3) 痿厥：此指肢体痿弱不用的痿病。

(4) 气满发逆：指气机壅阻所致的喘息。

(5) 肥贵人：肥，此前应据《素问·腹中论》王冰注语及守山阁校本补"甘"字。甘肥贵人即常食甘味多脂等食物的富贵之人。

(6) 高梁之疾：指嗜食膏粱厚味所引起的疾病。

(7) 隔塞闭绝：隔塞，指饮食不进的噎膈病之类。闭绝，指二便秘结之证。

(8) 暴厥而聋，偏塞闭不通：张志聪注："暴厥而聋，厥气上逆，上窍不通也。偏塞闭结，厥气下逆，下窍不通也。"

(9) 薄：急迫。

(10) 不从内，外中风之病，故瘦留著也：王冰注："外风中人，伏藏不去，则阳气内受，为热外燔，肌肉消烁，故留薄肉分消瘦，而皮肤著于筋骨也。"不从内，指不由内伤而发病。瘦留著，《甲乙经》作"留瘦著"，可参。

(11) 蹠（zhí 直）跛：蹠，踏也，走路。蹠跛，跛行之病。

(12) 癫疾、厥狂：即癫疾、狂病。厥，此作病解。厥狂，即患狂病。

(13) 久逆之所生也：张志聪注："如黄疸者，湿热内郁而色病见于外也。暴痛者，五脏之气不平，卒然而为痛也。癫疾厥狂，阴阳偏胜之为病也。此皆阴阳五行之气久逆不和之所生也。"

(14) 五脏不平，六腑闭塞之所生：马莳注："五脏本与六腑相为表里，今饮食失宜，吐利过节，以致六腑不能传其化物，而六腑闭塞则五脏亦不和平，各病自生也。"

【按语】

本节论多种病证的病因。凡此消瘅、击仆、偏枯、痿病、喘息，脘腹阻绝、上下窍不通之病，黄疸、暴痛、癫疾、狂病等，多因嗜食膏粱厚味，过度的精神刺激以及饮食失调、肠胃气逆、六腑闭塞，或劳逸失度，居处失宜、外风湿浊侵袭所致。这种从病证特点推求病因的方法，为临床所重视，并对治疗有指导意义。

第二节　发病

《内经》力主邪正相争的发病观，认为疾病的发生就是各种邪气与人体正气相互斗争的过程，邪胜正则发病；而邪气的产生，与天时、地理、社会等因素有关；正气的强弱同人的体质、年龄、居处环境、生活习惯等关系更为密切。基于这种认识，《内经》提出了“两虚相得，乃客其形”“邪之所凑，其气必虚”“勇者气行则已，怯者则著而为病”等著名发病学论点。同时，病发不同证候的机理也是发病学研究的内容，主要决定于人的个体差异、病邪性质、受邪轻重、病邪所中部位等。此外，在发病方式上，《内经》不仅提出受邪即发，还有伏邪后发、因加而发等模式，对于临证诊断、疾病的防治，都有重要理论价值。

一

【原文】

4201　風雨寒熱[1]，不得虚[2]，邪不能獨傷人。卒然逢疾風暴雨而不病者，蓋無虚，故邪不能獨傷人，此必因虚邪之風[3]，與其身形，兩虚相得，乃客其形[4]，兩實相逢，衆人肉堅[5]。其中於虚邪也，因於天時，與其身形，參以虚實[6]，大病乃成。（靈樞・百病始生）

【校注】

（1）风雨寒热：泛指外感六淫之邪。

（2）虚：指人体正气虚弱。

（3）虚邪之风：即虚风，又称虚邪、贼风，为一切外来致病因素的统称。

（4）两虚相得，乃客其形：两虚，即人体的正虚和自然界的虚邪。得，合也。客，此作侵入解。

（5）两实相逢，众人肉坚：两实，指人体的正气充足和自然界的正常气候。肉坚，肌肉壮实，此指健康无病。

（6）参以虚实：参，合也。虚者，形体虚弱也；实者，邪气盛实也。

【原文】

4202　夫精者，身之本也[1]。故藏於精者，春不病温[2]。（素問・金匱

真言論）

【校注】

（1）夫精者，身之本也：张志聪注："神气血脉，皆生于精，故精乃生身之本。"精，先后天之精的统称，藏于五脏。

（2）藏于精者，春不病温：张介宾注："精耗则阴虚，阴虚则阳邪易犯，故善病温。此正谓冬不按蹺则精气伏藏，阳不妄升则春无温病，又何虑乎鼽衄颈项等病?"于鬯《香草续校书》："'藏'上当脱'冬'字。王注云：'此正谓冬不按蹺，则精气伏藏。'盖王本此冬字尚未脱也。"可据补。

【按语】

本段论邪正相争发病观，认为疾病的发生，邪气是必要条件，正气是主导因素，正邪相互作用，即表现为机体的疾病状态和过程。《百病始生》以外感病发病过程中的邪正关系说明其机理，提出"两虚相得，乃客其形"的著名论断，深刻阐明了疾病发生机理，具有普遍意义。在邪正关系之中，《内经》更强调正气的抗邪作用，如以温病为例，《素问・金匮真言论》有"藏于精者，春不病温"之论，张志聪注《素问・评热病论》"风厥"时亦云："阳热之邪，惟藉阴精以制胜。"《内经》的这一观点，奠定了中医以内因为主的发病学理论。

二

【原文】

4203　邪之所凑，其氣必虚[1]。（素問・評熱病論）

【校注】

（1）邪之所凑，其气必虚：外邪侵袭人体，必有正气先虚，而后才能发病。凑，与辏通，是聚汇的意思，此指侵袭。

【原文】

4204　黄帝問於少俞曰：余聞百疾之始期[1]也，必生於風雨寒暑，循毫毛而入腠理，或復還[2]，或留止，或爲風腫汗出，或爲消癉，或爲寒熱，或爲留痹，或爲積聚，奇邪[3]淫溢，不可勝數，願聞其故。夫同時得病，或病此，或病彼，意者天之爲人生風乎，何其異也？少俞曰：夫天之生風者，非以私百姓[4]也，其行公平正直，犯者得之，避者得無殆，非求人[5]而人自犯之。黄帝曰：一時遇風，同時得病，其病各異，願聞其故。少俞曰：善乎哉問！請論以比匠人。匠人磨斧斤[6]礪刀，削斫[7]材木，木之陰陽[8]，尚有堅脆，堅者不入，脆者皮弛[9]，至其交節，而缺斤斧焉。夫一木之中，堅脆不同，堅者則剛，脆者易傷，况其材木之不同，皮之厚薄，汁之多少而各異耶。夫木之蚤花[10]先生葉者，遇春霜烈風，則花落而葉萎；久曝大旱，則脆木薄皮者，枝條汁少而葉萎；久陰淫雨則薄皮多汁者，皮潰而漉[11]。卒風暴起，則剛脆之木，枝折杌傷[12]。秋霜疾風，則剛脆之木，根摇而葉落。凡此五者，各有所傷，况於人乎？黄帝曰：以人應木奈何？少俞答曰：木之所傷也，皆傷其枝，枝之剛脆而堅，未成傷也。人之有常病也，亦因其骨節皮膚腠理之不堅固者，邪之所舍也，故常爲病也。（靈樞·五變）

【校注】

(1) 始期：开始的时候。

(2) 复还：《灵枢经校释》引孙鼎宜《内经章句》："谓传变"。

(3) 奇邪：奇，亦邪也。奇邪，同义复词。

(4) 非以私百姓：不偏爱某一部分人。

(5) 求人：在这里当伤人讲。

(6) 斧斤：即斧子。

(7) 斫：砍削。

(8) 木之阴阳：树木向日为阳，背日为阴。

(9) 皮弛：树皮松弛而裂开。

(10) 蚤花：开花早。蚤同早。

(11) 皮溃而漉：言久经水湿，树皮溃烂，渗出的水淋漓不止的现象。漉，水流徐徐下渗。

(12) 枝折杌（wù 务）伤：谓树枝折断，木干损伤。杌，没有枝叶的树木。

【原文】

4205　黄帝問曰：人之居處動静勇怯[1]，脉[2]亦爲之變乎？岐伯對曰：凡人之驚恐恚勞[3]動静，皆爲變也。是以夜行則喘出於腎，淫氣病肺[4]；有所墮恐，喘出於肝，淫氣害脾[5]；有所驚恐，喘出於肺，淫氣傷心[6]；度水跌仆，喘出於腎與骨[7]。當是之時，勇者氣行則已，怯者則著而爲病[8]也。故曰：診病之道，觀人勇怯、骨肉皮膚，能知其情，以爲診法也。（素問·經脉别論）

【校注】

(1) 居处动静勇怯：居处，指生活环境。动静，指作息劳逸。勇怯，借指体质强弱。

(2) 脉：张介宾注："脉以经脉血气统言之也。"张琦注："有动于气，脉必形之。”

(3) 恚劳：恚，恼怒。劳，劳心。

(4) 夜行则喘出于肾，淫气病肺：张志聪注：“肾属亥子，而气主闭藏，夜行则肾气外泄，故喘出于肾。肾为本，肺为末，肾气上逆，故淫伤于肺也。”

(5) 有所堕恐，喘出于肝，淫气害脾：王冰注：“堕损筋血，因而奔喘，故出于肝也。肝木妄淫，害脾土也。”《素问绍识》：“‘堕恐’二字义似不属，且下有‘惊恐’，此‘恐’字疑伪。”据《灵枢·邪气脏腑病形》谓“有所堕坠……则伤肝”，当改作“堕坠”为是。

(6) 有所惊恐，喘出于肺，淫气伤心：吴昆注：“惊则神越，气乱于胸中，故喘出于肺。心藏神，神乱则邪入，故淫气伤心。”

(7) 度水跌仆，喘出于肾与骨：张介宾注：“水气通于肾，跌仆伤于骨，故喘出焉。”度，通“渡”。

(8) 勇者气行而已，怯者则著而为病：张志聪注：“言此数者，皆伤五脏之气，勇者逆气已过，正气复顺，怯者则留着为病。”勇怯，指性格刚勇与怯懦而言，引申为体质强弱。已，止也，此指不发病。

【按语】

本段论体质在疾病发生中的作用。《内经》邪正相争的发病观强调正气的主导作用，故有“邪之所凑，其气必虚”之论，而正气强弱以体质为基础。《五变》以树木质地有坚脆之异，抗御灾害能力不同为喻，说明体质差异对各种邪气的易感性不同，发病也有种种区别。《经脉别论》则以日常生活行为引起喘促为例，指出“勇者气行则已，怯者则著而为病”，阐发以勇怯为代表的体质强弱与发病的关系。不仅对于疾病的诊断和防治有一定的指导意义，而且为中医体质学说的建立奠定了基础。

三

【原文】

4206 以身之虚而逢天之虚[1]，兩虚相感，其氣至骨[2]，入則傷五藏，工候救之，弗能傷[3]也，故曰：天忌[4]不可不知也。（素問·八正神明論）

【校注】

(1) 以身之虚而逢天之虚：姚绍虞注：“元气亏损，身之虚也。贼邪虚风，天之虚也。然唯身虚则天虚乃得而乘之。”

(2) 两虚两感，其气至骨：马莳注：“苟以吾身之虚而遇天之虚邪贼风，是谓两虚相感，其邪气至骨。”感，此指结合。骨，借指部位之深。

(3) 工候救之，弗能伤：马莳注：“惟工候预知而勿犯，纵犯之而即救，始弗至于伤耳。”工，医生。候，察知。

(4) 天忌：指天之虚邪所至的时日，为人所应避忌。忌，禁也。

【原文】

4207　黄帝曰：其有卒然暴死暴病者，何也？少師答曰：三虚[(1)]者，其死暴疾[(2)]也。得三實者，邪不能傷人也。黄帝曰：願聞三虚。少師曰：乘年之衰，逢月之空，失時之和[(3)]，因爲賊風所傷，是謂三虚。故論不知三虚，工反爲粗[(4)]。帝曰：願聞三實。少師曰：逢年之盛，遇月之滿，得時之和，雖有賊風邪氣，不能危之也。(靈樞·歲露論)

【校注】

(1) 三虚：《甲乙经》《太素》在此二字前有“得”字。可从。得三虚，逢三虚之时。三虚之义如下文所云。

(2) 其死暴疾：指病人死亡突然。

(3) 乘年之衰，逢月之空，失时之和：黄元御注：“乘年之衰，如五运阴年岁气不及，又遇六气之邪克之是也；逢月之空，即月郭空也；失时之和，春不温、夏不热、秋不凉、冬不寒也。”

(4) 故论不知三虚，工反为粗：谓若不知三虚之理，即使高明的医生也会失误。工，医术高超的医生。粗，与“工”相对，即医术差的医生。

【原文】

4208　故春善病鼽衄[(1)]，仲夏善病胸脅[(2)]，長夏善病洞泄寒中[(3)]，秋善病風瘧[(4)]，冬善病痹厥[(5)]。(素問·金匱真言論)

【校注】

(1) 鼽(qiú求)衄：即鼻出血。

(2) 仲夏善病胸胁：高世栻注：“夏病在脏，俞在胸胁，故仲夏善病胸胁。言仲夏，所以别长夏也。”仲夏，指农历五月，此泛指夏季。

(3) 洞泄寒中：洞泄，急泻如注。寒中，即里寒证。

(4) 风疟：疟之一种，因风致疟，故名。王冰注：“以凉折暑，乃为是病。《生气通天论》曰：‘魄汗未尽，形弱而气烁，穴俞以闭，发为风疟’。”

(5) 痹厥：痹病。张介宾注：“寒邪在四支也。”

【按语】

本段论天时与发病的关系。“人与天地相参”，自然界日月运行、时令推移及其气候变化等，影响着人体脏腑气血盛衰，因而制约着抗御病邪的能力。《岁露》提出“三虚”，正是因天时不利而机体正气处于虚弱状态，必须主动自我保护，故《八正神明论》有“天忌”之论，在《内经》发病学理论中占有重要地位，值得研究。此外，《金匮真言论》提出四时多发病，对于临床有一定指导意义。

四

【原文】

4209　黄帝曰：夫子言賊風邪氣之傷人也，令人病焉。今有其不離屏蔽，不出空穴之中[1]，卒然病者，非不離[2]賊風邪氣，其故何也？岐伯曰：此皆嘗有所傷於濕氣，藏於血脉之中，分肉之間，久留而不去；若有所墮墜，惡血[3]在内而不去。卒然喜怒不節，飲食不適，寒温不時[4]，腠理閉而不通[5]。其開而[6]遇風寒，則血氣凝結，與故邪相襲[7]，則爲寒痹[8]。其有熱則汗出，汗出則受風，雖不遇賊風邪氣，必有因加而發[9]焉。（靈樞・賊風）

【校注】

（1）不离屏蔽，不出空穴之中：谓没有失去对邪气的防护，没有走出户外。屏蔽，即屏障，此指防御风寒侵袭的设施，如住房、围墙等。空，《甲乙经》《太素》作“室”。室穴，指上古之人居往的洞穴。

（2）离：避开。

（3）恶血：停滞有害之血，即后世所谓瘀血。

（4）寒温不时：谓不能按时调节人体的寒温以适应环境的变化。

（5）腠理闭而不通：腠理开阖失常导致卫外功能障碍。

（6）其开而：《甲乙经》作“而适”，义胜。

（7）与故邪相袭：马莳注：“或遇风寒，则血气凝结，与湿气恶血等之故邪相袭。”故邪，即前述藏留体内不去的湿邪、恶血。相袭，相互结合而侵害人体。

（8）寒痹：病证名。马莳注：“即《痹论》之所谓寒气胜者为痛痹也。”

（9）因加而发：张介宾注：“谓因于故而加以新也，新故合邪，故病发矣。”

【原文】

4210　黄帝曰：願聞淫邪泮衍[1]奈何？岐伯曰：正邪從外襲内[2]，而未有定舍，反淫於藏[3]，不得定處，與營衛俱行，而與魂魄飛揚，使人卧不得安而喜夢[4]。（靈樞・淫邪發夢）

【校注】

（1）淫邪泮（pàn 判）衍：淫邪，指惑乱神志的邪气。泮，溶解离散。衍，流布满溢。泮衍，蔓延、扩散之意。

(2) 正邪从外袭内：张介宾注："正邪者，非正风之谓，凡阴阳劳逸之感于外，声色嗜欲之动于内，但有干于身心者，皆谓之正邪。亦无非从外袭内者也。"正邪相对于虚邪而言，对人体的损害较小；因其非人体所固有，故谓从外袭内。

(3) 未有定舍，反淫于脏：言正邪在表里出入活动，没有固定的部位，反而内扰于脏腑。

(4) 与魂魄飞扬，使人卧不得安而喜梦：魂魄，借指五脏所舍之神。飞扬，往来流动、游荡。卧，睡也。喜梦，容易做梦。

【按语】

本段讨论发病学中的两种情况：一种是"因加而发"病。因有故邪久留而不去，再加以轻微的情绪变化，饮食失调，或者汗出当风，则可引起突然发病，从而解释了某种病证的发生与所受邪气不符的原因，为潜邪诱发而病，不仅力辟鬼神致病的疾病不可知论，在疾病的防治方面也有积极意义。二是讨论了"正邪"致梦的机理。"正邪"干扰脏腑正常活动后渗入营卫之气，而在周身运行，若"与魂魄飞扬"，则导致五脏之神不能内藏，从而"使人卧不得安而喜梦"。这种对于致梦成因的唯物认识，为问梦诊病奠定了基础。

第三节　病理

病理，即疾病变化的机理，是疾病临床表现及其发展转归的内在根据。由于病因不同，机体状态和外在环境条件不一，因此疾病的机理也是复杂多变的。如病变部位有表里、上下的不同，疾病性质有寒热、虚实之别。在疾病发展过程中，由于脏腑的阴阳盛衰及其感邪性质的差异，所以又有化风、化火、化燥、化湿、化寒、化热等不同变化。其中，有的属于脏腑功能的太过不及和彼此协调关系的破坏，有的属于经络气血的有余不足、运行升降的逆常等，但归纳起来，总不外乎机体内在阴阳失调和邪正消长引起的病理变化，而在疾病过程中，两者又常相互影响，不可分割。《内经》论病理，突出五脏病变的中心地位，强调人与自然关系失调在病理中的作用。这些内容，构成了中医病理学说的核心，也是临床辨证的基础。

一

【原文】

4301　陽氣者，煩勞則張[(1)]，精絶，辟積[(2)]於夏，使人煎厥[(3)]。目盲不可以視，耳閉不可以聽，潰潰乎若壞都[(4)]，汩汩乎不可止[(5)]。陽氣者，大怒則形氣絶[(6)]，而血菀於上[(7)]，使人薄厥[(8)]。有傷於筋，縱，其若不容[(9)]。汗出偏沮，使人偏枯[(10)]。汗出見濕，乃生痤疿[(11)]。高梁之變，足生大丁[(12)]，受如持虚[13]。勞汗當風，寒薄爲皶，鬱乃痤[14]。

陽氣者，精則養神，柔則養筋。開闔不得[15]，寒氣從之，乃生大僂[16]。陷脉爲瘻[17]。留連肉腠，俞氣化薄[18]，傳爲善畏，及爲驚駭。營氣不從，逆於肉理，乃生癰腫[19]。魄汗[20]未盡，形弱而氣爍[21]，穴俞以閉，發爲風瘧[22]。（素問·生氣通天論）

4302 故陽畜積病死[23]，而陽氣當隔，隔者當寫[24]，不亟正治，粗乃敗之。（素問·生氣通天論）

【校注】

(1) 烦劳则张：烦，通“繁”，频繁。烦劳，即过度操劳。张，外张，此处意指亢盛。

(2) 辟积：重复积累。辟，通“襞”，即衣裙皱褶，引申为重复。

(3) 煎厥：因阳气亢盛煎灼阴精引起的气逆昏厥的病证。

(4) 溃溃乎若坏都：形容发病像都城破溃，国家大乱一样来势凶猛。溃溃，乱也。

(5) 汩汩乎不可止：容病变发展迅速，无法遏止。汩汩：水流急之声。

(6) 形气绝：指形气阻绝不通，形中无气，气不充形。

(7) 血菀于上：血液郁积于心胸及头部。菀，同“郁”。上，意指心胸及头。

(8) 薄厥：气血因大怒而上逆于心胸或头部所致的昏厥病证。薄，迫也。

(9) 纵，其若不容：谓筋脉弛纵，肢体不能随意运动。容，通“用”。

(10) 汗出偏沮（jǔ 举），使人偏枯：言人偏侧身半无汗，是半身不遂的先兆。沮，作止解。吴昆注：“沮，止也。身常汗出而偏止者，久久偏枯，半身不遂，此由中于风邪使然。”

(11) 痤痱（cúo fèi 挫费）：痤，小疖。痱，汗疹，又称痱子。

(12) 高梁之变，足生大丁：谓嗜食膏粱厚味，易发疔疮之证。高，通“膏”，脂肪类食物。梁，通“粱”，指细粮。足，胡澍《黄帝内经素问校义》：“当作‘是’字之误也。……‘是’犹‘则’也。”丁，通“疔”，疔疮。

(13) 受如持虚：形容患病之易，如持空虚之器以受物。

(14) 劳汗当风，寒薄为皶（zhā 渣），郁乃痤：张介宾注：“形劳汗出，坐卧当风，寒气薄之，液凝为皶，即粉刺也。若郁而稍大，乃成小疖，是名曰痤。”

(15) 开阖不得：言腠理开阖失常。

(16) 大偻：指体态伛偻而不能直立。偻，曲背。

(17) 陷脉为瘘：谓邪气深陷经脉而为瘘管。

(18) 俞气化薄：谓邪气由经俞内传而迫及五脏。

(19) 营气不从，逆于肉理，乃生痈肿：张介宾注：“邪气陷脉，则营气不从，营行脉中也。不从则不顺，故逆于肉理，聚为痈肿也。”

(20) 魄汗：魄通“白”。白汗，指不因暑热蒸迫而自汗。

(21) 形弱而气烁：言形体瘦弱而阳气被热邪所耗伤。烁，消也。

（22）风疟：因感风而得的疟疾。

（23）阳畜积病死：言阳气蓄积不行，闭阻致死。畜，同蓄。

（24）阳气当隔，隔者当写：谓阳气蓄积乃阳气阻塞不通的危证，当急泻阳气以恢复其畅通。前“当”字通“挡”。

【按语】

本段论阳气失调所致内伤病证及其机理。一是阳亢阴衰，阳气厥逆而生煎厥；二是阳气逆乱而生薄厥；三是阳气郁滞而为痤疿，为痈肿、疔疮；四是寒凝阳气而为偻、为瘘，又可因其偏阻而发生偏枯不遂等。同时提出阳气病变以壅滞阻隔的实证为主，治疗大法重在泻实决壅平逆。此外，阳气卫外失常所致外邪侵袭的病证，亦属阳气病理内容，参见本章病因一节。

二

【原文】

4303　黄帝問曰：人身非常温也，非常熱[(1)]也，爲之熱而煩滿[(2)]者何也？岐伯對曰：陰氣少而陽氣勝[(3)]，故熱而煩滿也。帝曰：人身非衣寒也，中非有寒氣[(4)]也，寒從中生者何？岐伯曰：是人多痹氣[(5)]也，陽氣少，陰氣多，故身寒如從水中出。帝曰：人有四支熱，逢風寒如炙如火[(6)]者何也？岐伯曰：是人者陰氣虚，陽氣盛。四支者陽也，兩陽相得[(7)]，而陰氣虚少，少水不能滅盛火，而陽獨治，獨治者不能生長[(8)]也，獨勝而止耳。逢風而如炙如火者，是人當肉爍[(9)]也。帝曰：人有身寒，湯火不能熱，厚衣不能温，然不凍慄，是爲何病？岐伯曰：是人者，素腎氣盛[(10)]，以水爲事，太陽氣衰，腎脂枯不長[(11)]，一水不能勝兩火[(12)]，腎者水也，而生於[(13)]骨，腎不生則髓不能滿，故寒甚至骨也。所以不能凍慄者，肝一陽也，心二陽也，腎孤藏也，一水不能勝二火[(14)]，故不能凍慄，病名曰骨痹，是人當攣節[(15)]也。（素問・逆調論）

【校注】

（1）非常温、非常热：谓并非衣裳过厚而感到身体温热不适。常，通“裳”，与下节“衣”字为对文。

（2）烦满：烦闷不舒之意。满，同懑。

（3）阴气少而阳气胜：指阴阳失调，阴虚而阳气偏盛。

（4）中非有寒气：并非体内存有寒气而身形发冷。

（5）痹气：指阳气虚少，气凝痹而不畅，以致血脉不通。

（6）如炙如火：吴昆注：“如炙，自苦其热如熏炙也。如火，人探其热如探火也。”

又，《新校正》云："按全元起本无'如火'二字。《太素》云：'如炙于火'。当从《太素》之文。"可参。

(7) 两阳相得：四肢属阳，风亦属阳，四肢热逢风，故曰两阳相得。相得，相合也。

(8) 独治者不能生长：独治，此指阴虚至极，阳气独旺。独阳不生，独阴不长，今阳独治，故不能生长。

(9) 肉烁：肌肉消瘦。烁，消烁。

(10) 素肾气盛：指素体肾气强盛。素，此指体质。

(11) 以水为事，太阳气衰，肾脂枯不长：谓其人从事水的作业，水寒伤太阳之气，阳衰阴不能独生，故肾脂枯不长。

(12) 一水不能胜两火：《素问直解》《素问释义》均以此七字为衍文，可从删。

(13) 生于：《甲乙经》《太素》均作"主"字。可从。

(14) 一水不能胜二火：肾主水，为一水孤脏；肝为阴中之阳，心为阳中之阳，为二火。本证乃阴气虚于内，浮阳盛于外，故称一水不能胜二火。

(15) 挛节：骨节拘挛。

【按语】

本节论阴阳偏衰的病理。阳衰则阴胜，阴胜则寒从中生，此为虚寒；阴衰则阳胜，阳胜则热从内生，此为虚热。皆以阳衰、阴衰为其病本。以此病理为基础而论两证：一是以阴虚阳亢体质，素常四肢自热，又感受风寒，风寒从阳化热，故肢体热如炙如火。二是患者自恃体质强壮，以水为事，阴寒侵及于骨，故其寒至骨；而水寒久伤太阳阳气，孤阴不生，肾脂枯不长，虚阳外浮，故不冻栗。以此验证阴阳盛衰之理。

三

【原文】

4304　帝曰：經[(1)]言陽[(2)]虛則外寒，陰[(2)]虛則内熱，陽盛則外熱，陰盛則内寒，余已聞之矣，不知其所由然也。岐伯曰：陽受氣於上焦，以温皮膚分肉之間。令[(3)]寒氣在外，則上焦不通，上焦不通，則寒氣獨留於外，故寒慄[(4)]。帝曰：陰虛生内熱奈何？岐伯曰：有所勞倦，形氣衰少，穀氣不盛[(5)]，上焦不行，下脘[(6)]不通，胃氣熱，熱氣熏胸中，故内熱[(7)]。帝曰：陽盛生外熱奈何？岐伯曰：上焦不通利，則皮膚致密，腠理閉塞，玄府不通[(8)]，衛氣不得泄越，故外熱[(9)]。帝曰：陰盛生内寒奈何？岐伯曰：厥氣上逆[(10)]，寒氣積於胸中而不寫，不寫則温氣去[(11)]，寒獨留，則血凝泣，凝則脉不通，其脉盛大以濇，故中寒[(12)]。（素問·調經論）

【校注】

(1) 经：古医经。

(2) 阳、阴：阳，此指阳位，即体表。阴，此指阴位，即脏腑。

(3) 令：《甲乙经》《太素》均作“今”。当据改。

(4) 上焦不通则寒气独留于外，故寒栗：张介宾注：“寒气在外，阻遏阳道，故上焦不通；卫气不温于表，而寒气独留，乃为寒栗，此阳虚则外寒也。”

(5) 有所劳倦，形气衰少，谷气不盛：张志聪注：“此言阴虚生内热者，因中土之受伤也。夫饮食劳倦则伤脾，脾主肌肉，故形气衰少也。水谷入胃，由脾气之转输，脾为运行，则谷气不盛矣。”

(6) 脘：《甲乙经》《太素》作“焦”。可从。

(7) 胃气热，热气熏胸中，故内热：张志聪注：“胃为阳热之腑，气留而不行，则热气熏胸中而为内热矣。”热气，谓胃中谷气郁滞所化之热。

(8) 腠理闭塞，玄府不通：此二句为变文，为表闭无汗之意。玄府，即汗孔。

(9) 卫气不得泄越，故外热：张介宾注：“上焦之气主阳分也，故外伤寒邪则上焦不通，肌表闭塞，卫气郁聚，无所流行而为外热，所谓人伤于寒则病为热，此外感证也。”

(10) 厥气上逆：谓中焦或下焦的阴寒之气上逆。

(11) 温气去：指阳气耗散。

(12) 其脉盛大以涩，故中寒：张介宾注：“寒留中焦，阳气乃去，经脉凝滞，故盛大而涩。盖阳脉流利多滑，不滑则无阳可知。此内伤证也。”

【按语】

本段论阴阳盛衰导致内外寒热病证的病理。“阳虚则外寒，阴虚则内热，阳盛生外热，阴盛生内寒”，是由于人体阴阳和调关系被致病因素破坏而导致的内外寒热证。《内经》用阴阳失调作为总纲分析病理的方法，对于后世启发很大，为中医学的“八纲辨证”奠定了基础。但本段所述与后世所说“阳虚则寒”“阴虚则热”“阳盛则热”“阴盛则寒”在概念及病机上有所区别：一是阴阳含义不同：本段的阴阳指病位的内、外，后世的阴阳则指阴精、阳气；二是寒热的性质不同：“阳虚则外寒”是外感恶寒，“阳虚则寒”是阳虚畏寒；“阴虚则内热”是脾伤气虚之发热，“阴虚则热”是阴虚阳亢之虚热。三是寒热的范围不同：“阳盛则外热”仅指外感表热，而“阳盛则热”的阳热亢盛发热表里均有；“阴盛则内寒”仅指胸中寒盛，“阴盛则寒”是广泛的脏腑里寒。

本节“阴虚则内热”的机理，是李杲“气虚发热”、“甘温除热”等著名理论的学术导源。

四

【原文】

4305　邪氣盛則實，精氣奪則虚[1]。(素問·通評虚實論)

【校注】

(1) 邪气盛则实，精气夺则虚：李中梓注："夫邪气者，风寒暑湿燥火。精气即正气，乃谷气所化之精微。盛则实者，邪气方张，名为实证，三候有力，名为实脉。……夺则虚者，亡精失血，用力劳神，名为内夺；汗之下之，吐之清之，名为外夺。气怯神疲，名为虚证，三候无力，名为虚脉。"盛，亢盛。夺，夺失。

【原文】

4306　氣血以并，陰陽相傾[1]，氣亂於衛，血逆於經[2]，血氣離居，一實一虚[3]。(素問·調經論)

【校注】

(1) 气血以并，阴阳相倾：并，偏胜。阴阳，指上下内外。倾，偏向一侧。

(2) 气乱于卫，血逆于经：卫属气，气乱于卫，是两气相并，故为气实；经行血，血逆于经，是两血相并，故为血实。

(3) 血气离居，一实一虚：张志聪注："血并于气，则血离其居；气并于血，则气离其居矣。血离其居，则血虚而气实；气离其居，则气虚而血实。故曰一实一虚，盖有者为实，无者为虚也。"

【按语】

本节从不同角度论虚实之病理机制。一是从邪正盛衰的角度而论，实乃邪气亢盛居于主导地位的病理变化，虚则是正气不足居于主导地位的病理变化，从而提出"邪气盛则实，精气夺则虚"的虚实纲领，对于临床诊治具有普遍意义。二是从经脉气血输布失调而论，气血运行逆乱之中，凡有偏聚，便有偏倾，则偏聚为实，偏倾为虚，即所谓"血气离居，一实一虚"。它与邪正盛衰之虚实在概念上有所不同，在解释经脉气血运行紊乱病证的病机以及针灸、推拿等治病原理、原则、方法等方面，有着重要学术价值。

五

【原文】

4307　余知百病生於氣[1]也，怒則氣上，喜則氣緩，悲則氣消，恐則氣下，寒則氣收，炅[2]則氣泄，驚則氣亂，勞則氣耗，思則氣結。

怒則氣逆，甚則嘔血及飧泄，故氣上[3]矣。喜則氣和志達，榮衛通利，故氣緩[4]矣。悲則心系急，肺布葉舉[5]，而上焦不通，榮衛不散，熱氣在中，故氣消[6]矣。恐則精却[7]，却則上焦閉，閉則氣還，還則下焦脹，故氣不[8]行矣。寒則腠理閉，氣[9]不行，故氣收[10]矣。炅則腠理開，榮衛通，汗大泄，故氣泄[11]。驚則心無所倚，神無所歸，慮無所定，故氣亂[12]矣。勞則喘息汗出，外内皆越[13]，故氣耗矣。思則心有所存，神有所歸，正[14]氣留而不行，故氣結矣。（素問・舉痛論）

【校注】

（1）百病生于气：张介宾注："气之在人，和则为正气，不和则为邪气。凡表里虚实、逆顺缓急，无不因气而至，故百病皆生于气。"气，此指气机失调。

（2）炅（jiǒng 炯）：热也。

（3）气上：即肝气上逆。

（4）气缓：指气过于弛缓而至于涣散不收。

（5）悲则心系急，肺布叶举：张介宾注："悲生于心则心系急，并于肺则肺叶举。"布，布列，张开。举，举起。

（6）气消：张琦注："心肺同处上焦，气抑不行无以散布营卫之气，心火郁遏薰于胸中，故气消散。"

（7）精却：肾精不能上承而下陷的病理过程。却，退也。

（8）不：应据《新校正》改作"下"，方与帝问语合。

（9）气：应据《甲乙经》卷一第一改作"营卫"二字。"营卫不行"与下文"营卫通"为对文，义胜。

（10）气收：王冰注："身寒则卫气沉，故皮肤文理及渗泄之处皆闭密而气不流行，卫气收敛于中而不发散也。"

（11）气泄：张琦注："气随汗泄于外。"

（12）气乱：张志聪注："惊则心气散无所倚，神志越而无所归，思虑惑而无所定，故气乱矣。"

（13）外内皆越：马莳注："夫喘则内气越，汗出则外气越，故气以之而耗散也。"越，散失。

（14）归，正：《甲乙经》、《太素》作"止"一字，并在"止"后断句，可参。

【原文】

4308　黄帝曰：何謂逆[1]而亂？岐伯曰：清氣在陰，濁氣在陽[2]，營氣順脉，衛氣逆行[3]，清濁相干，亂於胸中，是謂大悗[4]。故氣亂於心，則煩心密嘿，俛首静伏[5]。亂於肺，則俛仰喘喝，接手以呼[6]。亂於腸胃，則爲霍亂。亂於臂脛，則爲四厥[7]。亂於頭，則爲厥逆[8]，頭重眩仆。（靈樞・五亂）

【校注】

(1) 逆：《甲乙经》此前有“相”字，与前“相顺而治”为对文。可从。

(2) 清气在阴，浊气在阳：清气属阳当在阳位而反在阴位，浊气属阴当在阴位而反在阳位，故属清浊相干，气逆而乱。阴、阳，指人体部位而言。

(3) 营气顺脉，卫气逆行：此指营气顺脉而行，但卫气却不循常道而逆行，如《灵枢·胀论》“营气循脉，卫气逆为脉胀”之类。

(4) 大悗：张介宾注：“若卫气逆行，则阴阳相犯，表里相干，乱于胸中而为悗闷，总由卫气之为乱耳。”

(5) 烦心密嘿，俛首静伏：烦心密嘿，指烦闷而反神情淡漠、沉默静寂。嘿，同默。俛首静伏，即低头不语懒动。俛，同“俯”。

(6) 接手以呼：即两手相接，按于胸前以助呼吸。

(7) 四厥：指四肢厥冷。

(8) 厥逆：指下部浊气上逆于头部。

【原文】

4309 帝曰：人有逆氣[(1)]，不得卧[(2)]而息有音[(3)]者，有不得卧而息無音者，有起居如故[(4)]而息有音者，有得卧行而喘[(5)]者，有不得卧不能行而喘者，有不得卧，卧而喘者，皆何藏使然？願聞其故。岐伯曰：不得卧而息有音者，是陽明之逆[(6)]也。足三陽者下行[(7)]，今逆而上行，故息有音也[(8)]。陽明者，胃脉也，胃者六府之海，其氣亦下行，陽明逆，不得從其道，故不得卧也。《下經》曰：胃不和則卧不安[(9)]。此之謂也。夫起居如故而息有音者，此肺之絡脉逆[(10)]也。絡脉不得隨經上下，故留經而不行[(11)]，絡脉之病人也微[(12)]，故起居如故而息有音也。夫不得卧，卧則喘者，是水氣之客[(13)]也。夫水者，循津液而流[(14)]也，腎者水藏，主津液[(15)]，主卧與喘也[(16)]。帝曰：善。(素問·逆調論)

【校注】

(1) 逆气：气不顺皆为逆。以下皆论逆气为病，如脏腑经络之气上逆等。

(2) 不得卧：“卧”有“躺”、“睡”二义，本篇皆取“躺”义。不得卧，此指不能舒适躺卧。

(3) 息有音：呼吸喘促或有粗糙音。

(4) 起居如故：指作息没有“不得卧、不能行”等异常病状，和平时正常一样。

(5) 得卧行而喘：得卧，此指能够平卧。行而喘，指行动则喘息气促。

(6) 阳明之逆；指足阳明胃经之气上逆。

(7) 足三阳者下行：足之三阳经，皆起于头而下行至足，其气以下降为常为顺。

(8) 今逆而上行，故息有音也：张介宾注：“故阳明上行者为逆，逆则气连于肺而息有声，此胃气之不降也。”

(9) 胃不和则卧不安：张琦注：“卫气昼行于经则寤，夜行于脏则寐，而卫气之出入依乎胃气，阳明逆则诸阳皆逆，不得入于阴，故不得卧。”不安，反复不宁之状，故张介宾注：“今人有过于饱食，或病胀满者，卧必不安，此皆阳明不和之故。”

(10) 此肺之络脉逆：张志聪注：“肺主呼吸，肺之络脉逆，故呼吸不利而息有音也。”

(11) 络脉不得随经上下，故留经而不行：由于邪客于肺，肺中络脉之气不利，导致本经气血壅滞而不能宣散于外。

(12) 络脉之病人也微：张介宾注：“病不在胃，亦不在脏，故起居如故。气逆于肺之络脉者，病浅而微，故但为息有音耳。”

(13) 不得卧，卧则喘者，是水气之客：张介宾注：“水病者，其本在肾，其末在肺，故为不得卧，卧则喘者，标本俱病也。”不得卧，卧则喘，似端坐呼吸之类症状。

(14) 夫水者，循津液而流：指水邪在体内总是沿着津液流行的道路而为害。

(15) 肾者，水脏，主津液：《素问·水热穴论》：“肾者，牝脏也，地气上者属于肾，而生水液也。”肾属水合膀胱，有化气行水的功能，故称为水脏主津液。

(16) 主卧与喘也：肾为水病之本，肺为标，水寒射肺，故不得卧，卧则喘。

【按语】

本段论气机失调的病机。一是举情志过激、寒热失宜、劳倦过度为例，论证气机逆乱是疾病过程中的基本病机，提出“百病生于气”的论断。文中以气机的上、下、缓、结、消、乱、收、泄、耗等，概括其病机特点，对于临床辨证、立法、处方都有指导意义。二是讨论营卫清浊之气逆乱于不同部位所致病证。三是以喘息与不得卧为例，分析其肺、胃、肾三脏病机，以示范脏腑、经络气机失调在病机中的普遍意义。

六

【原文】

4310　故邪之所在，皆爲不足(1)。故上氣(2)不足，腦爲之不滿(3)，耳爲之苦鳴，頭爲之苦傾(4)，目爲之眩。中氣不足，溲便爲之變(5)，腸爲之苦鳴。下氣不足，則乃爲痿厥心悗(6)。(靈樞·口問)

【校注】

(1) 邪之所在，皆为不足：谓邪气侵害的部位，都是由于正气的不足。

(2) 上气：即上部精气。

(3) 脑为之不满：之，指前句“上气不足”。不满，指脑髓空虚

(4) 苦倾：《甲乙经》《太素》无“苦”字，与下句为对文。可据删。倾，指因沉重而不能支撑。

(5) 溲便为之变：指大小便异常，出现泄泻、便秘、尿黄、尿频等症状。

(6) 乃为痿厥心悗：《太素》无“乃”字，“心”为“足”字。可从。痿厥，即痿病。足悗，指下肢胀闷的病证。

【原文】

4311　黄帝曰：六氣[1]者，有余不足，氣之多少，腦髓之虛實，血脉之清濁[2]，何以知之？岐伯曰：精脱[3]者，耳聾。氣脱者，目不明[4]。津脱者，腠理開，汗大泄。液脱者，骨屬[5]屈伸不利，色夭，腦髓消，脛痠，耳數鳴[7]。血脱者，色白，夭然不澤，其脉空虛[8]。此其候也。(靈樞·决氣)

【校注】

(1) 六气：指精、气、津、液、血、脉六种精微物质。

(2) 清浊：指血液的清稀、纯净或粘稠、混浊。

(3) 脱：失去，即虚甚。

(4) 气脱者，目不明：张介宾注：“五脏六腑精阳之气，皆上注于目而为睛，故阳气脱则目不明。”

(5) 骨属：即关节。

(7) 耳数鸣：指常觉耳中鸣响。

(8) 其脉空虚：《甲乙经》“其脉”前有“脉脱者”三字，以全六脱之候。可从。言脉脱之状，脉象虚弱乏力，甚则不见搏动。

【按语】

上两节讨论精气不足的病机及其主要证候，一是上、中、下三个部位的精气不足，二是精气血津液血脉六气过度耗损，为临床治疗精气虚证从证测因，审因施治，提供了重要依据。同时，“邪之所在，皆为不足”，强调了正气为主导的发病观。

【原文】

4312　氣海有余者，氣滿胸中，悗息面赤[1]；氣海不足，則氣少不足以言。血海有余，則常想其身大，怫然不知其所病[2]；血海不足，亦[3]常想其身小，狹然不知其所病[4]。水谷之海有余，則腹滿；水谷之海不足，則饑不受谷食。髓海有余，則輕勁多力，自過其度[5]；髓海不足，則腦轉[6]耳鳴，脛痠眩冒，目無所見，懈怠安卧。(靈樞·海論)

【校注】

(1) 悗息面赤：谓胸中悗闷喘息，面热而赤。

(2) 常想其身大，怫然不知其所病：谓常感身体张大，怫郁不舒，但外表无明显病象。怫，怫郁。杨上善注：“血多脉盛，故神想见身大也。”。

(3) 亦：《甲乙经》《太素》作“则”字。可从。

(4) 常想其身小，狭然不知其所病：谓常感身体瘦小，胸宇紧闷不舒，但外表无明显病象。狭，狭隘。

(5) 髓海有余，则轻劲多力，自过其度：张介宾注：“髓海充足，即有余也，故身轻而劲，便利多力，自有过人之度而无病也。”此言无病而强。又，马莳注：“此言髓海之偏胜而病者，见其所以为逆。”此言病态。征之前述诸海有余均病象，此亦当属病象，故马注为宜。

(6) 脑转：即头目眩晕。

【按语】

本节讨论四海有余、不足的病理。四海是人体精气汇聚之处，其有余为邪气壅滞，不足则是精气虚弱，而其临床表现与相关脏腑有密切关系，如气海有余、不足与肺气虚实，水谷之海有余不足与脾胃虚实以及髓海与肾、血海与肝的联系等。至于血海有余不足常想其身大身小的病象，多属病者的一种幻觉，可与“肝为血海”的说法联系起来理解。

七

【原文】

4313　故風勝則動[1]，熱勝則腫[2]，燥勝則干[3]，寒勝則浮[4]，濕勝則濡泄，甚則水閉胕腫[5]，隨氣所在，以言其變耳。(素問·六元正紀大論)

【校注】

(1) 风胜则动：王冰注《素问·阴阳应象大论》：“风胜则庶物皆摇。”在人体，风邪导致肢体动摇震颤或头目晕眩。

(2) 热胜则肿：王冰注《素问·阴阳应象大论》：“热胜则阳气内郁，故洪肿暴作，甚则荣气逆于肉理，聚为痈脓之肿。”

(3) 干：指出现内外津液干涸的病证。

(4) 寒胜则浮：张介宾注：“寒胜者，阳气不行，为胀满浮虚之病。”浮，浮肿。

(5) 湿胜则濡泄，甚则水闭胕肿：张介宾注：“濡泻，水利也。水闭胕肿，水道不利，而肌肉肿胀，按之如泥不起也。。

【按语】

本段论风、热、燥、寒、湿之气太过的病变特点。风热燥寒湿本是自然界气候变化要素，其太过各有征象，而其致病则显示相应病象，医家便据此探求病因病理，不仅强调了病因辨证的要点，而且丰富了“六气为病”的病机学说，如后世将肢体动摇振颤、头目眩晕跌仆等症状，视为风象；将皮腠孔窍干涩、大便干秘的证候，指为内燥所生等，皆由本文引申而来。

八

【原文】

4314　帝曰：願聞病機[1]何如？岐伯曰：諸風掉眩，皆屬於肝[2]。諸寒收引，皆屬於腎[3]。諸氣膹鬱，皆屬於肺[4]。諸濕腫滿，皆屬於脾[5]。諸熱瞀瘛[6]，皆屬於火。諸痛癢瘡，皆屬於心[7]。諸厥固泄[8]，皆屬於下。諸痿[9]喘嘔，皆屬於上。諸禁鼓慄，如喪神守，皆屬於火[10]。諸痙項强，皆屬於濕[11]。諸逆冲上，皆屬於火[12]。諸脹腹大，皆屬於熱。諸躁狂越[13]，皆屬於火。諸暴强直，皆屬於風[14]。諸病有聲[15]，鼓之如鼓[16]，皆屬於熱。諸病胕腫，疼酸驚駭，皆屬於火[17]。諸轉反戾[18]，水液渾濁[19]，皆屬於熱。諸病水液，澄澈清冷[20]，皆屬於寒。諸嘔吐酸，暴注下迫[21]，皆屬於熱。（素問·至真要大論）

【校注】

（1）病机：即病之机要。张介宾注："机者，要也，变也，病变之所由出也。"

（2）诸风掉眩，皆属于肝：肝为风木之脏，其脉挟督脉上会于巅，开窍于目，故具有风邪特征的肢体动摇、头目眩晕与视物旋转的病证，其病机多属于肝。诸，众也，这里作"多种"解；皆，此处作"大多"解。下同。

（3）诸寒收引，皆属于肾：张介宾注："收，收敛也。引，急也。肾属水，其化寒，凡阳气不达，则营卫凝聚，形体拘挛，皆收引之谓。"

（4）诸气膹（fèn 愤）郁，皆属于肺：肺主气，司呼吸，咳喘、胸闷之症乃呼吸病候，故属于肺。膹、郁，张介宾："膹，喘急也。郁，痞闷也。"

（5）诸湿肿满，皆属于脾：脾为湿土之脏，位于中焦，运化水湿而斡旋气机，湿邪壅滞，困遏脾土，则肢体浮肿，胸腹胀满。

（6）瞀（mào 茂）瘛：瞀，头目昏蒙，神志昏糊。瘛，肢体抽搐。

（7）诸痛痒疮，皆属于心：吴昆注："热甚则痛，热微则痒，疮则热灼之所致也。故火燔肌肉，近则痛，远则痒，灼于火则烂而疮也。心为火，故属焉。"又，高世栻《素问直解》将上句"火"与本句"心"对调，可参。

（8）厥固泄：厥，指寒厥、热厥等证。固，二便不通。泄，二便泄利不禁。

（9）痿：指皮肉筋骨痿及痿躄等证。

（10）诸禁鼓栗，如丧神守，皆属于火：吴昆注："禁与噤同，咬牙也。鼓，鼓颔也。慄，战也。神能御形，谓之神守。禁鼓慄则神不能御形，如丧其神守矣，乃烈焰鼓风之象，其属于火也明矣。"

（11）诸痉项强，皆属于湿：痉，《说文·疒部》："强急也"。项强，项背强急不柔。

湿热损伤筋脉，故为此证，如《素问·生气通天论》“湿热不攘，大筋緛短”之类。

(12) 诸逆冲上，皆属于火：各种气机急促上逆的病证，如急性呕吐、吐血、呃逆、喘息、面赤头痛等，皆火性上炎之象，故属火邪为病。

(13) 躁狂越：躁，躁扰不宁。狂，神志错乱。越，言行乖戾，有违常理。

(14) 诸暴强直，皆属于风：高世栻注：“诸一时卒暴，筋强而直，屈伸不能，乃足厥阴肝经之病。厥阴主风，故皆属于风。”

(15) 诸病有声：指肠鸣、嗳气之类发出声响的病证。

(16) 鼓之如鼓：指叩击腹部如打鼓之声，即腹胀、肠鸣之证。

(17) 诸病胕肿，疼酸惊骇，皆属于火：火郁于肌肤则生痈肿，肝胆内火炽盛多见筋骨酸痛、神动惊骇。胕，同“腐”。胕肿，即痈肿。

(18) 转反戾：俱为筋脉痉挛之象。转，扭转。反，角弓反张。戾，身体曲而不直。

(19) 水液浑浊：谓体内排出的各种液体，如尿、痰、涕、涎、唾、汗、白带等分泌物浑浊不清。

(20) 澄澈清冷：指水液透明清稀而寒冷。

(21) 暴注下迫：暴注，指突然剧烈的泄泻。下迫，即里急后重。

【按语】

本段所论即“病机十九条”。它是以五运六气属性、发病特点及其与内脏相应的理论为基础，对五运六气所致主要病证之病机进行的概括和总结。提示人们对运气所致病证，必须从其病象入手，按五脏六气的特性、特点进行病因、病位、病性的归类分析，以推求其病证的本质属性，即病机，从而为正确的防治提供可靠依据。

十九条病机可按五脏、六气及上下病位分类；六气病机尚缺燥的病机，金人刘完素在《素问玄机原病式》中补充了“诸涩枯涸，干劲皴（cūn 村）揭，皆属于燥”一条，使六淫病机，趋于完整。

病机十九条的意义，在于它从五运六气失常致病入手，示范临床审机求属的方法，后世则发展为辨证求本。因此，学习病机十九条，着重领会其分析证候、探求病机的方法，而在具体运用时要防止将条文绝对化。

九

【原文】

4315　肝藏[1]血，血舍魂，肝氣虛則恐，實則怒[2]。脾藏營，營舍意，脾氣虛則四肢不用，五藏不安[3]，實則腹脹，經溲[4]不利。心藏脉，脉舍神，心氣虛則悲，實則笑不休。肺藏氣，氣舍魄，肺氣虛則鼻塞不[5]利，少氣，實則喘喝，胸盈仰息[6]。腎藏精，精舍志，腎氣虛則厥[7]，實則脹[8]，五藏不安。(靈樞·本神)

【校注】

(1) 藏：在本段之中当随文而变义，分别可理解为蓄藏、主宰、化生等意。

(2) 肝气虚则恐，实则怒：肝藏血舍魂主怒，肝气虚则血亏魂怯，故恐；肝气实则本志有余，故怒。

(3) 脾藏营：张介宾注："营出中焦，受气取汁，变化而赤是谓血，故曰脾藏营。"

(4) 经溲：《脉经》《甲乙经》"经"作"泾"。可从。经溲，指小便。

(5) 塞不：《脉经》及《素问·调经论》王冰注引文作"息"字。可据改。

(6) 喘喝，胸盈仰息：指喘促有声，胸部胀满，仰面呼吸。

(7) 厥：指寒厥、热厥证。

(8) 胀：指水肿胀满。

【原文】

4316 五氣所病[1]：心爲噫[2]，肺爲咳，肝爲語[3]，脾爲吞[4]，腎爲欠[5]爲嚏[6]，胃爲氣逆、爲噦[7]、爲恐[8]，大腸小腸爲泄，下焦溢爲水[9]，膀胱不利爲癃，不約爲遺溺[10]，膽爲怒[11]。

4317 五精所并[12]：精氣并於心則喜，并於肺則悲，并於肝則憂[13]，并於脾則畏[14]，并於腎則恐，是謂五并，虚而相并者也[15]。（素問·宣明五氣篇）

【校注】

(1) 五气所病：谓五脏六腑之气失调所发生的病变。

(2) 噫：《说文》："饱食息也"，即嗳气。噫本属脾胃病，而此为心病者，如《素问·脉解篇》所说："太阴所谓上走心而为噫者，阴盛而上走于阳明，阳明络属心，故曰上走心为噫也。"

(3) 肝为语：姚绍虞注："语者，所以畅中之郁也。肝喜畅而恶郁，故为语以宣畅其气之郁。"语，多言也。

(4) 脾为吞：张志聪注："脾为胃行其津液，脾气病而不能灌溉于四脏，则津液反溢于脾窍之口，故为吞咽之证。"

(5) 欠：呵欠。张琦注："阳未静而阴引之，则为欠，故阳衰者多欠。"

(6) 为嚏：《灵枢·九针论》及《太素》无此二字，应据删。

(7) 胃为气逆为哕：张琦注："胃以下行为顺，不和则上逆，凡呕吐之属是也。哕为呃逆，有胃寒气逆者，有胃热上冲者，有胃绝败呃者，大约声高而长为实，轻微为虚，病甚者其声哕也。"

(8) 为恐：《灵枢·九针论》及《太素》无此二字，应据删。

(9) 下焦溢为水：张介宾注："下焦为分注之所，气不化则津液不行，故溢于肌肉而为水。"

（10）膀胱不利为癃，不约为遗溺：吴昆注：“膀胱为水注之腑，若邪实，膀胱不得通利，则谓之癃。若下焦气弱，不能约束膀胱以固津液，则为遗尿。”

（11）胆为怒：张琦注：“胆性刚决，怒属肝而系胆者，肝胆同气也。”

（12）五精所并：吴昆注：“五精，五脏之精气也。并，合而入之也。五脏藏精，各藏其藏则不病，若合而并于一脏，则邪气实之，各显其志。”马莳注：“此言五脏既虚，故精气并之，则志不能禁也。”吴注主实，马注主虚，二者并参。

（13）并于肝则忧：马莳注：“肝虚而余脏精气并之，则善忧。夫《阴阳应象大论》曰‘怒’而兹曰‘忧’者，以肺气得以乘之也。”

（14）并于脾则畏：张介宾注：“气并于脾，则脾实乘肾，故为畏。”畏，恐惧也。

（15）虚而相并者也：沈祖緜《读素问臆断》谓此句为注窜入正文，可参。

【按语】

本段论脏腑病理、病证，均系其功能活动异常所致，如肺主气，司呼吸，其病故“肺为咳”；胃主纳食，其气下行，其病故“胃为气逆为哕”。而在脏腑诸病变中，尤重虚实病理，如“肝藏血，血舍魂，肝气虚则恐，实则怒”。这些脏腑病理基本内容，对临床探求病因，确定诊治，都有重要的指导意义。除此之外，《内经》还有多篇论及脏腑，尤其是五脏病理，如《素问》之《金匮真言论》、《阴阳应象大论》、《五脏生成论》《脏气法时论》、《调经论》，《灵枢·五邪》等，突出了以脏腑为病变中心的地位。

十

【原文】

4318　帝曰：法[1]陰陽奈何？岐伯曰：陽勝則身熱，腠理閉，喘粗爲之俛仰[2]，汗不出而熱，齒干以煩冤[3]，腹滿死[4]，能冬不能夏[5]。陰勝則身寒，汗出，身常清[6]，數慄而寒，寒則厥[7]，厥則腹滿死，能夏不能冬。此陰陽更勝之變，病之形能[8]也。（素問·陰陽應象大論）

【校注】

（1）法：取法、效法之意。

（2）喘粗为之俛仰：指呼吸不利、憋气难受、坐卧不宁的样子。俛，同“俯”。

（3）烦冤：言心胸烦闷。冤，同“悗”，闷也。

（4）腹满死：高世栻注：“腹满而上气内绝，故死。”

（5）能冬不能夏：张介宾注：“阴竭者，得冬之助，犹可支持；遇夏之热，不能耐受矣。”后文“能夏不能冬”，义仿此。能，通“耐”。

（6）清：冷也。张介宾注：“阳衰则表不固，故汗出而身冷。”

（7）厥：四肢厥冷。

（8）能：能，通“态”。即病之形态。

【原文】

4319 夫百病者，多以旦慧晝安，夕加夜甚[1]，何也？岐伯曰：四時之氣使然[2]。黄帝曰：願聞四時之氣。岐伯曰：春生夏長，秋收冬藏，是氣之常也，人亦應之，以一日分爲四時，朝則爲春，日中爲夏，日入爲秋，夜半爲冬。朝則人氣始生，病氣衰，故旦慧。日中人氣長，長則勝邪，故安。夕則人氣始衰，邪氣始生，故加。夜半人氣入藏，邪氣獨居於身，故甚[3]也。黄帝曰：其時有反者[4]，何也？岐伯曰：是不應四時之氣，藏獨主其病[5]者，是必以藏氣之所不勝時者甚，以其所勝時者起[6]也。（靈樞·順氣一日分爲四時）

【校注】

(1) 旦慧昼安，夕加夜甚：慧，精神清爽。安，患者自我感觉安适。加，病情加重。甚，病情更重。

(2) 四时之气使然：此系概言之，由于天人四时阴阳消长盛衰变化的缘故，其理详见下文。

(3) 夜半人气入藏，邪气独居于身，故甚：言夜半阳气潜藏体内，邪气充斥于身形，正不胜邪，所以病人症状加重。

(4) 其时有反者：指病情的轻重变化有时与“旦慧昼安夕加夜甚”的现象不符。

(5) 脏独主其病：指病变脏气对病情的变化起着决定性的作用，而一日之内的阴阳消长对疾病的影响不明显。

(6) 以脏气之所不胜时者甚，以其所胜时者起也：如果病变之脏的五行属性被所逢时日的五行属性所克，则病情加重；病变之脏的五行属性克制所逢时日的五行属性，则病情将会减轻。起，指病情向好的方向发展。

【按语】

本段论病证轻重变化与时间周期的关系。一是季节性阴阳消长周期的影响，如阳盛病“能冬不能夏”，阴盛病“能夏不能冬”。二是昼夜性阴阳消长周期的影响，如百病“旦慧昼安夕加夜甚”。这主要是人体病证的阴阳盛衰与天时阴阳消长相助相制的缘故。三是五脏主时与季节、日干、时辰的生克乘侮关系。体现了《内经》时间病理学内容，对于辨证诊断、立法治疗，都有参考价值。

第四节　传变

传变，是指疾病过程中病变部位的传移变化。人体脏腑组织之间存在着广泛的联系，因而某些部位的病变，在一定条件下，可以向其他部位传变，从而引起疾病的发展变化。《内经》总结、概括出疾病传变的一般规律，主要是表里层次传变、阴阳经络传变及五脏六腑传变等，并以之分析疾病发展的机理、趋向与转归，形成了有关疾病传变的系统理论，不仅关系到临床的辨证论治，而且对早期治疗，控制病变的发展，推测疾病的预后，都有着重要的指导意义。此外，《内经》还讨论了影响传变的因素，为临证防止疾病恶化发展，提供了依据。

一

【原文】

4401　故病久則傳化(1)，上下不并，良醫弗爲(2)。(素問·生氣通天論)

【校注】

(1) 传化：即传变。《素问·玉机真脏论》："传，乘之名也。"张介宾注："传者，以此传彼；乘者，以强凌弱。故有曰传曰乘之异名耳。"

(2) 上下不并，良医弗为：王冰注："并，谓气交通也。然病之深久，变化相传，上下不通，阴阳否隔，虽医良法妙，亦何以为之!"

【原文】

4402　是故百病之始生也，必先(1)於皮毛，邪中之則腠理開，開則入客於絡脉；留而不去，傳入於經，留而不去，傳入於府，廪(2)於腸胃。邪之始入於皮毛也，泝然起毫毛，开腠理(3)；其入于络也，则络脉盛，色变；其入客于经也，则感(4)，虚乃陷下(5)；其留于筋骨之间，寒多则筋挛骨痛，热多则筋弛骨消，肉烁䐃破，毛直而敗(6)。帝曰：夫子言皮之十二部，其生病皆何如？岐伯曰：皮者，脉之部(7)也，邪客於皮則腠理開，開則邪入客於絡脉，絡脉滿則注於經脉，經脉滿則入舍於府藏也，故皮者有分部，不與(8)而生大病也。(素問·皮部論)

【校注】

(1) 必先：《甲乙经》《太素》此二字后有"客"字。应据补。

(2) 廪：积、聚，指病邪留聚。

(3) 泝然起毫毛，开腠理：泝，《甲乙经》作"淅"，与王冰注语"恶寒也"义合，可据改。邪客于外，卫气受损而不能固护肌表，因而毫毛竖起、腠理开泄而恶寒。

(4) 其入客于经也，则感：感，《甲乙经》作"盛"，连上句读。可从。谓病邪从络脉传入经脉，则经脉因邪客而盛实。

(5) 虚乃陷下：言若经脉之气虚，则邪气必然内陷。

(6) 毛直而败：张介宾注："液不足而皮毛枯槁也。"

（7）皮者，脉之部：言人体皮肤是十二经络脉的分布之处。张介宾注："十二经脉，各有其部，察之于皮，其脉可知，故曰皮者脉之部。"

（8）与：处理，引申为治疗。

【按语】

上两节，首论传变原理，指出传变是疾病发展变化的必然现象，只有掌握其规律，才能预谋防范，治其未病。次论外感邪气的表里传变，其途径是由皮毛、络脉、经脉、而至脏腑，即疾病由表入里、由浅入深、依次渐进的传变过程。在此基础上，后世提出外邪表里传变的具体模式，如张机之六经传变，用于伤于寒邪；叶桂之卫气营血传变，用于温热邪气；吴瑭之三焦传变，用于湿热邪气。此外，还有邪气从肌表传于内脏的情况，如痹证等。临床可据此规律，予以早诊断、早治疗，如《素问·阴阳应象大论》所说："邪风之至，疾如风雨，故善治者治皮毛，其次治肌肤，其次治筋脉，其次治六腑，其次治五脏。治五脏者，半死半生也。"

【原文】

4403　五藏受氣於其所生[(1)]，傳之於其所勝[(2)]，氣舍於其所生[(3)]，死於其所不勝[(4)]。病之且死，必先傳行，至其所不勝，病乃死。此言氣之逆行[(5)]也，故死。肝受氣於心，傳之於脾，氣舍於腎，至肺而死[(6)]。心受氣於脾，傳之於肺，氣舍於肝，至腎而死。脾受氣於肺，傳之於腎，氣舍於心，至肝而死。肺受氣於腎，傳之於肝，氣舍於脾，至心而死。腎受氣於肝，傳之於心，氣舍於肺，至脾而死。此皆逆死也。一日一夜五分之，此所以占死生之早暮[(7)]也。黄帝曰[(8)]：五藏相通，移皆有次，五藏有病，則各傳其所勝[(9)]。不治，法三月若六月，若三日若六日，傳五藏而當死[(10)]，是順傳所勝之次。故曰：别於陽者，知病從來；别於陰者，知死生之期[(12)]。言知至其所困而死[(13)]。（素問·玉機真藏論）

【校注】

（1）受气于其所生：受，接受。气，病气。其所生，指我生之脏。

（2）传之于其所胜：即把病气传给自己所克之脏。

（3）气舍于其所生：其，俞樾《读书余录·内经之部》："两言'其所生'则无别矣，疑下句衍'其'字。应据删。舍，留止之义。所生，生我之脏。即病气留止于生我之脏。

（4）死于其所不胜：谓病气传于克我之脏而死。

（5）气之逆行：即病气的逆传。本段以五脏病气相胜传为顺传，以子病传母的次序传为逆传。

（6）至肺而死：病气由心传肝，肝传肾，肾传肺，即上文所说"气之逆行"，故言死。

(7) 一日一夜五分之，此所以占死生之早暮：一日一夜五分之，指一天十二个时辰分为五部分以配属五脏。占，预测。生，《甲乙经》作“者”，可从。早暮，早晚。

(8) 黄帝曰：《素问释义》：“三字衍”，可从。

(9) 五脏有病，则各传其所胜：谓五脏病气按相克之次序“顺传”。《新校正》：“上文既言逆传，下文所言乃顺传之次也。”

(10) 法三月若六月，若三日若六日，传五脏而当死：张介宾注：“病不早治，必至相传，远则三月六月，近则三日六日，五脏传遍，于法当死。”法，法则，规律，此言按法则预测“顺传”的死期。若，或也。

(11) 别于阳者，知病从来；别于阴者，知死生之期：阳，指有胃气的脉象。阴，指无胃气的脉象，即真脏脉。说明能分别脉的胃气，则知病之从来；能分别真脏脉，便知死生之期。

(12) 知至其所困而死：知，《甲乙经》无此字，可从。张介宾注：“至其所困而死，死于其所不胜也。凡年月日时，其候皆然。”

【按语】

本节以五行生克之理，论五脏病气传变的两种模式及其预后。一是按五行相胜规律传变者为顺传，二是按子病传母规律传变者为逆传。当然，无论是顺传还是逆传，仅系常见传变趋势，但由于临床变数太多，因而并非必然。临证应据实分析，切忌拘泥。

【原文】

4404 黄帝問曰：五藏六府，寒熱相移(1)者何？岐伯曰：腎移寒於肝，癰腫少氣(2)。脾移寒於肝，癰腫筋攣(3)。肝移寒於心，狂，隔中(4)。心移寒於肺，肺消(5)。肺消者，飲一溲二，死不治(6)。肺移寒於腎，爲涌水(7)。涌水者，按腹不堅，水氣客於大腸，疾行則鳴濯濯(8)，如囊裹漿，水之病也(9)。脾移熱於肝，則爲驚衄(10)。肝移熱於心，則死(11)。心移熱於肺，傳爲鬲消(12)。肺移熱於腎，傳爲柔痓(13)。腎移熱於脾，傳爲虚腸澼，死，不可治(14)。胞(15)移熱於膀胱，則癃，溺血。膀胱移熱於小腸，鬲腸不便，上爲口糜(16)。小腸移熱於大腸，爲虙瘕，爲沉(17)。大腸移熱於胃，善食而瘦入，謂之食亦(18)。胃移熱於膽，亦曰食亦(19)。膽移熱於腦，則辛頞鼻淵(20)。鼻淵者，濁涕下不止也。傳爲衄衊，瞑目(21)。故得之氣厥也(22)。(素問·氣厥論)

【校注】

(1) 寒热相移：寒热，指寒、热邪气。相移，即相传。

(2) 肾移寒于肝，痈肿少气：肝，《甲乙经》《太素》新校正均作“脾”。张介宾注：“痈者壅也，肾以寒水之气，反传所胜，侵侮脾土，故壅为浮肿。”张琦注：“脾病而升降之机微，故少气。”

(3) 脾移寒于肝，痈肿筋挛：姚绍虞注：“脾寒则气滞，肝寒则血凝，气血凝滞，则结为痈肿。”肝主筋膜，寒性收敛，肝寒故筋膜挛急。

(4) 隔中：指胸中气机堵塞不通。

(5) 肺消：《甲乙经》《圣济总录》此二字前有“为”字。可从。

(6) 肺消者，饮一溲二，死不治：张介宾注：“心火不足则不能温养肺金，肺气不温则不能行化津液，故饮虽一而溲则倍之。夫肺者水之母也，水去多则肺气从而索矣，故曰肺消。门户失守，本元日竭，故死不能治。

(7) 涌水：张介宾注：“涌水者，水自下而上，如泉之涌也。水者阴气也，其本在肾，其末在肺。肺移寒于肾，则阳气不化于下，阳气不化，则水泛为邪而客于大肠，以大肠为肺之合也。”

(8) 濯濯：指水气在肠间激荡之声。

(9) 如囊裹浆，水之病也：犹如囊袋中盛着水浆，这是水气停蓄的病证。

(10) 脾移热于肝，则为惊衄：黄元御注：“脾移热于肝，肝藏血，血舍魂，魂不宁谧，则为惊。血失敛藏，则为衄。”

(11) 肝移热于心，则死：张介宾注“心本属火，而肝以风热移之，木火相燔，犯及君主，故当死也。”

(12) 鬲消：张介宾注：“鬲上焦烦，饮水多而善消也。”上文言肺消者因于寒，此言鬲消者因于热，可见肺消有阴阳二证，不可不辨。

(13) 柔痓（zhì 至）：姚绍虞注：“痓者，筋脉抽掣，木之病也。木养于水，今肾受肺热，水枯不能养筋，故令搐搦不已。但比刚痓少缓，故曰柔也。”

(14) 传为虚，肠澼死，不可治：马莳注：“脾气不能运化，而小肠、大肠皆有澼积，如《通评虚实论》所谓或便血，或下白沫，或下脓血者是也。此则土绝水竭，死不可治。”

(15) 胞：在女子为胞宫，在男子为精室。

(16) 鬲肠不便，上为口糜：在下则腑气不降引起便秘，其热之熏蒸发越于上，则令口内生疮。糜，烂也。

(17) 为虙瘕（fú jiǎ 伏假），为沉：虙，同“伏”，隐藏。瘕，腹中积块。沉，《素问直解》作“沉痔”二字，即痔疮。

(18) 善食而瘦入，谓之食亦：入，《新校正》云：“按《甲乙经》‘入’作‘又’。王氏注云‘善食而瘦入也’，殊为无义，不若《甲乙经》作‘又’，读连下文。”又，姚绍虞改为“人”，可参。王冰注“食亦”云：“谓食入移易而过，不生肌肤也。亦，易也。”

(19) 胃移热于胆，亦曰食亦：高世栻注：“胃者五谷之腑，胆者中精之腑，胃移热于胆，胆受火热，精汁不布，亦善食而瘦，亦曰食亦。”

(20) 辛頞（è 鄂）鼻渊：辛，伤也。頞，鼻梁。辛頞，指鼻梁受伤。鼻渊，指鼻液如渊之流，无有止息。

(21) 衄衊（miè 灭）瞑目：衄衊，指鼻出血。瞑目，指眼目昏花。

(22) 故得之气厥也：张介宾注："厥者，气逆也。此总结一篇之义，皆由气逆所致。"姚绍虞注："气之所以逆而为病者，由于寒热之所致，移寒移热者，盛极而逆行也。"

【按语】

本节论脏腑寒热病气相传，其中有脏与脏相传者，有脏与腑相传者，有腑与腑相传者，而脏腑之间关系，有五脏之间的生克乘侮关系，有脏腑间的表里相合关系，也有腑与腑之间的组织相连、功能相属关系。种种情况，构成病证的复杂多变，然均为气机逆乱所致。这些论述，为分析疾病的复杂变化提示了依据。

二

【原文】

4405　然其卒發者，不必治於傳[(1)]，或其傳化有不以次。不以次入者，憂恐悲喜怒，令不得以其次[(2)]，故令人有大病矣。因而喜，大虚，則腎氣乘矣[(3)]，怒則肝氣乘矣[(4)]，悲則肺氣乘矣[(5)]，恐則脾氣乘矣[(6)]，憂則心氣乘矣[(7)]，此其道也。(素問·玉機真藏論)

4406　急虚身中卒至[(8)]，五藏絶閉，脉道不通，氣不往來，譬於墮溺，不可爲期[(9)]。(素問·玉機真藏論)

【校注】

(1) 然其卒发者，不必治于传：指突然发生的疾病，不一定按相传次序而传，因而也不必拘泥于相传次序而论治。卒，通"猝"，突然。

(2) 忧恐悲喜怒，令不得以其次：王冰注："忧恐悲喜怒，发无常分，触遇则发，故令病气亦不次而生。"

(3) 因而喜，大虚，则肾气乘矣：喜为心之志，喜则气缓，过喜则伤心，致心气虚，则心所不胜之肾水乘虚侵袭，即水克火。

(4) 怒则肝气乘矣：怒为肝之志，大怒则使肝气逆，气逆则乘脾，为木克土。

(5) 悲则肺气乘矣：张介宾注："悲则气并于肺而乘于肝，金胜木也。"

(6) 恐则脾气乘矣：张介宾注："恐伤肾而肾气虚，则脾气乘之，土胜水也。"

(7) 忧则心气乘矣：姚绍虞注："肺之志又为忧，过忧则肺伤，肺伤则金弱而火将乘之矣。"

(8) 急虚身中卒至：吴昆注："急虚，暴绝也。中，邪气深入之名。卒至，卒然而至，不得预知也。"

(9) 譬于堕溺，不可为期：谓堕坠或溺水，病发突然，出乎意料，无法预测其死期。

【原文】

4407　身之中於風也，不必動藏[1]。故邪入於陰經，則[2]其藏氣實，邪氣入而不能客，故還之於府[3]。（靈樞·邪氣藏府病形）

【校注】

(1) 动脏：扰动内脏，这里指传病气于内脏。

(2) 则：此作“如果”解。

(2) 故还之于腑：张介宾注：“然邪入于阴而脏气固者，邪不能客，未必动脏，则还之于腑，仍在表也。故邪中阳者溜于三阳之经，邪中阴者滞于三阴之腑。”

【按语】

本段论影响疾病传变的各种因素。一是情志过激，猝然发作，引起五脏气逆，扰乱了传变次序；或不可预知的强大刺激，导致五脏之气阻绝，元气暴脱，则无传变过程可言。二是脏气充实不受邪，即所谓“实不受邪”，从而阻断了传变途径。总之，疾病传变虽有一定规律可循，但影响传变的因素很多，所以临证需要知常达变，具体情况具体分析，具体处理。此外，临证还可以依据“实不受邪”的原理，预谋防范，截断病传。

第五章　病证

第一节　病证概论

《内经》认为疾病是生命活动反常变化的反映，表现为机体各生理活动的紊乱及其与生存环境之间关系的失调，因而将疾病分为外感与内伤两大类。外感病是感受外邪，邪正交争而发生的疾病，邪气及其对机体正气的耗损贯穿疾病的全过程，并呈现出疾病发展态势的顺逆；内伤病则是由情志、饮食、起居、劳作等失宜而导致脏腑功能紊乱的一类疾病，脏腑功能盛衰及其相互关系失调决定疾病发展过程。关于疾病的转归，《内经》提出痊愈、久病不康、死亡三途，反映了机体邪正进退及脏腑盛衰的状态和结局。《内经》对于疾病的命名，在方法学上对后世有启示作用，如外感病主要强调外邪及其时序特征，内伤病则强调病象特征、主导病机等。由于《内经》更注重疾病过程中脏腑经络、营卫气血的综合病理反应，因而在疾病的分证方面发展更充分，如热病的六经分证、咳病的脏腑分证等，是近现代证候类型及其名称的学术本源，体现了《内经》对疾病本质的独特认识。

一

【原文】

5101　今夫五藏[1]之有疾也，譬猶刺也，猶污[2]也，猶結也，猶閉也。（靈樞·九針十二原）

【校注】

（1）五脏：此泛指内部脏腑组织。

（2）污：即污染。

（3）闭：壅障之意。

【按语】

《灵枢·终始》说："所谓平人者不病，不病者，脉口人迎应四时也。"平人，即健康的人，而与其相对的疾病，则常被称为苦、痛、病、疾等，本段将其类比为肉中之刺、器物污点、绳索乱结与江河淤闭，认为是生命活动的反常变化，表现为机体各生理活动的紊乱及其与生活环境之间关系的失调，因而《素问·阴阳应象大论》说："喜怒不节，寒暑过度，生乃不固。"此外，从《内经》对疾病的类比中，还可体会到疾病具有自觉体验和他觉察知相结合的特点，这就为辨识临床病象和征候的心身两个方面的病原学本质，奠定了基础。

二

【原文】

5102　夫百病之所始生者，必起於燥濕寒暑風雨，陰陽喜怒(1)，飲食居處，氣合而有形，得藏而有名(2)。（靈樞·順氣一日分爲四時）

【校注】

(1) 阴阳喜怒：阴阳，代指房事不节。喜怒，概指七情失调。

(2) 气合而有形，得脏而有名：气合，指邪气与人体正气相搏结。有形，指有脉证征象反映于外。得脏而有名，谓邪气侵犯不同脏腑而有不同的病名。

【原文】

5103　黄帝問於岐伯曰：夫百病之始生也，皆生於風雨寒暑，清濕(1)喜怒。喜怒不節則傷藏，風雨則傷上，清濕則傷下。三部之氣，所傷异類(2)，願聞其會(3)。岐伯日：三部之氣各不同，或起於陰，或起於陽(4)，請言其方。喜怒不節，則傷藏，藏傷則病起於陰也；清濕襲虚(5)，則病起於下；風雨襲虚(6)，則病起於上，是謂三部。至於其淫泆(7)，不可勝數。

氣有定舍，因處爲名(8)，上下中外，分爲三員(9)。（靈樞·百病始生）

【校注】

(1) 清湿：指寒湿之邪。清，通凊（qìng 音庆），寒也。

(2) 三部之气，所伤异类：指伤于上部的风雨、伤于下部的清湿与伤于五脏的喜怒等邪气，所侵害人体的部位各不相同。

(3) 会：即要领、要点。《经籍纂诂》："会，要也。"

(4) 或起于阴，或起于阳：指发病部位有在内在外两种。阴指内，阳指外。

(5) 方：《广雅·释诂》："方，义也。"

(6) 袭虚：指外邪乘虚侵袭人体。

(7) 淫泆：指病邪在人体内蔓延扩散。淫，浸淫。泆，通溢。杨上善云："是谓三部之气，生病不同，更随所因，变而生病，漫衍过多，不可量度也。"

(8) 气有定舍，因处为名：谓邪气伤人有一定部位，疾病即根据其不同部位命名。气，此指邪气。舍，邪气伤害的部位。

(9) 上下中外，分为三员：上下属外为两员，加中之一员，共三员。三员，即前述三部。

【原文】

5104　人有精氣津液、四支、九竅、五藏、十六部[1]、三百六十五節[2]，乃生百病，百病之生，皆有虚實。今夫子乃言有余有五，不足亦有五，何以生之乎？岐伯曰：皆生於五藏也。(素問・調經論)

【校注】

(1) 十六部：张志聪注："十六部之经脉也。"指手足十二经脉及任、督、两跷四脉。

(2) 节：此指腧穴。《灵枢・九针十二原》云："所言节者，神气之所游出入也，非皮肉筋骨也。"又云："节之交，三百六十五会。"

【按语】

本段将疾病归纳为外感病与内伤病两大类。外感病得之于燥湿寒暑风雨，即"起于阳"；内伤病得之于七情失常、饮食不调、居处失宜及房事不节，即"起于阴"。根据病邪的来源、性质、邪气侵犯的病位及反映于外的症状与体征，定出不同病名，即所谓"气有定舍，因处为名"。值得提出的是，《百病始生》反复言及三部、三员，而将外邪及其所致疾病上下分列，在临床有一定意义。盖清湿虽亦属外邪，但与伤上之风雨所致疾病不同，彼即外感热病，此则为"足悗"、为"膹胀"、为积，与《素问・阴阳应象大论》"地之湿气，感则害人皮肉筋脉"相呼应，然与纯然之内伤病亦不同，是为临床之"杂病"。后世医家重视这类疾病，张从正《儒门事亲》将邪分而为三，曰天邪、地邪、人邪，所致疾病各有特点，祛邪途径亦不同。

此外，《素问・调经论》提出"百病之生，皆有虚实"而"皆生于五脏"，是以五脏为纲，对于疾病进行脏腑分证，如有五脏六腑咳、五脏六腑痹，痿有五痿而生于五脏之热等，为后世"脏腑辨证"之导源。

三

【原文】

5105　黄帝曰：諸病皆有逆順，可得聞乎？岐伯曰：腹脹，身熱，脉大[1]，是一逆也；腹鳴而滿，四肢清，泄，其脉大[2]，是二逆也；衄而不止，脉大[3]，是三逆也；咳且溲血，脱形，其脉小勁[4]，是四逆也；咳，脱形，身熱，脉小以疾[5]，是謂五逆也。如是者，不過十五日而死矣。其腹大脹，四末清[6]，脱形，泄甚，是一逆也；腹脹，便血，其脉大時絶，是二逆也；咳溲血，形肉脱，脉搏[7]，是三逆也；嘔血，胸滿引背，脉小而疾，是四逆也；咳嘔，腹脹且飧泄，其脉絶，是五逆也。如是者，不及一時[8]而死矣。（靈樞·玉版）

【校注】

(1) 大：《灵枢经校释》引《甲乙经》校注云："大，一作小。"并认为"盖腹胀，身热，脉大为顺；脉小则脉证不合，故云逆也。"可从。

(2) 四肢清，泄，其脉大：四肢清冷、泄泻，为阴证，而脉大为阳脉，阴证得阳脉，故逆。

(3) 衄而不止，脉大：衄血不止则阴虚，脉大为阳实，邪实正虚故逆。

(4) 其脉小劲：脉小而有力，是邪气仍在之象。

(5) 脉小以疾：指脉细小疾数，是阴精衰竭阳气欲脱之象。

(6) 四末清：即四肢清冷。

(7) 形肉脱，脉搏：形肉脱，指形体极度消瘦，是脾气衰竭，化源败绝。脉搏，指毫无缓和之象的无胃气脉，即真脏脉，五脏之气衰败之象。

(8) 一时：即一日之意。

【原文】

5106 大骨枯槁，大肉陷下[1]，胸中氣滿，喘息不便，其氣動形[2]，期六月死，真藏脉[3]見，乃予之期日。大骨枯槁，大肉陷下，胸中氣滿，喘息不便，内痛引肩項[4]，期一月死，真藏[5]見，乃予之期日。大骨枯槁，大肉陷下，胸中氣滿，喘息不便，内痛引肩項，身熱，脱肉破䐃[6]，真藏[7]見，十月之内死。大骨枯槁，大肉陷下，肩髓[8]内消，動作益衰，真臟來[9]見，期一歲死，見其真藏[10]，乃予之期日。大骨枯槁，大肉陷下，胸中氣滿，腹内痛，心中不便，肩項身熱，破䐃脱肉，目匡陷，真藏見[11]，目不見人，立死，其見人者，至其所不勝之時則死。（素問·玉機真藏論）

【校注】

(1) 大骨枯槁，大肉陷下：大骨，指人身腰脊及四肢长大的骨骼。枯槁，即背曲肩垂，头倾视深，腰膝痿弱不用之谓。大肉陷下，指腿、臀、臂等处大块隆盛的肌肉脱失，极度消瘦。

(2) 喘息不便，其气动形：形容喘息气急，张口抬肩状。便，利也。

(3) 真脏脉：此指肺的真脏脉。

(4) 内痛引肩项：手太阳小肠经从肩胛经肩上，入络心中，心与小肠相表里，经气相通，脏病及腑，故心痛牵引肩项痛。内痛，指心痛。

(5) 真脏：指心的真脏脉。

(6) 脱肉破䐃：指全身肌肉极度消瘦。肌肉结聚处曰䐃，肉离骨曰脱肉。

(7) 真脏：此指脾之真脏脉。

(8) 肩髓：张琦注："肩髓当作骨髓。"

(9) 来：《新校正》："按全元起本及《甲乙经》真脏'来见'作'未见'，'来'当作'未'，字之误也。"可从。

(10) 真脏：此指肾之真脏脉。

(11) 真脏见：谓出现肝的真脏脉。

【原文】

5107　其久病者，有氣從不康[1]，病去而瘠[2]。(素問·五常政大論)

【校注】

(1) 气从不康：气机已顺，而身体未恢复健康。

(2) 瘠：形体瘦弱。

【按语】

疾病是正邪斗争的过程，随着正邪双方力量的变化，表现出复杂的脉证，并决定疾病的发展与转归。《内经》提出疾病的发展与转归有三：逆、从、日久不愈。本段首先从脉证合参角度举例说明病之逆象。所谓脉证逆从，无外乎病象与脉象虚实属性、阴阳属性相从和相逆。从者，正气尚能御邪，主顺；逆者，邪气猖厥正气衰败，主凶。原文所列"五逆证"及"急逆证"即是脉证相逆的典型例证。其次以真脏脉证论逆从，分别举列五脏之衰败脉证，预后极差。其中"大骨枯槁，大肉陷下"为其共有症状，系肾精枯竭，脾气败亡，生化无源，先后天衰竭的病危共象。再次，病有日久不愈者，每与邪气的性质，病位的浅深及正气的盛衰密切相关，多为正气不足以驱邪，邪气稽留不去，疾病缠绵难愈。

第二节　病证举隅

《内经》记载了大量临床病证，除专题讨论咳、疟、风、痹、痿、厥、积、癫狂、水胀、热病外，还论及各种脏腑病、腹中病和奇病等，多达一百多种。其内容是对这些病证的病因病机、临床症状、诊断分型、治则治法、预后预防进行系统介绍，反映了先秦两汉时期对疾病认识的水平，是古人长期医疗经验的真实记录，对于指导现代临床诊治有借鉴和启发作用。本章所选热病、痛证、咳证、痹证及水病五种病证，涉及三十多个篇目，不仅反映了《内经》的疾病命名规律、疾病的分类原则、临床表现及疾病的演变过程，同时在对各种病证的论述中，还将理、法、方、药（针灸）贯通起来，这对于提高中医辨证论治水平，有指导意义。

热 病

【原文】

5201 黄帝問曰：今夫熱病者，皆傷寒[1]之類也，或愈或死，其死皆以六七日之間，其愈皆以十日以上者，何也？不知其解，願聞其故。岐伯對曰：巨陽者，諸陽之屬[2]也，其脉連於風府，故爲諸陽主氣[3]也。人之傷於寒也，則爲病熱[4]，熱雖甚不死；其兩感[5]於寒而病者，必不免於死。（素問·熱論）

【校注】

（1）伤寒：感受四时邪气引起的外感热病的统称，即广义伤寒。

（2）属：聚会之意。

（3）故为诸阳主气：指太阳经主持人体阳经之气。太阳经为三阳经之长，其经脉上连风府，与督脉、阳维脉相会。督脉是阳经之海，阳维脉则维系三阳经，故言为诸阳主气。

（4）人之伤于寒也，则为病热：四时邪气侵犯人体皆可从阳化热而成热病。寒，这里泛指四时邪气。

（5）两感：表里两经同时受邪发病。如太阳与少阴两感，阳明与太阴两感，少阳与厥阴两感。

【原文】

5202 帝曰：願聞其狀。岐伯曰：傷寒一日[1]，巨陽受之，故頭項痛腰脊强[2]。二日，陽明受之，陽明主肉，其脉俠鼻絡於目，故身熱[3]目疼而鼻干，不得卧[4]也。三日，少陽受之，少陽主膽[5]，其脉循脅絡於耳，故胸脅痛而耳聾。三陽經絡皆受其病，而未入於藏[6]者，故可汗而已。四日，太陰受之，太陰脉布胃中絡於嗌，故腹滿而嗌干。五日，少陰受之，少陰脉貫腎絡於肺，系舌本，故口燥舌干而渴。六日，厥陰受之，厥陰脉循陰器而絡於肝，故煩滿[7]而囊縮[8]。三陰三陽，五藏六府皆受病，榮衛不行，五藏不通[9]，則死矣。其不兩感於寒者，七日，巨陽病衰，頭痛少愈；八日，陽明病衰，身熱少愈；九日，少陽病衰，耳聾微聞；十日，太陰病衰，腹減如故，則思飲食；十一日，少陰病衰，渴止不滿[10]，舌干已而嚏[11]；十二日，厥陰病衰，囊縱，少腹微下[12]，大氣[13]皆去，病日已矣。帝曰：治之奈何？岐伯曰：治之各通其藏脉[14]，病日衰已矣。其未滿三日者，可汗而已；其滿三日者，可泄而已[15]。帝曰：熱病已愈，時有所遺[16]者，何也？岐伯曰：諸遺者，熱甚而强食之，故有所遺也。若此者，皆病已衰，而熱有所藏，因其谷氣相薄(17)，兩熱相合，故有所遺也。帝曰：善。治遺奈何？岐伯曰：視其虛實，調其逆從，可使必已矣。帝曰：病熱當何禁之？岐伯曰：病熱少愈，食肉則復，多食則遺(18)，此其禁也。（素問·熱論）

【校注】

(1) 一日：与下文所述日数，均指外感热病传变的次序及发展的不同阶段，不宜理解为具体日数。

(2) 头项痛腰脊强：足太阳之脉上额交巅，下项，循肩髆内，挟脊抵腰中。故太阳受邪头项痛，腰脊强。原文未言“发热”当系省文。以下各经同此。

(3) 身热：热在肌肉，按之烫手，且有愈按愈热之感。

(4) 不得卧：邪入阳明，经行不畅，影响于腑，胃中不和，故不得安卧。《素问·逆调论》：“阳明逆不得从其道，故不得卧也。《下经》曰：胃不和则卧不安”。

(5) 少阳主胆：胆，《甲乙经》、《太素》并作“骨”。可从。

(6) 未入于脏：指未及三阴之里。脏，内脏。

(7) 烦满：烦闷的意思。满，通懑。

(8) 囊缩：指阴囊收缩。

(9) 五脏不通：五，《太素》作“府”。可据改。

(10) 不满：丹波元简注：“《甲乙》、《伤寒例》并无‘不满’二字，简按上文，不言腹满，此必衍文”。可从。

(11) 嚏：是邪退正气来复之象。

(12) 囊纵，少腹微下：阴囊收缩及少腹拘急的症状渐见舒缓。

(13) 大气：此指邪气。王冰注“大气，谓大邪之气也。”

(14) 治之各通其脏脉：疏通调治病变所在的脏腑经脉。通，有疏通调治之意。脏脉，指脏腑之经脉。

(15) 其未满三日者，可汗而已；其满三日者，可泄而已：未满三日，病仍在三阳之表，治用汗法；已满三日，则邪已入三阴之里，治用泄热法。

(16) 遗：余邪未尽之意。杨上善注：“遗，余也。大气虽去，犹有残热在脏腑之内外，因多食，以谷气热与故热相薄，重发热病，名曰余热病也。”

(17) 薄：通搏，相互搏结之意。

(18) 食肉则复，多食则遗：张介宾注：“复者病复作，遗则延久也。凡病后脾胃气虚，未能消化饮食，故于肉食之类皆当从缓，若犯食复，为害非浅。其有挟虚内馁者，又不可过于禁制，所以贵得宜也。”

【原文】

5203　帝曰：其病兩感於寒者，其脉應與其病形，何如？岐伯曰：兩感於寒者，病一日，則巨陽與少陰俱病，則頭痛口干而煩滿；二日，則陽明與太陰俱病，則腹滿身熱，不欲食譫言；三日，則少陽與厥陰俱病，則耳聾囊縮而厥[(1)]，水漿不入，不知人，六日死。帝曰：五藏已傷，六府不通，榮衛不行，如是之后，三日乃死，何也？岐伯曰：陽明者，十二經脉之長也，其血氣盛，故不知人，三日其氣乃盡，故死矣。

5204　凡病傷寒而成温[(2)]者，先夏至日者爲病温[(3)]，后夏至日者爲病暑[(3)]。（素問・熱論）

【校注】

（1）厥：手足厥冷。

（2）温：指温热病。

（3）病温、病暑：丹波元简注："温病、暑病，皆是热病，以时异其名耳。"

【按语】

上四节论述热病的概念、命名、六经分证、传变规律、治疗大法及禁忌、预后。关于热病的概念与命名，原文指出"今夫热病者，皆伤寒之类也。"凡因感受六淫之邪而引起的外感发热病证均属于伤寒的范畴。谓之热病，是以发热为主症的特点命名，乃一切外感病的共有症状。称之伤寒，是就病因而言，此泛指四时六淫邪气。伤寒有广义、狭义之分，本段所言的伤寒即指后世的广义伤寒。《难经・五十八难》云："伤寒有五：有中风、有伤寒、有湿温、有热病、有温病。"指出了广义伤寒所包含的内容。而狭义伤寒是指冬日感受寒邪而引起的外感热病。

《素问・热论》根据外感热病的发病、传变的一般规律及症候，以六经为纲，提出了六经辨证分类法，以揭示热病由表入里的发展规律。病首先从太阳始，日传一经，六日传尽六经，六经证候分列，各按本经的循行部位及对应脏腑的功能归纳，说明其辨证要点及传变次序。邪气由表入里，由轻而重，皆为实热之证。各经的缓解时间大约在发病的第七天，邪日出一经，第十二日病愈。而表里两经同时受邪而发病的"两感伤寒"，则指外感热病中起病急、发展快、病情重、预后差的一类病证。病初既有表证，又见里证。日传两经，三日传遍六经及脏腑，六日气尽而病危。

热病的治疗大法是"各通其脏脉"，强调"通"字，用于针灸，是祛邪之法。对于"其未满三日者"邪仍在三阳之表，采用汗法，以疏通在表被郁之阳；"其满三日者"邪热壅积于三阴之里，施行泄下之法，以泄越其里热。至于外感热病的饮食宜忌，主要是禁多食、肉食，以防热遗与病复发。

外感热病的预后，取决于正邪双方力量的对比。文中"人之伤于寒者，则为病热，热虽甚不死"，说明邪气虽盛，但正气未衰，预后良好；而两感于寒，是邪气壅盛，充斥内外，而正气衰竭的外感热病重证，故发病之始即见病情严重的里证，而且发展迅速，很快出现神昏、谵语、厥冷、水浆不入，所以"必不免于死"。

《素问・热论》对后世外感热病的研究影响颇大，是《伤寒论》的理论基础。《素问・热论》构筑了热病六经传变、六经分证的框架，初步阐明了伤寒的证治大法。正是在此基础上，《伤寒论》建立了六经辨证体系和严格的论治准则，提出了越经、直中、合病、并病等多种传变方式，充实了《热论》六经单传的内容。同时还补充了热病后期的虚证、寒证。治疗上提出了汗吐下和温清消补八法，制方注意“保胃气，存津液”。在热病禁忌护理方面，又补充了“劳复”，从而使热病的证治理法趋于完善。

【原文】

5205　黄帝問曰：有病温者，汗出輒[(1)]復熱，而脉躁疾[(2)]不爲汗衰，狂言不能食，病名爲何？岐伯對曰：病名陰陽交[(3)]，交者死也。帝曰：願聞其說。岐伯曰：人所以汗出者，皆生於谷，谷生於精[(4)]。今邪氣交争於骨肉而得汗者，是邪却而精勝也。精勝，則當能食而不復熱。復熱者，邪氣也。汗者，精氣也。今汗出而輒復熱者，是邪勝也。不能食者，精無俾[(5)]也。病而留者，其壽可立而傾[(6)]也。且夫《熱論》曰：汗出而脉尚躁盛者死。今脉不與汗相應，此不勝其病也，其死明矣。狂言者是失志，失志者死。今見三死[(7)]，不見一生，雖愈必死也。（素問·評熱病論）

【校注】

(1) 辄（zhé 者）：总是。

(2) 脉躁疾：指脉象躁乱迅疾。

(3) 阴阳交：指阳邪入于阴分而交结不解，邪盛正衰的一种危重证候。阴，指阴精正气。阳，指阳热邪气。交，交结、交争。张介宾注：“汗者阴之液，身热脉躁者阳之邪，病温汗出之后，则当邪从汗解，热退脉静矣。今其不为汗衰者……正以阳邪交入阴分，则阴气不守，故曰阴阳交”。

(4) 谷生于精：“于”助词，无义。即谷生精。

(5) 精无俾（bǐ 比）：即精气得不到补益。俾，补益。

(6) 倾：这里指危险、败坏之意。

(7) 三死：即三死症。杨上善注：“汗出而热不衰，死有三候：一不能食，二犹脉躁，三者失志。汗出而热，有此三死之候，未见一生之状，虽差必死。”

【按语】

本节详细论述了阴阳交的症状、病机及预后，认为阴阳交是温热病中的危重病证。指出了温热病汗出之后的病情变化是判断其预后的关键。凡温热病汗出后，脉静身凉者，是邪随汗解的佳兆。若汗出热不衰，或衰而迅速再起，脉象躁疾者，则是正不胜邪的凶象。阴阳交汗出辄复热，狂言不能食，脉躁疾，是邪热炽盛，热烁津液，精气消竭，精不胜邪的表现，加之不能进食，阴精化源竭绝，导致阳热之邪无制，故曰“其死明也”。可见阳热与阴精的胜负存亡在温热病转归中起决定性作用，后世温病学说“治温病宜刻刻顾其津液”，“留得一分津液，便有一分生机”，确立“热病以救阴为先，救阴以泄热为要”的治法，其精神与本段反复强调的“阳热之邪，惟借阴精以制胜”

（张志聪注）的立论是一致的。

【原文】

5206 熱病已得汗而脉尚躁盛，此陰脉之極[1]也，死；其得汗而脉静者生。熱病者，脉尚盛躁而不得汗者，此陽脉之極[2]也，死；脉盛躁得汗静者生。熱病不可刺者有九：一曰，汗不出，大顴發赤，噦者，死[3]；二曰，泄而腹滿甚者，死[4]；三曰，目不明，熱不已者，死[5]；四曰，老人嬰兒，熱而腹滿者，死；五曰，汗不出，嘔下血者，死[6]；六曰，舌本爛，熱不已者，死[7]；七曰，咳而衄，汗不出，出不至足者，死；八曰，髓熱者，死[8]；九曰，熱而痙者，死。腰折，瘛瘲，齒噤齘也[9]。凡此九者，不可刺也。（靈樞·熱病）

【校注】

（1）阴脉之极：张介宾注："若汗后脉尚躁盛者，孤阳不敛也，此以阴脉之虚极，有阳无阴耳，乃为逆证。"

（2）此阳脉之极：张介宾注："热病脉尚躁盛者，必当邪解汗出也。若脉虽盛而汗不得出，以阳脉之亢极，而阴虚不能外达也，故死。"

（3）汗不出，大颧发赤，哕者，死：汗不出，阴竭无源为汗。两颧发赤，虚阳上越；哕，为胃气衰败上逆。总属阴精衰败，虚阳上越，胃气不存，故主死。

（4）泄而腹满甚者，死：泄泻而致腹部胀满的，为邪气尚盛，伤及太阴，脾气衰败之证。

（5）目不明，热不已者，死：目不明，说明五脏六腑精气衰败，目失所养。热不已，为邪盛阴竭之象。

（6）汗不出，呕下血者，死：邪盛正衰，无力作汗，故汗不出。热入营血，迫血妄行，故呕血下血。阴液两伤，故死。

（7）舌本烂，热不已者，死：张介宾注："心肝脾肾之脉皆系于舌本，舌本烂，加之热不已者，三阴俱损也，故不免于死。"

（8）髓热者，死：髓热，言热发自骨髓，乃肾气败坏，故曰死。

（9）腰折瘛疭，齿噤齘（xiè 谢）：腰折，指脊背反张。瘛疭，为肢体抽搐。噤，是牙关不开。齘，切齿。均为热极生风之象。

【按语】

本节论热病诊治中辨汗辨脉的意义。热病有汗，为正气未衰之征；热随汗解，汗后脉静身凉，邪去正安。若汗出后脉仍躁盛，则是阳热独盛，阴精衰竭，预后多不良，而热病无汗、脉躁盛，亦象征阳热亢盛至极，津液亏虚，不能作汗，邪不能解，预后亦不良。汗与脉的逆顺，反映了体内津液盛衰，关系到热病的预后转归。

此外，本节还论及热病不宜针刺的九种情况，或因热邪伤阴，阴津已竭而里气不通；或因邪热入营，迫血妄行，营阴伤，阴精竭而热仍不已；或阴竭阳脱；或阳热极盛，热极生风，均属于邪热炽盛，阴精枯竭，正气衰败的危重症。

痛

【原文】

5207 帝曰：願聞人之五藏卒痛，何氣使然？岐伯對曰：經脉流行不止，環周不休。寒氣入經而稽遲[(1)]，泣[(2)]而不行，客於脉外則血少，客於脉中則氣不通，故卒然而痛。帝曰：其痛或卒然而止者，或痛甚不休者，或痛甚不可按者，或按之而痛止者，或按之無益者，或喘動應手[(3)]者，或心與背相引而痛者，或脅肋與少腹相引而痛者，或腹痛引陰股[(4)]者，或痛宿昔[(5)]而成積者，或卒然痛死不知人，有少間復生者，或痛而嘔者，或腹痛而后泄者，或痛而閉不通者，凡此諸痛，各不同形，别之奈何？岐伯曰：寒氣客於脉外，則脉寒，脉寒則縮踡，縮踡則脉絀急[(6)]，絀急則外引小絡，故卒然而痛，得炅[(7)]則痛立止；因重中於寒，則痛久矣。寒氣客於經脉之中，與炅氣相薄，則脉滿，滿則痛而不可按也。寒氣稽留，炅氣從上[(8)]，則脉充大而血氣亂，故痛甚不可按也。寒氣客於腸胃之間，膜原[(9)]之下，血不得散，小絡急引故痛，按之則血氣散，故按之痛止。寒氣客於俠脊之脉[(10)]，則深按之不能及，故按之無益也。寒氣客於冲脉，冲脉起於關元[(11)]，隨腹直上，寒氣客則脉不通，脉不通則氣因之，故喘動應手矣。寒氣客於背俞之脉[(12)]則脉泣，脉泣則血虚，血虚則痛，其俞注於心，故相引而痛，按之則熱氣至，熱氣至則痛止矣。寒氣客於厥陰之脉，厥陰之脉者，絡陰器系於肝，寒氣客於脉中，則血泣脉急，故脅肋與少腹相引痛矣。厥氣[(13)]客於陰股，寒氣上及少腹，血泣在下相引，故腹痛引陰股。寒氣客於小腸膜原之間，絡血之中，血泣不得注於大經，血氣稽留不得行，故宿昔而成積矣。寒氣客於五藏，厥逆上泄，陰氣竭，陽氣未入[(14)]，故卒然痛死不知人，氣復反，則生矣。寒氣客於腸胃，厥逆上出，故痛而嘔也。寒氣客於小腸，小腸不得成聚[(15)]，故后泄腹痛矣。熱氣留於小腸，腸中痛，癉熱[(16)]焦渴，則堅干不得出，故痛而閉不通矣。帝曰：所謂言而可知者也。視而可見，奈何？岐伯曰：五藏六府，固盡有部，視其五色，黄赤爲熱，白爲寒，青黑爲痛，此所謂視而可見者也。帝曰：捫而可得，奈何？岐伯曰：視其主病之脉，堅而血及陷下者[(17)]，皆可捫而得也。（素問·舉痛論）

【校注】

（1）稽迟：即留止而不行的意思。《说文》“稽，留止也。”“迟，徐行也。”

（2）泣：音义并通涩。

（3）喘动应手：指脉搏按之急促应手。喘与“揣”义同，动也。

（4）阴股：大腿内侧，近前阴处。杨上善注：“股外为髀，髀内为股，阴下之股，为阴股也。”

（5）宿昔：指稽留日久。宿，止也，住也。昔，久远也。

（6）绌（chù 触）急：屈曲拘急之状。绌，屈曲。急，拘急。

（7）炅（jiǒng 炯）：热也。

（8）上：疑为“之”字之误。郭霭春《黄帝内经素问校注语译》：“‘上’疑‘之’字之误。篆文‘之’与‘上’形近易混。”若此，文义较畅。可从。

（9）膜原：脏腑和肌肉间的脂膜组织。张介宾注：“膜，筋膜也。原，肓之原也”。其注《痹论》：“肓者，凡腔腹肉理之间，上下空隙之处，皆谓之肓。”又注《痿论》：“盖膜犹幕也，凡肉理脏腑之间，其成片联络薄筋，皆谓之膜。所以屏障血气者也。凡筋膜所在之处，脉络必分，血气必聚，故又谓之膜原，亦谓之脂膜。”

（10）侠脊之脉：指脊柱两旁深部之经脉。冲脉有深浅之别，此言邪客其深者。

（11）冲脉起于关元：关元，任脉穴，脐下三寸。

（12）背俞之脉：指足太阳经脉，其行于背部的部分有五脏六腑之俞穴，故名之。

（13）厥气：寒逆之气。据文意及前后文例，“厥气”似应与下句“寒气”互易，成“寒气客于阴股，厥气上及少腹”，于理较顺。

（14）厥气上泄，阴气竭，阳气未入：寒气客于五脏，阴气阻绝于内，阳气泄越于外，阴阳之气不相顺接，故卒然痛死不知人。泄，即泄越。竭，指阻隔不通。

（15）成聚：指小肠受盛容留水谷的作用。

（16）瘅热：盛热也。

（17）坚而血及陷下者：此言局部按诊，皮部络脉按之坚硬，局部血脉壅盛，属实；按之陷下濡软，为虚。

【按语】

本节主要从病因、病机、病证的特点等方面论述了寒邪侵犯经脉脏腑所引起的十四种痛证。病因大多与寒邪有关，病机则是“寒气入经而稽迟，泣而不行，客于脉外则血少，客于脉中则气不通。”寒为阴邪，性凝滞主收引，易伤阳气，阳气伤则血行凝滞，筋脉拘急，脉络蜷缩，气血不通而发生疼痛。

疼痛虽多由寒邪所致，但并非仅限于寒邪，本节旨在以寒邪的性质及致病特点为例来说明疼痛发生的机理。除寒邪而外，导致疼痛的病因还有风湿燥火、七情、饮食、劳倦、痰饮、虫积、跌仆损伤等多种因素，其辨证可分虚实两端。因此，临床对疼痛的辨证应望、闻、问、切四诊合参，不仅要根据疼痛的部位来确定脏腑经络病位，还应根据疼痛的性质、对寒热按揉的反应、发作时间的长短、有无牵引痛及其兼证来判断疼痛的寒热虚实。这些内容至今仍有效地指导临床实践，如胀痛者多为气滞，刺痛且痛有定处者多为血瘀；疼痛剧烈或拒按者多实，病势绵绵或喜按者多虚；喜温者多为寒证，喜寒凉者多为热证；痛而胀闭者多实，不胀闭者多虚等。

【原文】

5208　帝曰：人有病頭痛以[1]數歲不已，此安得之？名爲何病？岐伯曰：當有所犯大寒，内至骨髓，髓者以腦爲主[2]，腦逆[3]故令頭痛，齒亦痛，病名曰厥逆[4]。（素問·奇病論）

【校注】

(1) 以：同已。

(2) 髓者以脑为主：脑为髓之海。

(3) 脑逆：指寒邪自髓上逆于脑。

(4) 厥逆：病名，指寒邪上逆巅顶，以头痛为主证的病。

【原文】

5209　厥頭痛[1]，面若腫起而煩心，取之足陽明太陰[2]。厥頭痛，頭脉痛[3]，心悲善泣，視頭動脉反盛者[4]，刺盡去血，后調足厥陰[5]。厥頭痛，貞貞頭重而痛[6]，瀉頭上五行行五[7]，先取手少陰，后取足少陰。厥頭痛，意[8]善忘，按之不得[9]，取頭面左右動脉[10]，后取足太陰。厥頭痛，項先痛，腰脊爲應，先取天柱，后取足太陽。厥頭痛，頭痛甚，耳前后脉涌有熱[11]，瀉出其血，后取足少陽。真頭痛[12]，頭痛甚，腦盡痛，手足寒至節[13]，死不治。頭痛不可取於腧者，有所擊墮，惡血在於内；若肉傷，痛未已，可則刺[14]，不可遠取也。頭痛不可刺者，大痹爲惡[15]，日作者，可令少愈，不可已。頭半寒痛[16]，先取手少陽陽明，后取足少陽陽明。（靈樞·厥病）

5210　厥心痛[17]，與背相控[18]，善瘛[19]，如從后觸其心，傴僂[20]者，腎心痛也，先取京骨昆侖，發狂不已，取然谷。厥心痛，腹脹胸滿，心尤痛甚，胃心痛也，取之大都太白。厥心痛，痛如以錐針刺其心，心痛甚者，脾心痛也，取之然谷太溪。厥心痛，色蒼蒼如死狀，終日不得太息，肝心痛也，取之行間太冲。厥心痛，卧若徒居，心痛間[21]，動作痛益甚，色不變，肺心痛也，取之魚際太淵。真心痛，手足青至節，心痛甚，旦發夕死，夕發旦死。心痛不可刺者，中有盛聚[22]，不可取於腧。（靈樞·厥病）

【校注】

(1) 厥头痛：经气逆乱上冲头脑而致的头痛。

(2) 足阳明太阴：《太素》、《甲乙经》“太阴”并作“太阳”。据当改。

(3) 头脉痛：指头部沿一定脉络作病。

(4) 视头动脉反盛者：据《太素》本句应断句为“视头动，脉反盛者。”即头部颤动，络脉充盈。杨上善注："视头动者，视之时头战动也。脉反盛者，络脉盛。"

(5) 后调足厥阴：此厥头痛，病在肝，去血泄邪治疗后，再刺肝经俞穴以调和经气。

(6) 贞贞头重而痛：《甲乙经》"贞贞"作"员员"。张志聪在《素问·刺热篇》中注："员员，周转也。"即头重眩晕而痛。

(7) 泻头上五行（háng 杭）行五：头上五行，指头部五行经脉，即中线督脉、两侧足太阳、足少阳经脉，计五行。行五，每行五穴：督脉五穴，即上星、囟会、前顶、百会、后顶；足太阳左右二行各五穴，即五处、承光、通天、络却、玉枕；足少阳两侧二行各五穴，即临泣、目窗、正营、承灵、脑空。计二十五穴。

(8) 意：《甲乙经》"意"作"噫"，即嗳气。

(9) 按之不得：指逆气窜走寻按不得痛处。

(10) 头面左右动脉：指足阳明脉。杨上善注："足阳明循头面左右，动在客主人及太迎，皆脾气所至。"

(11) 耳前后脉涌有热：指耳前后足少阳经充盛发热。涌，涌盛。

(12) 真头痛：因阴寒之邪入脑所致的剧烈头痛。

(13) 节：指肘、膝关节。

(14) 则：《太素》、《甲乙经》并作"即"。当据改。

(15) 大痹为恶：大痹，严重的痹证。为恶，为害之义。

(16) 头半寒痛：即一侧头有冷痛感。张志聪注："此寒邪客于经脉而为偏头痛也。"

(17) 厥心痛：因五脏气机逆乱而发的心痛。《难经·六十难》："其五脏气相干，名厥心痛。"

(18) 控：牵引之义。

(19) 瘛：拘急之义。

(20) 伛偻：曲背弯腰。

(21) 卧若徒居，心痛间：谓卧床或闲居休息，心痛可缓解。徒居，闲居也；间，缓解。

(22) 盛聚：指癥瘕、积聚、瘀血等。张介宾注："中有盛聚，谓有形之症，或积或血，停聚于中。"

【按语】

上三节论头痛、心痛的主证及针刺治疗方法。头痛为临床常见的自觉症状，头为精明之府，诸髓之海，诸阳之会，手足三阳及足厥阴、手少阴之脉皆上会于头，其气与肾通。因此，外邪、气逆、气滞、血瘀、髓海不足、阴虚阳亢等诸多原因皆可导致头痛发生。本节将头痛分厥逆、厥头痛、真头痛、血瘀头痛、大痹头痛及偏头痛等。厥头痛即六经头痛，除具有头痛这一共同症状外，还有各经经气逆乱证候特点。虽各经头痛的病因不同，所犯病位及表现的症状各异，但其病机则一，皆由经脉气机逆乱，邪气上犯于头所致，故命之曰厥头痛。正如张介宾所说："邪逆于经，上干头脑而为病者，曰厥头痛也。”（《类经·针刺类四十三》）针刺治疗一般为先泄邪降逆，后调其经。真头痛是指外感阴寒直中脑户，遏制清阳而致的整个头部剧烈疼痛，如有四肢厥逆清冷，则为元阳衰败，不达四末，病属危证，预后不良。除本节所述的头痛外，还有《素问·刺热论》等篇所述由五脏热，热郁循经上冲于头的热厥头痛等，其分类可概括为病因分类、六经分类、五脏分类等，为后世治疗头痛的理法方药、针刺灸艾等辨证论治奠定了基础。后世医家根据头痛的六经分证进一步总结出，太阳经头痛多发于头后部下连于项；阳明经头痛多发于前额及眉棱等处；少阳经头痛多在头之两侧，或连及耳部；厥阴经头痛，病在巅顶，连于目系等特点，并在治疗时根据头痛的部位，酌加引经药的治疗方法，使药物直达病所而提高疗效。

心痛是指胸前区及胃脘部疼痛，多为外感六淫及内伤七情所致，其病机则是邪气厥逆，冲逆于心，或气滞血瘀，心络瘀阻，或气血虚少，心失所养而作痛。真心痛、厥心痛都是由于邪气厥逆，干犯于心所致，但真心痛为邪气直犯心脏，伤及脏真之气，心脉瘀闭，心阳暴脱，故在剧烈心痛的同时伴有四肢厥冷，旦发夕死，夕发旦死，预后不良；厥心痛则是五脏及胃的气机逆乱，上干于心所致。由于各脏腑的经脉循行部位不同，影响的脏腑及功能亦不同，故其证候特点各异，治法有别。《内经》以脏腑分类的方法把心痛分为五种类型，并将其作为临床诊断和治疗的依据，为脏腑辨证奠定了理论基础。

本节对心痛的描述，类似现代医学的心绞痛，如“厥心痛与背相控……如从后触其心”“痛如以锥针刺其心”“卧若徒居，心痛间，动作痛益甚”等。而有的心痛则类似胸膈、胃等疾病而引起的疼痛，如“厥心痛，腹胀胸满，心尤痛甚，胃心病也”。但“真心痛，手足清至节，心痛甚，旦发夕死，夕发旦死”却颇似急性心肌梗塞。所以，临床应审慎求因，随证分治，区别对待。

咳

【原文】

5211　黄帝問曰：肺之令人欬，何也？岐伯對曰：五藏六府皆令人欬，非獨肺也。帝曰：願聞其狀。岐伯曰：皮毛者，肺之合也，皮毛先受邪氣，邪氣以從其合也。其寒飲食入胃，從肺脉上至於肺，則肺寒，肺寒則外内合邪[1]，因而客之，則爲肺欬。五藏各以其時受病[2]，非其時，各傳以與之[3]。人與天地相參，故五藏各以治時[4]，感於寒則受病，微則爲欬，甚者爲泄、爲痛[5]。乘[6]秋則肺先受邪，乘春則肝先受之，乘夏則心先受之，乘至陰[7]則脾先受之，乘冬則腎先受之。（素問·欬論）

【校注】

(1) 外内合邪：指外感之邪气与内伤寒饮食相结合。

(2) 五脏各以其时受病：五脏各在其所主之时令受邪而发病。时，指时令。

(3) 非其时，各传以与之：指咳嗽不在肺所主秋令发生，则是由它脏传与肺所致。

(4) 五脏各以治时：指五脏各有所主时令。如肝主春、心主夏等。

(5) 微则为咳，甚者为泄、为痛：咳为五脏的症候，泄与痛为五脏六腑受邪的证候，咳嗽兼见泄与痛等，说明病情发展。

(6) 乘：趁、因也，有乘虚之意。

(7) 至阴：即长夏。

【原文】

5212 帝曰：何以异之？岐伯曰：肺欬之狀，欬而喘息有音，甚則唾血[(1)]。心欬之狀，欬則心痛，喉中介介如梗狀[(2)]，甚則咽腫、喉痹[(3)]。肝欬之狀，欬則兩脅下痛，甚則不可以轉，轉則兩胠[(4)]下滿。脾欬之狀，欬則右脅下痛，陰陰[(5)]引肩背，甚則不可以動，動則欬劇。腎欬之狀，欬則腰背相引而痛，甚則欬涎[(6)]。帝曰：六府之欬奈何？安所受病？岐伯曰：五藏之久欬，乃移[(7)]於六府。脾欬不已，則胃受之，胃欬之狀，欬而嘔，嘔甚則長蟲[(8)]出。肝欬不已，則膽受之，膽欬之狀，欬嘔膽汁。肺欬不已，則大腸受之，大腸欬狀，欬而遺失[(9)]。心欬不已，則小腸受之，小腸欬狀，欬而失氣[(10)]，氣與欬俱失。腎欬不已，則膀胱受之，膀胱欬狀，欬而遺溺。久欬不已，則三焦受之，三焦欬狀，欬而腹滿，不欲食飲。此皆聚於胃，關於肺[(11)]，使人多涕唾[(12)]，而面浮腫氣逆也。帝曰：治之奈何？岐伯曰：治藏者治其俞[(13)]，治府者治其合[(13)]，浮腫者治其經[(13)]。帝曰：善。（素問·欬論）

【校注】

(1) 唾血：血随咳唾而出，即咳血，痰中带血。

(2) 介介如梗状：言喉中如有物梗塞而上下不通之状。介介，分隔、梗阻的感觉。

(3) 咽肿、喉痹：咽喉肿痛、闭塞不通，致使言语不利、饮食难下。

(4) 两胠（qū 区）：左右腋下胁肋部位。

(5) 阴阴：即隐隐之意。

(6) 咳涎：咳吐涎沫稀痰。

(7) 移：蔓延、传化之意。

(8) 长虫：即蛔虫，古作蛕、蚘。

(9) 遗失：即大便失禁。据《甲乙经》、《太素》“失”均作“矢”。失、矢，形近而误。矢又同屎。

(10) 失气：即矢气，俗称放屁。

(11) 聚于胃，关于肺：水饮聚于胃，沿肺脉上关于肺而为咳。言五脏六腑虽皆令人咳，但与肺胃两脏关系最为密切。

（12）涕唾：《内经》无“痰”字，此指痰而言。

（13）俞、合、经：是十二经脉分布在四肢肘膝关节以下的一些特定穴位，有井、荥、俞、（原）、经、合，合称五俞穴。五脏俞穴：心经神门、肺经太渊、脾经太白、肝经太冲、肾经太溪。六腑合穴：大肠经曲池、胃经足三里、小肠经小海、膀胱经委中、三焦经天井、胆经阳陵泉。十二经经穴（脏腑经穴）：肺经经渠、大肠经阳溪、胃经解溪、脾经商丘、心经灵道、小肠经阳谷、膀胱经昆仑、肾经复溜、心包经间使、三焦经支沟、胆经阳辅、肝经中封。

【按语】

上两节论咳证的病因、病机、脏腑分证及其治则。咳嗽是肺系本病，本篇所说“肺之令人咳”及《素问·宣明五气篇》所说的“肺为咳”，均明确肺气宣降失职是咳的基本病机。同时，本篇又提出“五脏六腑皆令人咳，非独肺也”和“五脏各以其时受病，非其时各传以与之”的理论，从整体观的高度阐明五脏六腑病变皆能影响肺气的宣降而致咳，对临床辨证有一定的指导意义。

关于咳证成因，一是外感邪气、内伤饮冷导致肺咳的“外内合邪”说；二是各季节之淫气，乘主时之五脏，而传与肺。此外，《内经》还有燥邪致咳之论，如《素问·气交变大论》“岁金太过，燥气流行……甚则喘咳逆气”，《素问·六元正纪大论》“金郁之发……燥气以行……故民病咳逆”，《素问·至真要大论》“阳明司天，燥淫所胜……大凉革候，咳”等。这一理论对后世医家有重大启发，如清代喻昌《医门法律》即有“秋燥论”专篇，并首创秋燥病名，而秋燥病的主症是咳嗽。

文中对于咳证的辨治采用了五脏六腑分证的方法，为后世脏腑辨证提供了范例。关于咳证的传变，本篇提出“五脏之久咳，乃移于六腑”。五脏咳主要是由于五脏经脉气血壅滞而病波及于肺的，属咳证初期，其兼症多为咳甚而引起的牵引痛之类症状。六腑咳则是六腑气化失常，为咳嗽日久不愈所致，故称由脏咳传移而来，其兼症多为气机上逆或气虚不摄（如“咳而遗失”、“咳而遗溺”）一类症候。

“此皆聚于胃，关于肺”一句，高度概括了咳嗽与肺胃二脏的密切关系，为临床辨治奠定了理论基础。同时，强调养肺护胃也是预防咳证发生的重要措施。因为不仅外邪袭表和寒凉饮食致咳，与肺胃直接相关，而且谷食和水液的输布与肺脾胃关系更为密切，若肺脾胃功能失调，则聚湿生痰，沿肺脉上干于肺而为咳。《内经》的这一理论，是后世“脾为生痰之源，肺为贮痰之器”的渊源。

咳证治疗，主要以针刺为主，采取分经取穴法，寓有分经论治的思想，对后世以脏腑辨证理论的形成有一定的意义。

【原文】

5213　帝曰：勞風[(1)]爲病何如？岐伯曰：勞風法在肺下[(2)]，其爲病也，使人强上冥視[(3)]，唾出若涕[(4)]，惡風而振寒，此爲勞風之病。帝曰：治之奈何？岐伯曰：以救俛仰[(5)]，巨陽引[(6)]。精者三日，中年者五日，不精者七日[(7)]。欬出青黄涕，其狀如膿，大如彈丸，從口中若[(8)]鼻中出，不出則傷

肺，傷肺則死也。（素問·評熱病論）

【校注】

（1）劳风：因劳而虚，风邪乘虚侵袭引起的以发热、恶风振寒、项强冥视、咳吐粘痰、鼻出浊涕为主症的一种病。

（2）法在肺下：常在肺部。法，《尔雅·释诂》："常也"。下，言处所也。另《医垒元戎》卷九"法"引作"发"。"法"、"发"声误，可参。

（3）强上冥视：头项部僵硬、不能俯首且视物不明。于鬯《香草续校书》"上"疑为"工"字之误，而"工"为"项"之借字。强上，即强项。冥，暗也。

（4）唾出若涕：咳吐痰液若鼻涕之粘稠。

（5）以救俛仰：救治呼吸困难或项背强急。俛，俯也。俛仰之义有二：一指呼吸困难，尤怡曰："风热在肺，其液必结，其气必壅，是以俯仰皆不顺利，故曰当救俯仰也。救俯仰者，即利肺气、散邪气之谓呼！"二指项背强急，俯仰不便，高世栻曰："治之之法，当调和经脉以救俛仰，经脉调和，则俛仰自如，强上可愈。"两说皆通。

（6）巨阳引：指针刺治疗的方法，即在太阳经上取穴以引导经气，祛邪外出。巨阳，指太阳经。引，引导。

（7）精者三日，中年者五日，不精者七日：言劳风之病，可因年龄大小、体质强弱、精气盛衰等原因，病程有长短之别。"精者"，指精力充沛的青壮年；"不精者"则指精力衰弱的老年。三日、五日、七日指病愈的大约日数。

（8）若：或也。

【按语】

本节主要讨论劳风的病因、病机、病位、主症、治疗和预后。劳风是过劳汗出，因虚而太阳受风，经气不利，卫阳被遏，肺失宣降，郁而化热，灼津炼痰，痰热壅肺，引起恶风振寒，强上冥视，唾出若涕，咳出青黄涕、其状如脓之病。其病位在肺。本篇所论治疗以针刺方法为主，采取引导太阳经气、利肺气、散邪气，以救俯仰。特别强调咯痰外出是辅助祛邪的重要方法，否则闭门留寇，后患无穷。其预后与年龄、体质和精气盛衰有关。这对后世药物治疗、临床护理等均有启示。

痹

【原文】

5214　黄帝問曰：痹之安生？岐伯對曰：風寒濕三氣雜至，合而爲痹(1)也。其風氣勝者爲行痹(2)，寒氣勝者爲痛痹(3)，濕氣勝者爲着痹(4)也。帝曰：其有(5)五者何也？岐伯曰：以冬遇此者爲骨痹(6)；以春遇此者爲筋痹(6)；以夏遇此者爲脉痹(6)；以至陰遇此者爲肌痹(6)；以秋遇此者爲皮痺[6]。帝曰：内舍[7]五藏六府，何氣使然？岐伯曰：五藏皆有合，病久而不去者，内舍於其合也。故骨痺不已，復感於邪，内舍於腎；筋痺不已，復感於邪，内舍於肝；脉痺不已，復感於邪，内舍於心；肌痺不已，復感於邪，内舍於脾；皮痺不已，復感於邪，内舍於肺。所謂痺者，各以其時重感於風寒濕之氣也。凡痺之客五藏者，肺痺者，煩滿喘而嘔；心痺者，脉不通，煩則心下鼓[8]，暴上氣而喘，嗌乾，善噫，厥氣上則恐；肝痺者，夜卧則驚，多飲數小便，上爲引如懷[9]；腎痺者，善脹，尻以代踵，脊以代頭[10]；脾痺者，四支解墮，發欬嘔汁，上爲大塞[11]；腸痺者，數飲而出不得，中氣喘争，時發飧泄；胞痺[12]者，少腹膀胱按之内痛，若沃以湯[13]，澀於小便，上爲清涕。陰氣[14]者，静則神藏，躁則消亡。飲食自倍，腸胃乃傷。淫氣[15]喘息，痺聚在肺；淫氣憂思，痺聚在心；淫氣遺溺，痺聚在腎；淫氣乏竭，痺聚在肝；淫氣肌絶[16]，痺聚在脾。諸痺不已，亦益内[17]也。其風氣勝者，其人易已也。帝曰：痺，其時有死者，或疼久者，或易已者，其故何也？岐伯曰：其入藏者死，其留連筋骨間者疼久，其留皮膚間者易已。帝曰：其客於六府者，何也？岐伯曰：此亦其食飲居處，爲其病本也。六府亦各有俞，風寒濕氣中其俞，而食飲應之，循俞而入，各舍其府也。帝曰：以鍼治之奈何？岐伯曰：五藏有俞，六府有合[18]，循脉之分，各有所發[19]，各隨其過則病瘳[20]也。（素問 • 痺論）

【校注】

（1）三气杂至：指风寒湿三种邪气交错杂合侵犯人体。

（2）行痹：指感受痹邪以风为主，临床以痠痛、游走无定处为特点的痹证，亦称风痹。

（3）痛痹：指感受痹邪以寒为主，临床以疼痛剧烈、痛有定处为特点的痹证，亦称寒痹。

（4）著痹：指感受痹邪以湿为主，临床以痛处重滞固定，或顽麻不仁为特点的痹证，亦称湿痹。

（5）有：又也。

（6）骨痹、筋痹、脉痹、肌痹、皮痹：合称五体痹，系风寒湿三气在不同季节侵入主时五脏所合五体而成。

（7）舍：居也，此作稽留解。

（8）心下鼓：指心悸。

（9）上为引如怀：形容腹部胀大，状如怀妊。《说文》："引，开弓也"。

（10）尻以代踵，脊以代头：谓足不能行，以尻代之；头俯不能仰，背驼甚，致使脊高于头。尻，尾骶部。踵，足跟。

（11）大塞：痞塞。"大"为"不"字形误。古字"不"与"否"通。《广雅 • 释诂四》："否，不也"。"否"又通"痞"。

(12) 胞痹：即膀胱痹。胞，通脬。

(13) 若沃以汤：按之热甚，如灌以热汤。沃，灌也。

(14) 阴气：指五脏之气。

(15) 淫气：指内脏淫乱之气。

(16) 肌绝：肌肉消瘦。

(17) 益内：病甚则向内发展。益，古通溢，蔓延之意。

(18) 五脏有俞，六腑有合：此为互文。言五脏六腑各有俞穴和合穴。

(19) 各有所发：各经受邪，均在经脉所循行的部位发生病变而出现症状。

(20) 各随其过则病瘳：各随其病变部位之所在而治之则病愈。过，此指病所。瘳(chōu 抽)，病愈。

【原文】

5215　帝曰：榮衛之氣，亦令人痺乎？岐伯曰：榮者，水谷之精氣也，和調於五藏，灑陳[1]於六府，乃能入於脉也，故循脉上下，貫五藏，絡六府也。衛者，水谷之悍氣也，其氣慓疾滑利，不能入於脉也，故循皮膚之中，分肉之間，熏於肓膜[2]，散於胸腹。逆其氣則病，從其氣則愈，不與風寒濕氣合，故不爲痺。帝曰：善。痺，或痛，或不痛，或不仁，或寒，或熱，或燥，或濕，其故何也？岐伯曰：痛者，寒氣多也，有寒故痛也。其不痛不仁者，病久入深，榮衛之行澀，經絡時疏[3]，故不通[4]，皮膚不營，故爲不仁。其寒者，陽氣少，陰氣多，與病相益[5]，故寒也。其熱者，陽氣多，陰氣少，病氣勝，陽遭陰[6]，故爲痺熱。其多汗而濡者，此其逢濕甚也，陽氣少，陰氣盛，兩氣相感[7]，故汗出而濡也。帝曰：夫痺之爲病，不痛何也？岐伯曰：痺在於骨則重，在於脉則血凝而不流，在於筋則屈不伸，在於肉則不仁，在於皮則寒。故具此五者，則不痛也。凡痺之類，逢寒則蟲[8]，逢熱則縱。帝曰：善。(素問·痺論)

【校注】

(1) 洒陈：散布之意。

(2) 肓膜：指肉里及胸腹腔的内膜。

(3) 疏：空虚。

(4) 不通：《太素》、《甲乙经》均作"不痛"。可从。

(5) 益：有增加、助长之意。《广雅·释诂二》："益，加也"。

(6) 阳遭阴：即阳乘阴，指阳胜阴虚体质者，受邪后，阴不胜阳，化而为热，故为痹热。遭，《甲乙经》作"乘"，战而胜之也。可从。

(7) 两气相感：指人体偏盛之阴气与外来以湿邪为主的风寒湿邪气相互感应。

(8) 虫：《甲乙经》、《太素》均作"急"，拘急也，与下文"纵"相对。可从。

【按语】

上两节论述痹证的病因、病机、分类、治则和预后。痹的发生是风寒湿三气合邪侵犯人体，使机体经络阻滞、营卫之气凝涩、脏腑气血运行不畅所致。外邪之所以能侵犯人体发生痹证，本节提出其关键是营卫失调、机体内部五脏亏虚、六腑失和，突出了内外因并重的发病观。

痹证的分类，一根据感邪偏重和病邪性质之不同，分为行痹（风痹）、痛痹（寒痹）、着痹（湿痹）；二根据受邪季节和部位不同，分为五体痹之分，即骨痹、筋痹、脉痹、肌痹和皮痹五类；三是由五体痹久不愈发展为肾痹、肝痹、心痹、脾痹、肺痹之五脏痹，反映了病邪由浅入深，由肢体到内脏的发病规律。从而提示，痹证应及时治疗，防止病邪传变，以免病情加重。文中虽提出肠痹、胞痹之六腑痹，但对其论述的系统性和完整性尚显不足。

针刺治疗痹证的两条原则：一是循经取穴；二是痛处取穴或局部取穴。痛处取穴法在后世针灸学中也称为“天应为穴”。所论痹证治则虽过于简单，但却蕴含辨证论治思想，对后世药物治痹有指导意义，文中提出的随经随病取穴的针刺治痹原则，一直为后世所宗。至于具体方法，如燔针、劫刺、热熨、运动等则在其他篇章中多有论述。

痹证预后，本篇主要从感邪性质、病位深浅和病程长短三方面加以分析。从病邪性质论，风邪偏胜者易愈；寒湿之邪偏胜者难愈。从病位深浅论，邪在皮肤间者易已；邪在筋骨间者，病位较深，不易已；邪入脏者，病位更深，正虚邪盛，预后差。从病程长短论，病程短者易愈；病程长者，邪气深入，预后较差。

【原文】

5216　黄帝問於岐伯曰：周痺之在身也，上下移徙[1]，隨脉其上下[2]，左右相應[3]，間不容空[4]，願聞此痛，在血脉之中邪？將在分肉之間乎？何以致是？其痛之移也，間不及下針，其慉痛[5]之時，不及定治，而痛已止矣，何道使然？願聞其故。岐伯答曰：此衆痹也，非周痺也。黄帝曰：願聞衆痺。岐伯對曰：此各在其處，更發更止，更居更起，以右應左，以左應右，非能周也，更發更休也。黄帝曰：善。刺之奈何？岐伯對曰：刺此者，痛雖已止，必刺其處，勿令復起。帝曰：善。願聞周痺何如？岐伯對曰：周痺者，在於血脉之中，隨脉以上，隨脉以下，不能左右，各當其所。黄帝曰：刺之奈何？岐伯對曰：痛從上下者，先刺其下以過[6]之，后刺其上以脱[7]之；痛從下上者，先刺其上以過之，后刺其下以脱之。黄帝曰：善。此痛安生？何因而有名？岐伯對曰：風寒濕氣，客於外分肉之間，迫切而爲沫[8]，沫得寒則聚，聚則排分肉而分裂[9]也，分裂則痛，痛則神歸之，神歸之則熱[10]，熱則痛解，痛解則厥，厥則他痹發，發則如是。帝曰：善。余已得其意矣[11]。此内不在藏，而外未發於皮，獨居分肉之間，真氣不能周，故命曰周痺[12]。故刺痹者，必先切循其下之六經[13]，視其虛實，及大

絡之血結而不通，及虛而脉陷空者而調之，熨而通之，其瘛堅轉[14]，引而行之。（靈樞·周痺）

【校注】

（1）移徙：即游走之意。

（2）随脉其上下：《太素》无“其”字。可从。

（3）左右相应：言疼痛部位左右相对称。

（4）间不容空：言疼痛此起彼伏，连续不断，无间断之时。

（5）慉痛：即痛聚于某处。慉，积聚之意，《甲乙经》、《太素》并作“蓄”。慉、蓄、畜古通用。

（6）过：《太素》作“遏"，制止之意，即制止邪气向前发展。可从。

（7）脱：夺也，即截其归路，尽除病邪。

（8）迫切而为沫：（邪气）压迫分肉，使津液凝聚而为痰沫。迫切，压迫；沫，指稀痰粘液。

（9）排分肉而裂：排挤分肉，使肉的纹理裂开。

（10）神归之则热：气血贯注到局部而发热。神，此指血气而言。

（11）帝曰善余已得其意矣：《甲乙经》无此九字，恐系下文误重。可参。

（12）周痹：当为众痹之误。楼英《医学纲目》曰：“周痹当为众痹。夫周痹邪在分肉血脉，今云邪独居分肉之间，而命曰周痹者，是众痹之误为周痹也明矣。”可参。

（13）其下之六经：其下，指疼痛部位之下。或，《甲乙经》作“上下之大经”。可参。

（14）其瘛坚转：指病处转筋挛急，按之则坚。

【按语】

本节论述周痹、众痹及其区别。痹证发生后，可因邪聚部位有深浅及所在经络之异，而有周痹与众痹之不同。周痹随脉上下，遍及全身；众痹则左右相应，时发时止。二者的治则和方法也迥然有别：周痹预刺其将痛之处，采取前堵后截法祛除病邪；众痹则刺其病处，“勿令复起”。同时，还要注意六经的虚实、经络的血结与陷下等情况，使用热熨、运动等辅助疗法。本节对痹证刺治一般原则和方法的论述，体现了《内经》补虚泻实、以通为贵的思想。

除以上两节原文外，《内经》尚有四十余篇涉及痹的内容，概括起来有两种：一是有特定病因、证候及传变规律的病证之名，如前文所选《素问·痹论》《灵枢·周痹》所论之痹。二是以营卫气血闭塞、壅滞、不通之病机命名者，亦称为痹，如《素问·五藏生成论》所论之五脏痹、血痹，《素问·阴阳别论》所论之喉痹等。予以区别，有利于正确诊治。

【原文】

5217　寒痺之爲病也，留而不去，時痛而皮不仁。黄帝曰：刺寒痺内熱[1]奈何？伯高答曰：刺布衣者，以火焠[2]之；刺大人者，以藥熨[3]之。黄帝曰：藥熨奈何？伯高答曰：用淳酒[4]二十升，蜀椒一升，干姜一斤，桂心一斤，凡四種，皆㕮咀[5]，漬[6]酒中。用棉絮一斤，細白布四丈，并内酒中。置酒馬矢煴[7]中，蓋封涂，勿使泄。五日五夜，出布棉絮曝干之，干復漬，以盡其汁。每漬必晬其日[8]，乃出干。干，并用滓與棉絮，復布爲復巾[9]，長六七尺，爲六七巾。則用之生桑炭[10]炙巾，以熨寒痺所刺之處，令熱入至於病所。寒，復炙巾以熨之，三十遍而止。汗出，以巾拭身，亦三十遍而止。起步内中[11]，無見風。每刺必熨，如此，病已矣。此所謂内熱也。（靈樞·壽夭剛柔）

【校注】

（1）内热：即纳热。内，同纳。谓温其经，使热气内入，血脉流通之意。

（2）焠（cuì 翠）：烧也，即烧针法。《内经》指火针。后世发展为如近世所用的雷火针之类。

（3）药熨：以药物烧热敷患处。

（4）淳酒：即醇酒，指味厚的美酒。《甲乙经》“淳”作“醇”。

（5）㕮咀（fǔjǔ 府举）：作“咬嚼”解。古代加工药物有用牙齿咬嚼使碎的方法，后世改用刀剉等，仍通称“㕮咀”。

（6）渍：沤、浸。

（7）马矢煴（yūn 晕）：即用干马粪点燃煴之。煴，聚火使无光焰称煴。

（8）晬（zuì 最）其日：即一整天。晬，小儿满一岁之称。

（9）复巾：用双层布作成的夹袋。

（10）生桑炭：用新鲜的桑木烧成的炭。

（11）起步内中：起身行走于房室之内。步，作动词，行走之意。

【按语】

本节介绍寒痹药熨法的方药组成、制法、用法及功效，为后世痹证外治提供了范例，并指出运动是治疗痹证的辅助措施。

水病

【原文】

5218　水始起也，目窠[1]上微腫，如新卧起之狀，其頸脉[2]動，時咳，陰股間寒，足脛瘇[3]，腹乃大，其水已成矣。以手按其腹，隨手而起，如裹水之狀，此其候也。（靈樞·水脹）

【校注】

(1) 目窠：即目裹，指眼睑。窠，《太素》作"果"，即"裹"之简体。《金匮》、《脉经》、《诸病源候论》等均作"裹"。

(2) 颈脉：王冰注："谓耳下及结喉傍人迎脉也"。

(3) 瘇：通肿。

【原文】

5219 視人之目窠上微癰[1]，如新卧起狀，其頸脉動，時咳，按其手足上，窅[2]而不起者，風水膚脹也。(靈樞・論疾診尺)

【校注】

(1) 痈：通壅，肿也。张景岳："痈，壅也，即新起微肿状。"

(2) 窅（Yǎo 舀）：深远貌。

【按语】

上两节介绍水病的临床证候及其特点。诸种证候皆水邪泛滥于不同部位，如泛于目、逆于阳明、上逆于肺、聚于腹，则眼睑肿、人迎脉搏动明显、咳嗽、腹部胀大。其中肌肤肿胀，按之凹陷；腹水按如裹水状，随手而起等体征，常用于临床水肿病诊法。

【原文】

5220 黄帝問曰：少陰何以主腎？腎何以主水？岐伯對曰：腎者，至陰[1]也，至陰者，盛水[2]也；肺者，太陰也，少陰者，冬脉也。故其本在腎，其末在肺，皆積水也[3]。帝曰：腎何以能聚水而生病？岐伯曰：腎者，胃之關[4]也，關門不利，故聚水而從其類也。上下溢於皮膚，故爲胕腫[5]，胕腫者，聚水而生病也。帝曰：諸水皆生於腎乎？岐伯曰：腎者，牝藏[6]也，地氣上者屬於腎[7]，而生水液也，故曰至陰。勇而勞甚則腎汗出，腎汗出逢於風，内不得入於藏府，外不得越於皮膚，客於玄府，行於皮里，傳爲胕腫，本之於腎，名曰風水[8]。所謂玄府者，汗空[9]也。(素問・水熱穴論)

【校注】

(1) 至阴：有两义，一是极阴，二是阴中之阴。与脾为至阴有所不同。

(2) 盛水：肾主水，水旺于冬，肾气合应，故称盛水。

(3) 其本在肾，其末在肺，皆积水也：姚绍虞注："水原于肾，故云本；由肾而溢于肺，故云末也。"本，根也；末，标也。

(4) 肾者，胃之关也：张介宾注："关者，门户要会之处，所以司启闭出入也。肾主下焦，开窍于二阴，水谷入胃，清者由前阴而出，浊者由后阴而出；肾气化则二阴通，肾气不化则二阴闭；肾气壮则二阴调，肾气虚则二阴不禁，故曰肾者胃之关也。

(5) 胕肿：即皮肤水肿。胕，通"肤"。

(6) 牝（Pìn 音聘）：即阴脏。牝与牡相对而言，牝为阴，牡为阳。《灵枢·顺气一日分为四时》有心肝为牡藏，肺脾肾为牝脏之记载。

(7) 地气上者属于肾：人体之水液经肾气蒸腾气化，敷布周身而为气为液，犹地气上为云。

(8) 风水：感受风邪而得之水肿病，曰风水。因病本在肾，亦名肾风。

(9) 玄府者，汗空也：汗空细微而深隐，故称玄府。空，孔也。

【按语】

本节论水肿病的病机，突出了肺肾两脏的标本关系，为后世对水肿病的辨证论治，奠定了理论基础。以本节所论，结合《素问·经脉别论》脾肺在津液代谢中的作用，说明水肿病主要与肾、脾、肺三脏有关，故张介宾在"其本在肾，其末在肺"的基础上，又补充了"其制在脾"，使津液代谢生理机制及水肿病病机的理论更臻完善。

关于水病，《内经》根据水饮停留于人体部位不同而分为风水、石水、溢饮、涌水等多种。其中有关风水、肾风的记载，除本篇外，尚有《素问》的《风论》、《奇病论》、《评热病论》、《大奇论》、《平人气象论》和《灵枢》的《论疾诊尺》、《水胀》等篇，可参。

【原文】

5221　帝曰：其有不從毫毛而生，五藏陽以竭(1)也。津液充郭(2)，其魄獨居(3)，孤精於内，氣耗於外(4)，形不可與衣相保(5)，此四極急而動中(6)，是氣拒於内而形施於外(7)，治之奈何？岐伯曰：平治於權衡(8)，去宛陳莝(9)，微動四極，温衣，繆刺(10)其處，以復其形。開鬼門，潔净府(11)，精以時服(12)，五陽以布，疏滌五藏。故精自生，形自盛，骨肉相保，巨氣乃平。帝曰：善。（素問·湯液醪醴論）

【校注】

(1) 五脏阳以竭：五脏阳气被阻，遏抑不布。以，同已。竭，阻遏之意。

(2) 津液充郭：水液妄行，充斥于形体和胸腹。津液，此指水气。郭，通廓，指形体胸腹。

(3) 其魄独居：阴精独居于内。魄，属阴，此指阴精。下文"孤精于内"义同。

(4) 孤精于内，气耗于外：阳气虚损，阴精无阳气之温化，则凝聚不行而为水气，水气又遏抑阳气。气，指阳气。

(5) 形不可与衣相保：指形体肿大，着衣不合体，故不能与衣相抱。《增韵》：

"保，抱也"。

(6) 四极急而动中：四肢浮肿胀极，咳喘悸动。四极，四肢。急，浮肿胀急。动中，扰动内脏，此指心肺之气受扰失和。

(7) 气拒于内而形施（yì 易）于外：阳气因受阻遏而被困，不能温化水液，水邪停聚肌表则外形体变易。拒，通距。《广雅·释言》："距，困也"。施，易也，改变之意。

(8) 平治于权衡：治疗时衡量阴阳虚实，以平调阴阳的偏盛偏衰。权衡，此指衡量揆度。

(9) 去宛陈莝（cuò 挫）：去除郁积陈旧之物。宛，通郁，郁积也。莝，铡草也。此句应为"去宛莝陈"，"去"与"莝"对文，作动词；"宛"与"陈"对文。

(10) 缪刺：病在左而取右，病在右而取左的刺络法。

(11) 开鬼门，洁净府：即发汗、利小便治法。鬼门，汗孔。净府，膀胱。

(12) 服：行也。《左传》文公十八年杜注："服，行也"。

(13) 巨气：指人体正气。

【按语】

本节论水肿病的病机、证候、治则与治法。"五脏阳以竭"，提出阳气阻遏，水液不化的水肿形成机理，丰富了水肿病的病机理论；同时还提出"平治于权衡"的水肿病总的治则和"去宛陈莝"、"开鬼门，洁净府"、"缪刺"治法和"微动四极"、"温衣"等治疗与护理方法，对后世水肿病的辨证论治有深远影响。如张仲景《金匮要略》中"诸有水者，腰以下肿，当利小便；腰以上肿，当发汗乃愈"的治法，即渊源于此。

【原文】

5222　徒㽷[(1)]，先取環谷[(2)]下三寸，以鈹鍼[(3)]鍼之，已刺而筩[(4)]之，而内之，入而復之，以盡其㽷。必堅來[(5)]緩則煩悗，來[(6)]急則安静。間日一刺之，㽷盡乃止。飲閉藥[(7)]，方刺之時，徒飲之，方飲無食，方食無飲，無食他食，百三十五日。（靈樞·四時氣）

【校注】

(1) 徒㽷：指单纯的水病。徒，仅有之意；㽷，通水。

(2) 环谷：各经均无环谷穴。"环谷下三寸"究位于何处，待考。杨上善注："环谷当是齐中也。齐下三寸，关元之穴也。"可参。

(3) 铍（pī 披）针：古代九针之一，因其针锋如剑而得名，多用于外科以刺破痈疽，排出脓血。

(4) 筩：同筒，指中空如筒的针。楼英："筩针，针中有空窍，如筩出水也。"

(5) 来：《甲乙》《太素》均作"束之"，可据改。

(6) 来：《甲乙》《太素》均作"束"，可据改。

(7) 饮闭药：服用通闭的药物，此指利小便之药。马莳注："必饮通闭之药，以利其水，防其再肿。”

【按语】

本节介绍以针刺放腹水，配合药物和食物调养治疗腹水的方法。此法在腹部取穴，以中空如筒的针刺入，放出腹水。隔日刺放一次，不可一次放尽，免伤正气。术后束扎腹部，另服利水通闭之药，以防复发。《内经》的手术疗法简便而实用，早在两千多年前有如此认识已属可贵。

第六章　诊法

第一节　原理、规范

《内经》对于中医诊法基本原理的阐述，一是提出“以表知里”、“视其外应，以知其内脏，则知所病”的察象识病的思路，充分发挥人体感官机能，运用望闻问切等手段获取信息，通过分析病象症候掌握疾病发生发展变化的机理所在。在这种思路指导下，审证求因，利用机体对病邪反应的确定性原理，通过对病证的辨析来推求病因，这种病因的实质是致病因素与机体反应的综合表现。二是确立“以我知彼”、“以不病调病人”，因人而异、随时而变的活的诊断标准，知常达变，并以太过、不及的模糊尺度宏观量度病变情状。三是强调诊法以阴阳为纲，突出中医诊法的方法学特色；色脉以胃气为本，注重后天之本在诊法中的重要作用。

诊法规范是医生诊断过程中思路、方法和诊察行为的规制范式。《内经》提出的诊法规范主要是：一、四诊合参，强调全面、系统诊察，尤其要注意收集患者涉及自然环境、社会人事等方面的情况，综合分析，以求去粗取精、去伪存真，把握疾病本质。二、“病为本，工为标”，在医疗活动中要以患者为本，务求医患密切配合；注重医德医风，树立医生的威严诚信形象，将患者的心悦诚服作为治疗取效的重要因素。三、“持脉有道，虚静为保”，排除各种干扰，保持诊病环境的安静，医生精力专一。

一

【原文】

6101　黄帝問曰：君王衆庶[1]，盡欲全形，形之疾病，莫知其情，留淫日深，著於骨髓，心私慮之。余欲鍼除其疾病，爲之奈何？岐伯對曰：夫鹽之味醎者，其氣令器津泄[2]；弦絶者，其音嘶敗；木敷者，其葉發[3]；病深者，其聲噦。（素問・寶命全形論）

【校注】

(1) 众庶：指老百姓。

(2) 夫盐之味咸者，其气令器津泄：杨上善注：“言欲识病征者，须知其候。盐之在于器中，津泄于外，见津而知盐之有咸也。”

（3）木敷者，其叶发：敷，《太素》作“陈”。其叶发，《新校正》引《太素》作“其叶落”，今本《太素》作“其叶落发”。杨上善注：“叶落者，知陈木之已蠹。”

【原文】

6102　合而察之，切而驗之，見而得之，若清水明鏡之不失其形也。五音不彰，五色不明，五藏波蕩[1]，若是則内外相襲[2]，若鼓之應桴，響之應聲，影之似形。故遠者司外揣内，近者司内揣外[3]。（靈樞·外揣）

【校注】

（1）波荡：比喻功能紊乱。

（2）相袭：谓相互影响。袭，及也，相互影响之义。

（3）远者司外揣内，近者司内揣外：马莳注：“人身之音与色，是之谓远，可以言外也，而即外可以揣五脏之在内者；人身之五脏，是之谓近，可以言内也，而即内可以揣音与色之在外者。”揣，推测，揣测。

【原文】

6103　黄帝曰：厚薄美惡皆有形[1]，願聞其所病。岐伯答曰：視其外應，以知其内藏，則知所病矣。（靈樞·本藏）

【校注】

（1）厚薄美恶皆有形：此指在内的脏腑形态与功能状态均能反映于外。美，言其常；恶，言其变。

【原文】

6104　夫聖人之治病，循法守度，援物比類[1]，化之冥冥[2]，循上及下，何必守經。（素問·示從容論）

【校注】

（1）援物比类：此指类比推理方法。援物，借物喻他。比类，同类相比，辨别异同。

（2）化之冥冥：通过思考，深入分析，能掌握隐藏于内的事物变化本质。冥冥，幽深之意。

【原文】

6105　夫脉之小大滑濇浮沉，可以指别；五藏之象，可以類推[1]；五藏相音[2]，可以意識；五色微診[3]，可以目察。能合脉色，可以萬全。（素問·五藏生成）

【校注】

(1) 五脏之象，可以类推：王冰注：“象，谓气象也。言五脏虽隐而不见，然其气象性用，犹可以物类推之。何者？肝象木而曲直，心象火而炎上，脾象土而安静，肺象金而刚决，肾象水而润下。夫如是皆大举宗兆，其中随事变化，象法傍通者，可以同类而推之尔。”

(2) 五脏相音：张介宾注：“相，形相也。音，五音也。相音，如《阴阳二十五人》篇所谓木形之人比于上角之类，又如肝音角、心音徵、脾音宫、肺音商、肾音羽。”本句言五脏各有对应的声音。

(3) 微诊：言色诊极精微也。

【按语】

本段论以外候内诊法的方法学原理。在古代无仪器可资利用的条件下，《内经》从内外相应的整体思想出发，认为内藏的脏腑经络精气神与外在的生命现象之间密切相关，诸内藏之脏腑等生理活动和病理变化，必有征象反映到体表，其内外变化相应的关系“若鼓之应桴，响之应声，影之似形”，并借器具贮藏咸盐后，就有盐卤外渗；琴弦将要断绝时就会发出嘶败之声；树木腐朽枝叶就会枯谢等自然现象，形象地反映了“有诸内者，必形诸外”的道理，因而提出“视其外应，以知其内脏，则知所病”，形成了“司外揣内”、“以表知里”的独具特色的中医诊断思路。

“援物比类，化之冥冥”，提出中医诊法中独具特色的取象类比的临床思维方法。王冰注“五脏之象，可以类推”之论，正说明这种方法的应用与意义。盖“司外揣内”、“以表知里”，“揣”“知”之法，正在于援取物象，以类相比，运用已知推理未知，钩玄索隐，探取冥冥之中的疾病本质。

二

【原文】

6106　以我知彼(1)，以表知裏，以觀過與不及之理，見微得過(2)，用之不殆。善診者，察色按脉，先别陰陽。審清濁而知部分(3)；視喘息，聽音聲，而知所苦；觀權衡規矩(4)，而知病所主；按尺寸(5)，觀浮沉滑濇，而知病所生；以治無過，以診則不失矣。（素問·陰陽應象大論）

【校注】

(1) 以我知彼：杨上善注：“谓医不病，能知病人”。我，医生。彼，病人。

(2) 见微得过：看到疾病始发的细微征象，就可推测病变所在。过，过失，即病变。

(3) 审清浊而知部分：言望面部气色推知所病脏腑。清浊，指气色，如气色清明，是病在阳分；若气色浊暗，则知病在阴分。部分，指面部的五色分布，以知病变部位。

(4) 权衡规矩：指四时脉象，即《素问·脉要精微论》之“春应中规，夏应中矩，秋应中衡，冬应中权。”

(5) 尺寸：尺，指尺肤；寸，指寸口脉。

【原文】

6107　觀其冥冥[1]者，言形氣榮衛之不形[2]於外，而工獨知之，以日之寒温，月之虚盛，四時氣之浮沉，參伍相合而調之，工常先見之，然而不形於外，故曰觀於冥冥焉。(素問·八正神明論)

【校注】

(1) 观其冥冥：其，《太素》作“于”。冥冥，幽隐也。王冰注《宝命全形论》曰：“言血气变化之不可见也”。

(2) 形：显露，表现。

【按语】

本段论诊法原理、诊断标准与纲领。其一，“以表知里”论诊法原理，通过发挥感官的作用，收集患者外见病象，依据内外整体、联系的道理，经过由表及里、由此及彼的思索，透过现象认识本质，把握病变机理。其二，“以我知彼”“以观过与不及之理”则涉及诊断标准，即知常达变。常，即《内经》从天人、形神、心身整体和谐统一而确立的健康标准。被视为“平人”的正常标准，有一宏观波动范围，既含有机体自我调节的限度，又因时、因地、因人而异。对于病变的量度，《内经》则取法于自然灾变之太过、不及予以表述，执简驭繁，便于宏观定性把握。其三，“善诊者，察色按脉，先别阴阳”，这是《内经》提出的诊断纲领。它指导临床以阴阳为纲整理病情资料，进而明确病证的阴阳属性，审证不误，立法、选方、遣药便一以贯之，焉能不效？

“观其冥冥”与《示从容论》“化之冥冥”同义，是对正确诊断过程的高度概括。医生通过对外在病象的详细观察，再进行理性分析，慧然独悟，便可测知深藏于内的疾病本质。文中以“形气荣卫之不形于外，而工独知之”为说，强调临床理性思维的重要作用。

三

【原文】

6108　是以聖人持診之道，先後陰陽而持之，奇恒之勢乃六十首[1]，診合微之事[2]，追陰陽之變[3]，章五中之情[4]，其中之論，取虚實之要，定五度之事[5]，知此乃足以診。是以切陰不得陽，診消亡，得陽不得陰，守學不湛[6]，知左不知右，知右不知左，知上不知下，知先不知後，故治不久。知诂知善，知病知不病，知高知下，知坐知起，知行知止，用之有紀，診道乃具，萬世不殆。起所有餘，知所不足。度事上下，脉事因格[7]。（素問·方盛衰論）

【校注】

（1）奇恒之势乃六十首：指古代医经《奇恒势》中所载的六十首诊法。王冰注："《奇恒势》六十首，今世不传。"

（2）诊合微之事：把各种点滴细微的诊察所得，综合起来进行分析。

（3）追阴阳之变：探求阴阳盛衰变化的规律。追，寻求，推求。

（4）章五中之情：明辨五脏病情。章，同彰，有彰明之意。

（5）定五度之事：确定脉、脏、肉、筋、俞的阴阳属性。

（6）守学不湛：医术不够高明、精湛。

（7）脉事因格：在全面揆度病情的基础上穷究脉诊的道理。吴昆注："格者，穷至其理也。言揆度病情之高下，而脉事因之穷至其理也。"

【按语】

本段主要讨论临证认知与判断中的思维要点。一是掌握分析与综合的关系。"诊合微之事"，微乃分析病情，细致入微；合则是善于综合，宏观把握。二是"追阴阳之变"，即运用阴阳相反相成之理，全面诊察，切忌片面；分析病情，阴阳并明。三是"章五中之情"，强调五脏病变在诊断中的核心地位。如此则"诊道乃具""万世不殆"。

四

【原文】

6109　切脉動静而視精明[1]，察五色，觀五藏有餘不足，六府强弱，形之盛衰，以此參伍[2]，决死生之分。（素問·脉要精微論）

【校注】

（1）视精明：指眼睛、眼神。眼神是脏腑精气上注于目的表现。

（2）参伍：即综合分析。张介宾注："夫参伍之义，以三相较谓之参，以伍相类谓之伍。盖彼此反观，异同互证，而必欲搜其隐微之谓。"

【原文】

6110　凡治病，察其形氣色澤，脉之盛衰，病之新故，乃治之，無後其時。形氣相得[1]，謂之可治；色澤以浮，謂之易已[2]；脉從四時，謂之可治；脉弱[(3)]以滑，是有胃氣，命曰易治，取之以時[(4)]。形氣相失，謂之難治；色夭不澤，謂之難已；脉實以堅，謂之益甚[(5)]；脉逆四時，爲不可治。必察四難[(6)]，而明告之。(素問·玉機真藏論)

【校注】

(1) 形气相得：指形体盛衰与正气强弱一致，如形盛气盛，形衰气弱。

(2) 色泽以浮，谓之易已：王冰注："气色浮润，血气相营，故易已。"

(3) 弱：柔和。

(4) 取之以时：审察疾病轻浅易治之机，抓住有利时机，及时给予治疗。

(5) 脉实以坚，谓之益甚：王冰注："脉实以坚，是邪气盛，故益甚也。"

(6) 四难：指"形气相失"、"色夭不泽"、"脉实以坚"、"脉逆四时"四种难治情况。

【按语】

本段论四诊合参。患者的病理信息达于外者，或有或无、或隐或显，欲通过现于外之病象辨别疾病本质，必须全面、系统收集完整资料，才能分析有据，把握准确。为此，《内经》创造性提出望闻问切四诊之法，发挥视、听、嗅、味、触等所有感官作用，获取有关疾病信息；同时强调必须对这些资料进行综合分析，去粗取精，去伪存真，才能作出正确诊断，这就是四诊合参，乃《脉要精微论》"以此参伍"的科学内涵。此外，《玉机真脏论》提出"四易""四难"，通过察病人的形、气、色、脉等，以辨病之易治难治，其精神亦本于此。

五

【原文】

6111　是故持脉有道，虚静爲保[(1)]。(素問·脉要精微論)

【校注】

(1) 持脉有道，虚静为保：虚静对医患诊脉至关重要。虚，指医者诊脉之心态。静，言诊脉环境。

【原文】

6112　診法[(1)]常以平旦，陰氣未動，陽氣未散[(2)]，飲食未進，經脉未盛，絡脉調勻，氣血未亂，故乃可診有過[(3)]之脉。(素問·脉要精微論)

【校注】

(1) 诊法：张介宾注："诊，视也、察也、候脉也。凡切脉望色，审问病因，皆可言诊，而此节以诊脉为言。”

(2) 阴气未动，阳气未散：阴、阳均指经脉而言。平旦气由阴入阳，人刚醒寤，尚未劳作，阴气未扰动，阳气未耗散，处于相对平静的状态。

(3) 过：此指不正常的脉象。

【按语】

本段论脉诊的基本条件。一是诊脉环境贵在宁静；二是医患双方的心境应保持清虚状态，排除杂念，专心致志；三是诊脉时间在平旦，无内外因素干扰，人体阴阳气血均处于相对稳定状态，最能反映真实病理状态。

六

【原文】

6113　是以診有大方[1]，坐起有常，出入有行[2]，以轉神明，必清必净[3]，上觀下觀，司八正邪[4]，别五中部[5]，按脉動静，循尺滑濇，寒温之意，視其大小[6]，合之病能，逆從以得，復知病名，診可十全，不失人情，故診之或視息視意[7]，故不失條理，道甚明察，故能長久。不知此道，失經絶理，亡言妄期[8]，此謂失道。（素問·方盛衰論）

【校注】

(1) 诊有大方：张介宾注：“大方者，医家之大法也。”

(2) 坐起有常，出入有行：谓言行举止必须有规律，保持医生应有的品德。常，规律。行，德行，即品德。

(3) 以转神明，必清必净：对病情应灵活分析，思想清静，集中精力。转，运之义。

(4) 司八正邪：观察四时八节的正气与邪气。司，观察。八正，指春分、秋分、夏至、冬至、立春、立夏、立秋、立冬八个节气的正常气候。邪，指不正之气。

(5) 别五中部：分辨邪气所中五脏的部位。

(6) 视其大小：审视大小便的情况。

(7) 视息视意：张介宾注：“视息者，察呼吸以观其气。视意者，察形色以观其情。”

(8) 亡言妄期：妄言寒热虚实，妄期病愈死生。亡，通妄。

【按语】

本段以“诊有大方，坐起有常，出入有行，以转神明，必清必净”，对医生的医德提出基本要求。要求医生诊病要态度端正，举止有常，品德正直；诊病时头脑清醒，思想集中，四诊合参。如此才能诊有十全，不失人情。其中“不失人情”是本段的核心，说明医疗技术固然重要，但关心病人，及时与病人相互沟通，是“治病救人”的第一要则。

七

【原文】

6114　聖人之術，爲萬民式[(1)]，論裁志意[(2)]，必有法則，循經守數[(3)]，按循醫事，爲萬民副[(4)]，故事有五過四德[(5)]。

凡未[(6)]診病者，必問嘗貴後賤[(7)]，雖不中邪，病從内生，名曰脱營[(8)]。嘗富後貧，名曰失精[(9)]，五氣留連，病有所并[(10)]。醫工診之，不在藏府，不變軀形，診之而疑，不知病名。身體日減，氣虚無精，病深無氣，洒洒然時驚[(11)]，病深者，以其外耗於衛，内奪於榮。良工所失，不知病情，此亦治之一過也。凡欲診病者，必問飲食居處，暴樂暴苦，始樂後苦，皆傷精氣[(12)]，精氣竭絶，形體毁沮。暴怒傷陰，暴喜傷陽，厥氣上行，滿脉去形。愚醫治之，不知補寫，不知病情，精華日脱，邪氣乃并[(13)]，此治之二過也。善爲脉者，必以《比類》、《奇恒》、《從容》[(14)]知之，爲工而不知道，此診之不足貴，此治之三過也。診有三常[(15)]，必問貴賤，封君敗傷，及欲侯王[(16)]。故貴脱勢，雖不中邪，精神内傷，身必敗亡。始富后貧，雖不傷邪，皮焦筋屈，痿躄爲攣[(17)]。醫不能嚴[(18)]，不能動神，外爲柔弱，亂至失常，病不能移，則醫事不行，此治之四過也。凡診者，必知終始，有知餘緒[(19)]，切脉問名，當合男女。離絶菀結[(20)]，憂恐喜怒，五藏空虚，血氣離守，工不能知，何術之語。嘗富大傷，斬筋絶脉，身體復行，令澤不息[(21)]。故傷敗結，留薄歸陽，膿積寒炅[(22)]。粗工治之，亟刺陰陽，身體解散，四支轉筋，死日有期[(23)]，醫不能明，不問所發，唯言死日，亦爲粗工，此治之五過也。凡此五者，皆受術不通，人事不明也。故曰：聖人之治病也，必知天地陰陽，四時經紀[(24)]，五藏六府，雌雄表里，刺灸砭石，毒藥所主，從容人事，以明經道[(25)]，貴賤貧富，各異品理[(26)]，問年少長，勇怯之理，審於分部，知病本始，八正九候[(27)]，診必副矣[(28)]。（素問·疏五過論）

【校注】

(1) 为万民式：为众人的榜样。式，模式，榜样。

(2) 论裁志意：讨论裁度志意之得失。裁，裁度，估量。

(3) 循经守数：遵循依守医学上的常规和法则。

(4) 为万民副：可帮助万民。副，助也。

(5) 五过四德：指医疗上易犯的五种过失与作为医生应具备的四种德行。

(6) 未：《医心方》卷一引《太素》“凡”下无“未”字。

(7) 尝贵后贱：谓曾位居显贵而现已失势。

(8) 脱营：情志抑郁所致以营血亏虚为主的虚损性疾病。

(9) 失精：情志抑郁所致以精气亏损为主的虚损性疾病。

(10) 五气留连，病有所并：情志郁结致五脏之气滞留不行使病情日益趋重。

(11) 病深无气，洒洒然时惊：张介宾注：“及其病深，则真气消索，故曰无气。无气则阳虚，故洒然畏寒也。阳虚则神不足，故心怯而惊也。”

(12) 暴乐暴苦，始乐后苦，皆伤精气：喜则气缓，悲则气消，喜为心志，悲为肺志，情志无常，损伤五脏所藏精气。

(13) 精华日脱，邪气乃并：指阴阳败竭，邪气聚于阴或阳不足之处。

(14) 比类、奇恒、从容：三者在此处均指古经篇名。

(15) 三常：指贵贱、贫富、苦乐。

(16) 封君败伤，及欲侯王：过去取得高官，而后降位削职；倾慕侯王尊贵，妄想妄为。

(17) 皮焦筋屈，痿躄为挛：精神打击使忧患内生，脏腑蕴热，煎熬阴夜，机体失养病见皮肉干枯，筋脉拘挛，四肢痿废不用。痿躄，痿的通称。

(18) 医不能严：医生态度不严肃，没有严格要求病人。

(19) 有知余绪：又察知疾病的本末。有，通又。余绪，即末端。

(20) 离绝菀结：张介宾注：“离者失其亲爱，绝者断其所怀，菀谓思虑抑郁，结谓深情难解。”

(21) 斩筋绝脉，身体复行，令泽不息：筋脉营养不足，犹如断绝，身体虽能行动，但津液已不再滋生。

(22) 故伤败结，留薄归阳，脓积寒炅：张介宾注：“故，旧也。言旧之所伤，有所败结，血气留薄不散，则郁而成热，归于阳分，故脓血蓄积，令人寒炅交作也。”

(23) 亟刺阴阳，身体解散，四支转筋，死日有期：王冰注：“不知寒热为脓积所生，以为常热之疾，概施其法，数刺阴阳经脉，气夺病甚，故身体解散而不用，四支废运而转筋，如是故知死日有期。”

(24) 经纪：规律，秩序。

(25) 从容人事，以明经道：耐心细致，从容和气地了解患者的情况，明了诊病的基本规律。经道，经常之道，一般规律。

(26) 品理：即品德。

(27) 八正九候：八正，指二分（春分、秋分）、二至（夏至、冬至）、四立（立春、立夏、立秋、立冬）八个节气。九候，指切脉的三部九候。

(28) 诊必副矣：诊断必须全面而周到。副，吴昆注：“副，全也”。

【按语】

本段从医生在诊断疾病中易犯的五种过失入手，提出医生诊治疾病时应必备的常法和规范。告诫医者应当避五过，从四德。

五过，即医生在诊治中易犯的五种过失，主要是：不注意了解病人社会地位、经济条件的变动、饮食居住的优劣、精神状态的好坏；不注意探求疾病的根由，不了解疾病发生发展的全过程；不善于运用脉诊和《比类》、《奇恒》等方法。五过是造成诊治失误的主要原因，据此提倡“四德”，即了解天地阴阳、四时节气的变化；全面掌握医学知识；明了人情事理；善于全面分析病情，推求病理，做出正确诊断，施以正确治疗。

本文以独特的视角审视了“脱营”、“失精”等疾病误诊的原因，认为人的生命和健康不仅受天地自然变化的影响，更与人所处的社会环境密切相关，从而强调了精神致病因素。这就要求诊断疾病必须耐心细致询问与疾病有关的情况，把握自然环境和社会环境的各种相关因素，注意患病的体质和心理状态，从而实施个体化的躯体与心理的综合治疗。

第二节 望闻问切

《内经》的诊法，是以藏象、病机学说为基础，充分发挥人的感官机能而创建的疾病诊察方法。在诊察对象和内容方面，凡与人类生命活动有关者，均为其所察，因而广泛涉及天地人；在诊察方法方面，充分利用眼、耳、鼻、口及手的作用，建立了望（视、察）、闻（听）、问（言）、切（按、扪）四诊。其中凡病人的精神、形态、五官、齿舌、肤色、毛发唾液、二便等为望诊所察；呼吸、语音、气息、嗅味等为闻诊所审；居处、职业、饮食、情志变动、病者的喜恶以及病痛特点、发病经过等为问诊所询；脉象、肌肤、胸腹、手足为切诊所循。《内经》的这些诊法，为历来中医临床诊病所遵循，经过后世的发展、完善，形成了独具特色的中医诊法系统。《内经》的四诊内容，非常丰富，今仅选有关四诊原理、运用原则与应用要点方面的原文，予以校注说明。

一

【原文】

6201 夫精明五色者，氣之華也(1)。赤欲如白裹朱，不欲如赭(2)；白欲如鵝羽，不欲如鹽；青欲如蒼璧(3)之澤，不欲如藍(4)；黄欲如羅(5)裹雄黄，不欲如黄土；黑欲如重漆(6)色，不欲如地蒼(7)。五色精微象見矣(8)，其壽不久也。夫精明者，所以視萬物，别白黑，審短長。以長爲短，以白爲黑，如是則精衰矣。（素問·脉要精微論）

【校注】

(1) 精明五色者，气之华也：面色与眼睛均是脏腑精气之外华。精明，眼神，包括两目的视觉功能。五色，面之五色。姚绍虞注：“精明以目言，五色以面言。言目之光彩精明，面之五色各正，乃元气充足，故精华发现于外也。”

(2) 赤欲如白裹朱，不欲如赭：白，通帛，白色的丝织物。朱，朱砂。赭，代赭石。

(3) 蓝：蓝草，可作靛青。

(4) 苍璧：青色的玉石。

(5) 罗：白色轻软的丝织品。

(6) 重漆：漆过之后重新再漆。

(7) 地苍：黑而枯槁。《脉经》、《甲乙经》均作“炭”字，可从。

(8) 五色精微象见：指五脏之真脏色暴露于外，而毫无藏蓄，为真气外泄之逆象。见，同现。

【原文】

6202 凡相五色之奇脉(1)，面黄目青，面黄目赤，面黄目白，面黄目黑者，皆不死也。面青目赤，面赤目白，面青目黑，面黑目白，面赤目青，皆死也。(素問·五藏生成)

【校注】

(1) 之奇脉：《新校正》云：“按《甲乙经》无‘之奇脉’三字。”张琦亦云：“三字衍文。”下文言色而未言脉，可从。

【按语】

本段论望面色察目诊病的原理。面部气色与眼神视觉均由脏腑精气上注形成，并成为反映脏腑精气盛衰之外象征兆，因而通过察目、望面色即能诊脏腑与全身疾病，判断其预后。本段望面部气色的要点在于明暗、隐露，并提出五色的善恶模式：以明润光泽，含蓄不露为善，如“白裹朱”、“鹅羽”、“苍璧之泽”、“罗裹雄黄”、“重漆色”，是精气充盛，预后良好；以五色暴露，晦暗枯槁为恶，如“赭”、“盐”、“蓝”、“黄土”、“地苍”，则是“五色精微象见”，预后不良。此外，望面部气色还要与察目之五色合参，基本精神是，面部以黄为底色，示胃气尚存，预后较好；面无黄色则胃气已绝，预后多不良，突出脾胃后天之本的重要作用。

察目是望神的主要内容。《灵枢·大惑论》说：“五脏六腑之精气，皆上注于目而为之精。”“目者，心使也。”指出两目及其视觉功能，系脏腑精气上注形成，又受心神支配。《素问·金匮真言论》又说肝“开窍于目”，《灵枢·根结》还将目称为命门。《内经》论察目诊病，主要察目之神、色、形、态，而本段仅言及视觉变化，提出视觉丧失或错乱是“精衰”的表现，在临床如属非眼科局部疾患，确系预后险恶之兆。

二

【原文】

6203　雷公問於黄帝曰：五色獨决於明堂[1]乎？小子[2]未知其所謂也。黄帝曰：明堂者鼻也，闕[3]者眉間也，庭[4]者顔[4]也，蕃[5]者頰側也，蔽[5]者耳門也，其間欲方大[6]，去之十步，皆見於外[7]，如是者壽必中[8]百歲。雷公曰：五官之辨奈何？黄帝曰：明堂骨高以起，平以直[9]，五藏次於中央，六府挾其兩側[10]，首面上於闕庭[11]，王宫在於下極[12]，五藏安於胸中，真色以致，病色不見，明堂潤澤以清，五官惡得無辨乎？雷公曰：其不辨者，可得聞乎？黄帝曰：五色之見也，各出其色部。部骨陷[13]者，必不免於病矣。其色部乘襲[14]者，雖病甚，不死矣。（靈樞・五色）

【校注】

(1) 明堂：分广义、狭义概念。狭义者指鼻；广义者指整个面部。此指面部。

(2) 小子：年少之意，自谦词。

(3) 阙：两眉的中间。

(4) 庭、颜：指额部。

(5) 蕃、蔽：形容颊侧与耳门好象藩篱屏蔽于四旁。蕃，通藩。

(6) 方大：指端正、宽大、丰隆之意。

(7) 去之十步，皆见于外：谓在十步以外看，五官都显得清晰明朗。

(8) 中（zhòng 音众）：得也。

(9) 明堂骨高以起，平以直：鼻骨高而隆起，平正而端直。

(10) 五脏次于中央，六腑挟其两侧：即五脏依次排列在面部的中央，六腑则挟于五脏的两旁。次，依次、排列之意。

(11) 首面上于阙庭：指额部和两眉之间的部位，主头面。

(12) 王宫在于下极：心为君主之官，故曰王宫。下极，指两目之间的部位，为心所主。

(13) 部骨陷：言五脏诊部的骨骼凹陷狭小。部，指五脏分属于面部的各个诊察部位。

(14) 乘袭：指子色见于母部。

【原文】

6204　庭者，首面也[1]。闕上者，咽喉也[2]。闕中者，肺也。下極者，心也[3]。直下者，肝也[4]。肝左者，膽也[5]。下者，脾也[6]。方上者，胃也[7]。中央者，大腸也。挾大腸者，腎也[8]。當腎者，臍也[9]。面王以上者，小腸也[10]。面王以下者，膀胱子處也[11]。顴者，肩也。顴後者，臂也。臂下者，手也。目内眦上者，膺乳也[12]。挾繩而上者，背也[13]。循牙車以下者，股也[14]。中央者，膝也[15]。膝以下者，脛也[16]。當脛以下者，足也[17]。巨分者，股裹也[18]。巨屈者，膝臏也[19]。此五藏六府肢節之部也，各有部分[20]。（靈樞·五色）

【校注】

(1) 庭者，首面也：指额部，主头面部位。

(2) 阙上者，咽喉也：指眉心之上，主咽喉部位。

(3) 下极者，心也：指两目之间，主心的部位。

(4) 直下者，肝也：下极的直下方，主肝的部位。

(5) 肝左者，胆也：指鼻柱的左面，主胆的部位。

(6) 下者，脾也：指鼻柱以下至鼻准之端，主脾的部位。

(7) 方上者，胃也：指鼻准两旁的鼻隧，主胃的部位。

(8) 中央者，大肠也。挟大肠者，肾也：指鼻隧至颊部之间的中央（颧骨之下），主大肠的部位；由此外开的颊部，主肾的部位。

(9) 当肾者，脐也：指肾脏所属颊部的下方，主脐的部位。

(10) 面王以上者，小肠也：指鼻准之端上方的两侧，鼻与颧之间，主小肠的部位。面王，即鼻准之端。

(11) 面王以下者，膀胱子处也：指鼻准之端下方的人中，主膀胱和子宫的部位。

(12) 目内眦上者，膺乳也：指眼内角的上方，主胸膺和乳房的部位。

(13) 挟绳而上者，背也：指近耳边直上之处，主背的部位。绳，即耳边。

(14) 循牙车以下者，股也：指沿牙床颊车穴以下，主大腿的部位。牙车，即牙床，颊车穴部位。

(15) 中央者，膝也：指两牙床的中央部，主膝的部位。

(16) 膝以下者，胫也：指两牙床的中央向下的部位，主足胫的部位。

(17) 当胫以下者，足也：指上述足胫部以下，主足的部位。

(18) 巨分者，股里也：指口吻旁和颊车前肉之空软处，主大腿内侧部位。

(19) 巨屈者，膝膑也：指颊下曲骨处，主膝盖骨的部位。

(20) 各有部分：指人体五脏六腑及肢体等，在面部都有其相应的部位。

【原文】

6205　雷公曰：以色言病之間甚奈何？黄帝曰：其色粗以明，沉夭者爲甚[1]，其色上行者病益甚，其色下行如雲徹散者病方以[2]。五色各有藏部[3]，有外部，有内部也[4]。色從外部走内部者，其病從外走内；其色從内走外者，其病從内走外。（靈樞·五色）

【校注】

(1) 其色粗以明，沉夭者为甚：指面部色泽明亮者为病轻，面色晦滞者为病重。粗，显之意。沉夭，晦滞。又，《甲乙经》在“明”下有“者为间”三字。其义较明，可从。

(2) 病方以：病势日渐减轻。以，通已。

(3) 五色各有脏部：指五色在面部各有所主的脏腑部位。脏部，脏腑之分部。

(4) 有外部，有内部也：五脏依次排列在面部的中央，为内部；六腑挟于五脏的两旁，为外部。

【原文】

6206　沉濁爲内，浮澤爲外，黄赤爲風，青黑爲痛，白爲寒，黄而膏潤爲膿，赤甚者爲血[1]，痛甚爲攣，寒甚爲皮不仁。五色各見其部，察其浮沉，以知淺深；察其澤夭，以觀成敗；察其散摶[2]，以知遠近；視色上下[3]，以知病處；積神於心，以知往今。(靈樞 · 五色)

【校注】

(1) 黄而膏润为脓，赤甚者为血：此指疮疡而言。黄而膏润为疮疡已成脓，赤甚为疮疡初期未化脓。

(2) 散摶：散，指色不结聚。摶通抟。抟，聚也，指色结聚。

(3) 上下：指病色出现部位的上或下。

【按语】

本段论面部的五色分布与主病以及察色的方法、要领与要求。人是一个有机整体，体内脏腑气血之变化，必然会反映于面部相应部位。面部内应五脏，为经络所会，气化所通，神明所发之处，其变化明显，较易观察，故面部是望诊的重要部位。

关于面部的五色分布与主病，本节详论了颜面各部的名称（见图 1)，及以明堂而分，脏腑肢节在颜面的分布所属（见图 2)。颜面各部端正、宽大、丰隆者长寿。各部彰显正色，明堂清明润泽，为五脏安定平和；某部出现病色，且深陷入骨，是脏腑病变的表现；某部见相生之色乘袭，为彼此生旺，虽病甚不死。

关于察色方法，本节提出首先要掌握“黄赤为风，青黑为痛，白为寒”为五色主病的一般规律，了解“黄而膏润为脓，赤甚者为血”等五色与某些特殊病证有关的理论；察色泽的动态变化，视色“上行”、“下行”，“从外部走内部”、“从内走外”，可推测病邪之进退、转归。察色泽的浮沉、泽夭、散抟、上下等变化，可测知病变的浅深轻重与预后吉凶。色浮于外主病轻浅在表，色沉于内主病深沉在里；色润泽主病轻而顺，色枯槁主病重而逆；色散不结聚主病轻而短，色抟聚不散主病久而重；色在上则病在上，色在下则病在下。《内经》这一察色方法，对后世的望色诊法产生了深远影响，汪宏的《望诊遵经》将其发展为“相气十法”，即浮、沉、清、浊、微、甚、散、抟、泽、夭，用以判断疾病的表、里、阴、阳、虚、实、新、久、轻、重。《内经》所论面部五色的诊病方法，已发展成为中医诊断学望诊的主要内容，为历代医家所重视。

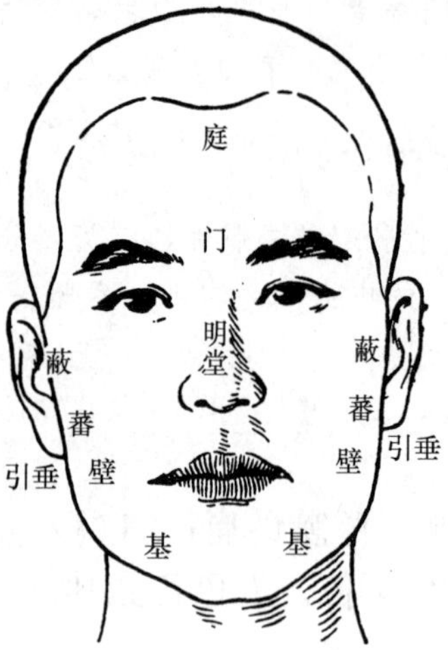

图 1　明堂蕃蔽图

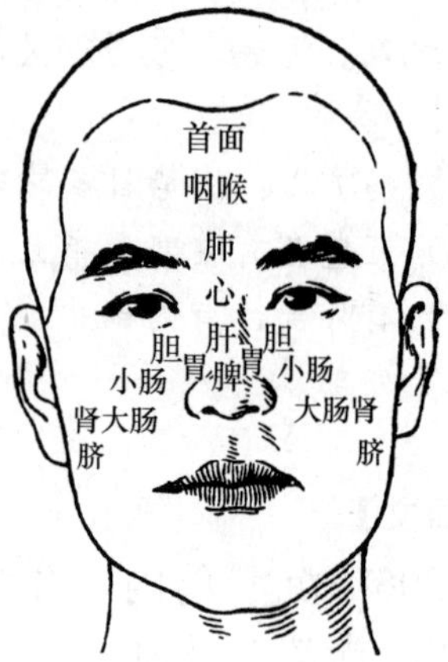

图 2　面部色诊分属部位图

三

【原文】

6207　夫五藏者，身之强也[1]。頭者精明之府[2]，頭傾視深[3]，精神將奪矣。背者胸中之府[4]，背曲肩隨，府將壞矣[5]。腰者腎之府，轉摇不能，腎將憊矣。膝者筋之府，屈伸不能，行則僂附，筋將憊矣[6]。骨者髓之府，不能久立，行則振掉[7]，骨將憊矣。得强則生，失强則死[8]。（素問・脉要精微論）

【校注】

（1）五脏者，身之强也：五脏是身形强健的基础。

（2）头者精明之府：张介宾注："五脏六腑之精气，皆上升于头，以成七窍之用，故头为精明之府。"精明，一解为目；一解为精气神明，即精气上注形成五官七窍的视听嗅味等功能。

（3）头倾视深：头倾，头低垂不能举。视深，目下陷而无光。

（4）背者胸中之府：张志聪注："心肺居胸中，而俞在肩背，故背为胸之府。"

（5）背曲肩随，府将坏矣：背曲不能直，肩垂不能举，是脏气精微不能营于肩背，心肺失强之象。随，同垂。

（6）行则偻附，筋将惫矣：偻，身体屈曲不伸。附，行动不便，需依附他物而行。惫，同败，坏也。

(7) 行则振掉：行走时震颤摇摆。

(8) 得强则生，失强则死：五脏精气旺盛，则身形强健，故生；若五脏精气衰败，则身形败坏，故死。

【按语】

望形态以诊病，是望诊的重要内容。形是形体，本段头、背、腰、膝、骨“五府”即其举例；态是身形的动态，如行动、坐卧、站立、步态等，如文中“头倾”、腰“转摇不能”、膝“屈伸不能，行则偻附”、“不能久立，行则振掉”即是。五脏合五体，是形体强健的根本，观察“五府”的形态变化，亦可测知内脏精气的盛衰，故称“得强”“失强”。《内经》望形态诊病之论，为后世医家所阐发，也是研究人体动态学的理论基础。

四

【原文】

6208　黄帝曰：以官何候[(1)]？岐伯曰：以候五藏。故肺病者，喘息鼻張；肝病者，眦青；脾病者，唇黄；心病者，舌卷短，顴赤；腎病者，顴與顔黑。(靈樞·五閲五使)

【校注】

(1) 以官何候：谓从五官何以测候五脏之气盛衰。官，五官，是五脏之外候。

【原文】

6209　陰氣不足則内熱，陽氣有餘則外熱，内熱相搏[(1)]，熱於懷炭，外畏綿帛近，不可近身，又不可近席，腠理閉塞，則汗不出，舌焦唇槁，腊乾[(2)]嗌燥。(靈樞·刺節真邪)

【校注】

(1) 内热相搏：内，《甲乙经》作“两”。据上文，可从。两热相搏，即内热与外热相互搏结。

(2) 腊干：此指肌肉干枯。腊，盐渍鱼肉为腊。

【按语】

本段论五官五色以候五脏病，并言及舌诊。五脏有病则表现为各自外候五官的异常，为临床司外揣内，测知病位所属提供了诊断依据。关于舌诊，《内经》将舌与脏腑气血联系，诊全身疾病，主要观察舌面的润燥、颜色，舌质及其形态的变化，虽具体内容较少，但为后世舌诊奠定了基础。

五

【原文】

6210　五藏者，中之守也[1]，中盛藏滿[2]，氣勝傷恐者[3]，聲如從室中言，是中氣之濕也。言而微，終日乃復言者，此奪氣也。衣被不斂[4]，言語善惡，不避親疏者，此神明之亂也。（素問·脉要精微論）

【校注】

（1）五脏者，中之守也：五脏所藏精气守持于内，为生命现象的主宰，藏而不泻，宜守不宜失，故曰“中之守”。中，内。

（2）中盛脏满：张介宾注：“中，胸腹也。藏，脏腑也。盛满，胀急也。”

（3）气盛伤恐者：审上下文义，此句不明。张琦注：“气盛五字衍文”，未知何据。可参。

（4）衣被不敛：吴昆注：“去其衣被，无有羞恶也。”敛，敛束。

【按语】

本段论闻诊，通过闻音声、辨语言，推断五脏精气的得守与失守。文中提到，音声低微，言语不接续的多属虚证；发音重浊不清者，则为中焦湿阻属实证。此外，闻诊还兼及辨语言的内容，反映患者精神状态。思维混乱，狂言谵妄，则属神明失常。

六

【原文】

6211　閉户塞牖[1]，繫之病者[2]，數問其情，以從其意，得神者昌，失神者亡。（素問·移精變氣論）

【校注】

（1）闭户塞牖（yǒu 音有）：关闭门窗。户，门也。牖，窗也。

（2）系之病者：密切注视病人。

【原文】

6212　必審問其所始病，與今之所方病，而後各切循其脉。（素問·三部九候論）

6213　診病不問其始，憂患飲食之失節，起居之過度，或傷於毒，不先言此，卒持寸口，何病能中。（素問·徵四失論）

6214　岐伯曰：入國問俗，入家問諱[1]，上堂問禮[2]，臨病人問所便[3]。黄帝曰：便病人奈何？岐伯曰：夫中熱消癉[4]則便寒，寒中之屬則便熱。胃中熱則消谷，令人懸心[5]善饑，臍以上皮熱；腸中熱則出黄如糜[6]，臍以下皮寒[7]。胃中寒，則腹脹；腸中寒，則腸鳴飧泄。胃中寒，腸中熱，則脹而且泄；胃中熱，腸中寒，則疾饑，小腹痛脹。（靈樞·師傳）

【校注】

（1）讳：指所忌讳、隐讳的事或物。

（2）上堂问礼：堂，古代宫室，前为堂，后为室。礼，礼貌仪式。

（3）临病人问所便：此指病人的喜恶或相宜的治疗措施。便，相宜之意。

（4）消瘅：即消渴病，表现为多饮、多食、多尿、消瘦等。瘅，热也。

（5）悬心：指胃脘空虚的感觉。

（6）出黄如糜：指粪便如黄色的稀粥。糜，粥。

（7）寒：《医学纲目》卷之五“阴阳脏腑部·治发热”引本文作“热”，并注云：“肠居脐下，故肠热则脐以下热。”可据改。

【按语】

本段论问诊的内容、方法和要求。一是要选择安静环境，将注意力完全集中在患者，耐心细致地询问病情。二是强调问诊内容的全面性，诸凡饮食、起居、情绪，乃至伤于毒物等，均应问及，以防遗漏病情，影响诊断。特别要将问诊重点放在“今之所方病”，了解起病情况及现在症状，为抓主证辨治提供基础。此外，了解病人病中的喜恶、宜忌，也是问诊内容之一，对诊断也有参考价值。

七

【原文】

6215　帝曰：何謂三部？岐伯曰：有下部，有中部，有上部，部各有三候，三候者，有天有地有人也，必指而導之，乃以爲真[1]。上部天，兩額之動脉[2]；上部地，兩頰之動脉[3]；上部人，耳前之動脉[4]。中部天，手太陰[5]也；中部地，手陽明[6]也；中部人，手少陰[7]也。下部天，足厥陰[8]也；下部地，足少陰[9]也；下部人，足太陰[10]也。故下部之天以候肝，地以候腎，人以候脾胃之氣。帝曰：中部之候奈何？岐伯曰：亦有天，亦有地，亦有人。天以候肺，地以候胸中之氣，人以候心。帝曰：上部以何候之？岐伯曰：亦有天，亦有地，亦有人。天以候頭角之氣，地以候口齒之

氣，人以候耳目之氣。(素問・三部九候論)

【校注】

(1) 指而导之，乃以为真：张介宾注："指而导之，言必受师之指授，庶得其真也。"真，指三部九候诊法的内容。

(2) 两额之动脉：张介宾注："额旁动脉，当颔厌之分，足少阳脉气所行也。"

(3) 两颊之动脉：王冰注："在鼻孔下两傍，近于巨髎之分，动应于手，足阳明脉气之所行。"又，张琦注："足阳明之地仓、大迎。"以手触知的动脉，当以大迎为是。

(4) 耳前之动脉：王冰注："在耳前陷者中，动应于手，手少阳脉气之所行也。"此动脉当是耳门、禾髎穴处。

(5) 手太阴：王冰注："谓肺脉也。在掌后寸口中，是谓经渠，动应于手。"

(6) 手阳明：王冰注："谓大肠脉也。在手大指次指歧骨间，合谷之分，动应于手也。"

(7) 手少阴：王冰注："谓心脉也。在掌后锐骨之端，神门之分，动应于手也。"

(8) 足厥阴：王冰注："谓肝脉也。在毛际外，羊矢下一寸半陷中，五里之分，卧而取之，动应于手也。女子取太冲，在足大指本节后二寸陷中是。"

(9) 足少阴：王冰注："谓肾脉也。在足内踝后跟骨上陷中，大溪之分，动应手。"

(10) 足太阴：即大腿内侧前上方箕门穴处，为脾经脉气所过之处。

【原文】

6216　氣口[(1)]何以獨爲五藏主？岐伯曰：胃者，水谷之海，六府之大源也。五味入口，藏於胃以養五藏氣，氣口亦太陰也[(2)]。是以五藏六府之氣味，皆出於胃，變見[(3)]於氣口。(素問・五藏別論)

【校注】

(1) 气口：又称脉口、寸口，即两手桡骨头内侧桡动脉的诊脉部位。

(2) 气口亦太阴：太阴，此指足太阴脾。因按脏腑经络学说，气口属于手太阴肺脉之理自在其中，此处用"亦"又为一事，故太阴当为足太阴脾。

(3) 见：音义同现，作显现解。

【按语】

本段论三部九候和独取寸口两种脉诊法。《内经》在"人与天地相参"的思想指导下，取自然界有"天地人"以应"九野"的观点，将人体分为上、中、下三部，每部又分天、地、人三候，合为九候。每候分主相应的脏腑组织器官，从而建立了《内经》三部九候诊脉法，这是一种全身遍诊之法。

除三部九候遍诊法之外，《内经》还有独取寸口和人迎寸口对比等多种诊脉法。寸口属手太阴肺经之动脉，肺主气而朝百脉，其经脉起于中焦，脾胃为"水谷之海，六腑之大源"，全身脏腑经脉气血的情况，亦可"变见于气口"而反映出来。故寸口虽由肺所主，亦能反映脾胃化生的水谷精气及五脏利用的情况。因而有脉以胃气为本之说。虽然如此，但从实际运用而言，《内经》脉诊以三部九候遍诊法为主，寸口脉法至《难经》才臻于完善，延用至今。

八

【原文】

6217　黄帝問曰：平人何如？岐伯對曰：人一呼脉再動，一吸脉亦再動，呼吸定息(1)脉五動，閏以太息(2)，命曰平人。平人者，不病也。常以不病調病人，醫不病，故爲病人平息以調之爲法。人一呼脉一動，一吸脉一動，曰少氣。人一呼脉三動，一吸脉三動而躁，尺(3)熱曰病温，尺不熱脉滑曰病風，脉濇曰痹(4)。人一呼脉四動以上曰死，脉絶不至曰死，乍疏乍數曰死(5)。（素問·平人氣象論）

【校注】

(1) 呼吸定息：一呼一吸谓之一息，一息既尽至换息之时的一段时间谓之呼吸定息。

(2) 闰以太息：张介宾注："闰，余也，犹闰月之谓。言平人常息之外，间有一息甚长者，是为闰以太息。"

(3) 尺：尺肤。

(4) 脉涩曰痹：《甲乙经》无此四字。可从。

(5) 脉绝不至曰死，乍疏乍数曰死：张介宾注："脉绝不至，则元气已竭；乍疏乍数，则阴阳败乱无主，均为死脉。"

【原文】

6218　平人之常氣稟於胃，胃者平人之常氣(1)也，人無胃氣曰逆，逆者死(2)。春胃微弦曰平(3)，弦多胃少曰肝病，但弦無胃曰死(4)，胃而有毛曰秋病，毛甚曰今病(5)。藏真散於肝，肝藏筋膜之氣(6)也。夏胃微鉤(7)曰平，鉤多胃少曰心病，但鉤無胃曰死，胃而有石曰冬病，石甚曰今病。藏真通於心，心藏血脉之氣也。長夏胃微耎弱(8)曰平，弱多胃少曰脾病，但代(9)無胃曰死，耎弱有石曰冬病，弱甚曰今病。藏真濡於脾，脾藏肌肉之氣也。秋胃微毛(10)曰平，毛多胃少曰肺病，但毛無胃曰死，毛而有弦曰春病，弦甚曰今病。藏真高於肺，以行榮衛陰陽(11)也。冬胃微石曰(12)平，石多胃少曰腎病，但石無胃曰死，石而有鉤曰夏病，鉤甚曰今病。藏真下於腎，腎藏骨髓之氣也。（素問·平人氣象論）

【校注】

(1) 常气：指正常的脉气，即胃气。

(2) 人无胃气曰逆，逆者死：张介宾注："土得天地中和之气，长养万物，分王四时，而人胃应之。凡平人之常，受气于谷，谷入于胃，五脏六腑皆以受气，故胃为脏腑之本。此胃气者，实平人之常气，有不可以一刻无者，无则为逆，逆则死矣。胃气之见于脉者，如《玉机真脏论》曰：脉弱以滑，是有胃气。《终始》篇曰：邪气来也，紧而疾；谷气来也，徐而和。是皆胃气之谓。大都脉代时宜无太过无不及，自有一种雍容和缓之状者，便是胃气之脉。"

(3) 春胃微弦曰平：指春季脉有胃气而略带弦象，是正常之脉。胃，此指胃气。以下"夏胃微钩"、"长夏微耎弱"等，义仿此。

(4) 弦多胃少曰肝病，但弦无胃曰死：吴昆注："弦多胃少，是肝木偏胜而失其冲和之气也，故为肝病。""但有弦急之脉，更无冲和之气，是失其生道，故死。"以下"钩多胃少曰心病，但钩无胃曰死"等，义仿此。

(5) 胃而有毛曰秋病，毛甚曰今病：张介宾注："毛为秋脉属金，春时得之，是为贼邪。以胃气尚存，故至秋而后病。""春脉毛甚，则木被金伤，故不必至秋，今即病矣。"下文"胃而有石曰冬病，石甚曰今病"等，义仿此。

(6) 脏真散于肝，肝藏筋膜之气：吴昆注："肝气喜散，春时肝木用事，故五脏天真之气，皆散于肝。"肝主筋，故肝藏筋膜之气。

(7) 钩：即洪大脉，其象来盛去衰，如钩端微曲。

(8) 耎弱：耎，同软。耎弱之脉，柔和而不劲急，非虚弱之谓。

(9) 代：高世栻注："软弱之极也"。又王冰注："谓动而中止，不能自还也。"可参。

(10) 毛：张介宾注："毛者，脉来浮涩，类羽毛之轻虚也。"

(11) 脏真高于肺，以行荣卫阴阳：吴昆注："肺气喜高，秋时肺金用事，故五脏天真之气，同高于肺。肺主治节，是行营卫通阴阳，非徒清高而已。"

(12) 石：重沉也，即沉脉。

【原文】

6219　人以水穀爲本，故人絶水穀則死，脉無胃氣亦死，所謂無胃氣者，但得真藏脉(1)不得胃氣也。所謂脉不得胃氣者，肝不弦腎不石(2)也。

夫平心脉來，累累如連珠，如循琅玕(3)，曰心平，夏以胃氣爲本。病心脉來，喘喘連屬(4)，其中微曲，曰心病。死心脉來，前曲後居(5)，如操帶鉤，曰心死。平肺脉來，厭厭聶聶，如落榆莢(6)，曰肺平，秋以胃氣爲本。病肺脉來，不上不下，如循鷄羽(7)，曰肺病。死肺脉來，如物之浮，如風吹毛，曰肺死。平肝脉來，耎弱招招，如揭長竿末梢(8)，曰肝平，春以胃氣爲本。病肝脉來，盈實而滑，如循長竿(9)，曰肝病。死肝脉來，急益勁，如新張弓弦，曰肝死。平脾脉來，和柔相離，如鷄踐地[10]，曰脾平，長夏以胃氣爲本。病脾脉來，實而盈數，如鷄舉足[11]，曰脾病。死脾脉來，鋭堅如烏之喙，如鳥之距[12]，如屋之漏，如水之流，曰脾死。平腎脉來，喘喘累累[13]如鉤，按之而堅，曰腎平，冬以胃氣爲本。病腎脉來，如引葛[14]，按之益堅，曰腎病。死腎脉來，發如奪索[15]，辟辟如彈石[16]，曰腎死。（素問·平人氣象論）

【校注】

（1）真脏脉：指无胃气而真脏之气独现的脉象，如但弦无胃，但钩无胃之类。

（2）肝不弦肾不石：高世栻注："至春而肝不微弦，至冬而肾不微石也。"

（3）累累如连珠，如循琅玕（láng gān 郎干）：张介宾注："脉来中手如连珠、如琅玕者，言其盛满滑利，即微钩之义也。"琅玕，玉之似珠者。

（4）喘喘连属：李念莪注："急数之象也。"

（5）前曲后居：张介宾注："前曲者，谓轻取则坚强而不柔；后居者，谓重取则牢实而不动。"形容心脉失去冲和之气，但钩无胃之象。

（6）厌厌聂聂，如落榆荚：形容肺的平脉有轻浮和缓之象。厌厌聂聂，翩翻之状，浮薄而流利。榆荚，俗名榆钱。

（7）不上不下，如循鸡羽：张志聪注："不上不下，往来涩滞也。如循鸡羽，较之榆荚，更属轻虚。"

（8）耎弱招招，如揭长竿末梢：张志聪注："耎弱，初生柔和之气也。"张介宾注："招招，犹迢迢也。揭，高举也。高揭长竿，梢心柔耎，即和缓弦长之义，是为肝之平脉。"

（9）盈实而滑，如循长竿：张介宾注："盈实而滑，弦之甚过也。如循长竿，无末梢之和耎也。亦弦多胃少之义，故曰肝病。"

（10）和柔相离，如鸡践地：和柔，形容脉来和缓而柔利。相离，形容脉律分明。如鸡践地，形容脉来从容不迫、不紧不慢的样子。

（11）实而盈数，如鸡举足：张介宾注："实而盈数，强急不和也。如鸡举足，轻疾不缓也。前篇言弱多胃少，此言实而盈数，皆失中和之气，故曰脾病。"

（12）锐坚如乌之喙（huì 会），如鸟之距：形容脉来坚锐不柔。喙，鸟嘴。距，指鸟类爪后面突出象脚趾的部分。

（13）喘喘累累：形容脉象圆滑连贯。

（14）引葛：形容脉来沉紧弹指，如按在牵引着的葛藤上面一样。葛，即葛藤。

（15）发如夺索：形容脉来坚劲如按在两人争夺着的绳索上一样。

（16）辟辟如弹石：形容脉来坚实如指弹石，圆硬不软。

【按语】

本段论平人的脉息至数和调息诊脉法，及四时五脏平、病、死脉的脉象及其与胃气的关系。古人以平人脉体气象来衡量病人的脉体气象，即“以不病调病人”。健康人一息五至，不足与太过皆为病脉。四时五脏平脉、病脉、死脉，其鉴别关键在于胃气的有无和多少。四时五脏之脉均以胃气为本，即在四时五脏脉中均有和缓从容之象，胃气少者为病脉，毫无从容和缓之象者，为真脏脉，预后凶险。值得提出的是，《内经》对脉象运用自然、生活中的事物进行类比描述，力求形象化，易于掌握。这种方法成为后世脉象教学的模式，学者宜从中细细揣摸，并结合临床掌握。

此外，文中以脏真“散于肝”、“通于心”、“濡于脾”、“高于肺”、“下于肾”描述四时五脏的功能特性，对于体会五脏脉象也有指导意义。

九

【原文】

6220　四變之動，脉與之上下(1)，以春應中規(2)，夏應中矩(3)，秋應中衡(4)，冬應中權(5)。（素問·脉要精微論）

【校注】

(1) 四变之动，脉与之上下：脉象随四时阴阳气的消长变化而上下浮沉。

(2) 春应中规：春季的脉象圆活而动，如规之象。中，合的意思。规，为圆之器。

(3) 夏应中矩：夏季的脉象方正而盛，如矩之象。矩，为方之器。

(4) 秋应中衡：秋季的脉象浮毛轻平，如衡之象。衡，求平之器，即秤杆。

(5) 冬应中权：冬季的脉象沉石内伏，如权之象。权，计重之器，即秤锤。

【原文】

6221　脉從陰陽，病易已；脉逆陰陽，病難已(1)。脉得四時之順，曰病无他(2)；脉反四時及不間藏(3)，曰難已。（素問·平人氣象論）

6222　脉有逆從四時，未有藏形(4)，春夏而脉瘦(5)，秋冬而脉浮大，命曰逆四時也。風熱而脉静，泄而脱血脉實(6)，病在中脉虚，病在外脉濇堅者(7)，皆難治，命曰反四時也(8)。（素問·平人氣象論）

【校注】

(1) 脉从阴阳，病易已；脉逆阴阳，病难已：张介宾注：“阴病得阴脉，阳病得阳脉，谓之从，从者易已；脉病相反者为逆，逆者难已。”

(2) 脉得四时之顺，曰病无他：张介宾注：“春得弦，夏得钩，秋得毛，冬得石，谓之顺四时，虽曰有病，无他虞也。”

(3) 不间脏：传其所克。间脏，传其所生也。

(4) 未有脏形：指不见本脏应时的脉象。脏形，即五脏结合四时的正常脉象。

（5）脉瘦：指沉细脉象。《素问·玉机真脏论》“瘦”作“沉涩”。

（6）风热而脉静，泄而脱血脉实：马莳注：“病由风热，脉宜浮大而反沉静，则阳病见阴脉也。泄利、脱血二证，脉宜沉细而反实大，则阴病见阳脉也。”

（7）病在中脉虚，病在外脉涩坚：马莳注：“病在中者脉为有力，则中气方盛，今脉反虚；病在外者脉宜浮虚，则表病易痊，今脉反涩坚。是皆难治之证。”

（8）命曰反四时也：《新校正》云：“详‘命曰反四时也’此六字，应古错简，当去。”上四句，皆论脉证相反者，似只当删“四时”二字为宜。

【按语】

本段论脉时相应、脉证相应。春规、夏矩、秋衡、冬权，是四时五脏脉，反映人体气血随四时阴阳消长而浮沉变动，说明机体元真之气充盛，对外界适应能力强；若脉与四时相反，则反映机体元真之气衰弱，对外界环境变化的适应调节机能低下，则有病难治。此外，本节还论及脉证相逆，均是邪盛正衰，所以难治。

十

【原文】

6223　夫脉者，血之府也[1]。長則氣治，短則氣病[2]，數則煩心，大則病進[3]，上盛則氣高，下盛則氣脹[4]，代則氣衰，細則氣少[5]，濇則心痛[6]，渾渾革至如涌泉[7]，病進而色弊，綿綿其去如弦絶，死[8]。（素問·脉要精微論）

【校注】

（1）脉者，血之府：经脉为血气汇聚和流通之处。府，聚也。

（2）长则气治，短则气病：脉应指而长，充满本位，则气血平和无病；脉应指而短，不及本位，属气血不足之病。长、短指脉体。

（3）大则病进：脉象满指而大，表示邪气方张，病情正在加重。

（4）上盛则气高，下盛则气胀：张介宾注：“上盛者，邪壅于上也。气高者，喘满之谓。”“下盛者，邪滞于下，故腹为胀满。”上指寸口脉的近腕部，下指寸口脉的远腕部。

（5）代则气衰，细则气少：代，代脉，指脉来缓弱而有规则的间歇，主脏气衰弱。细，细脉，脉细如丝，主诸虚劳损，血气衰少。

（6）涩则心痛：脉涩主气血运行涩滞，故现心痛之证。

（7）浑浑革至如涌泉，病进而色弊：《脉经》、《甲乙经》、《千金》均作“浑浑革革，至如涌泉”。“革革”与“浑浑”一致，均为叠音。可从。此形容脉来滚滚而急，如泉水涌出，主邪气亢盛，病趋严重，气色败坏。浑浑，滚滚之意。革，急也。

（8）绵绵其去如弦绝，死：脉去微细欲绝，是血气衰竭不能充脉并鼓动血行，故主死证。

【原文】

6224 諸急者多寒[1]；緩者多熱[2]；大者多氣少血；小者血氣皆少；滑者陽氣盛，微有熱；濇者多血少氣，微有寒。（靈樞·邪氣藏府病形）

【校注】

(1) 急者多寒：张介宾注："急者，弦紧之谓。"脉紧则主寒。

(2) 缓者多热：张介宾注："缓者，纵缓之状，非后世迟缓之谓。……故凡纵缓之脉多中热。"

【按语】

本段论诊脉原理及脉象主病。"脉者，血之府也"，说明血充于脉，气鼓动而行，脉象反映气血盛衰，而气血的生成、运行与五脏六腑均有密切关系，故切脉能诊全身疾病。文中举长、短、数、大、代、细、涩等脉为例，阐述其主病及临床意义；又论缓、急、大、小、滑、涩六脉，为《内经》之纲脉，对后世脉学发展奠定了基础。

十一

【原文】

6225 胃之大絡，名曰虛里[1]，貫膈絡肺，出於左乳下，其動應衣，脉宗氣也[2]。盛喘數絶[3]者，則病在中；結而横，有積矣[4]；絶不至曰死[5]。乳之下，其動應衣，宗氣泄也[6]。（素問·平人氣象論）

【校注】

(1) 虚里：位于左乳下，心尖搏动之处，是另一切诊部位。

(2) 其动应衣，脉宗气也：衣，《甲乙经》作"手"。通过诊察虚里搏动情况，候察宗气之盛衰。脉，动词，测候之义。

(3) 盛喘数绝者，则病在中：指虚里搏动之甚而急促如喘，且屡见断绝歇止，其病在胸中。

(4) 结而横，有积矣：指虚里搏动结实有力，横挺指下，时而一止。积，指积聚之证。

(5) 绝不至，曰死：虚里搏动断绝不续，乃宗气败亡，主死。

(6) 乳之下，其动应衣，宗气泄也：吴昆注："宗气宜藏不宜泄，乳下虚里之脉，其动应衣，是宗气失藏而外泄也。"又，《新校正》云："按全元起本无此十一字，《甲乙经》亦无，详上下文义，多此十一字，当去。"可参。

【原文】

6226　婦人手少陰脉動甚[1]者，妊子也。(素問·平人氣象論)

【校注】

(1) 手少阴脉动甚：王冰注："手少阴脉，谓掌后陷者中，当小指动而应手者也。"是指神门穴部位。

【按语】

本段论两种切诊之法。一是虚里诊法。虚里当胃经大络之部，又位于胸中，水谷精气与肺吸入之清气交会于此而形成宗气，因而虚里搏动能反映宗气之盛衰。文中述及宗气虚实以及衰竭的诊法，对于临床有指导意义。如结而有力的内积之病，当通阳化痰祛瘀；搏动剧烈震动衣物的宗气外泄证，宜大补宗气，甚至益气回阳固脱。二是神门孕脉诊法。以神门脉动滑而有力测候妊娠，乃古孕脉之一。此外，还有将"手少阴"解释为左寸之说，可以参考。

十二

【原文】

6227　尺[1]内兩傍，則季脅[2]也，尺外以候腎，尺裏以候腹[3]。中附上[4]，左[5]外以候肝，内以候鬲；右[5]外以候胃，内以候脾。上附上[4]，右外以候肺，内以候胸中；左外以候心，内以候膻中。前以候前，後以候後[6]。上竟上[7]者，胸喉中事也；下竟下[7]者，少腹腰股膝脛足中事也。(素問·脉要精微論)

【校注】

(1) 尺：尺肤，即前臂内侧由肘至腕的皮肤。

(2) 季胁：又名季肋、软肋。相当于侧胸第十一、第十二肋软骨部分。

(3) 尺外以候肾，尺里以候腹：尺部前缘为尺外，后缘为尺里，即小指侧为尺里，拇指侧为尺外。下文凡言内外均仿此。

(4) 中附上、上附上：从尺泽至鱼际，分为三段，鱼际为上，尺泽为下。附，承也。

(5) 左、右：指左右手，下文仿此。

(6) 前以候前，后以候后：谓尺肤部的前面，即臂内阴经之分，候胸腹部的病；尺肤部的后面，即臂后阳经之分，候背部的病。

(7) 上竟上、下竟下：竟，尽也。上竟上，上段之尽端，即鱼际部。下竟下，下段之尽端，即尽于尺部。

【原文】

6228　黄帝問於岐伯曰：余欲無視色持脉，獨調其尺[1]，以言其病，從外知内，爲之奈何？岐伯曰：審其尺之緩急、小大、滑濇，肉之堅脆，而病形定矣。

尺膚滑其淖澤[2]者，風也。尺肉弱者，解㑊[3]，安卧脱肉者，寒熱，不治。尺膚滑而澤脂者，風也。尺膚濇者，風痹也。尺膚麤如枯魚之鱗者，水泆飲也。尺膚熱甚，脉盛躁者，病温也；其脉盛而滑者，病且出也。尺膚寒，其脉小者，泄、少氣。尺膚炬然[4]，先熱後寒者，寒熱也。尺膚先寒，久大之而熱者，亦寒熱也。肘所獨熱者，腰以上熱；手所獨熱者，腰以下熱。肘前獨熱者，膺前熱；肘後獨熱者，肩背熱[5]。臂中獨熱者，腰腹熱；肘後麤以下三四寸熱者，腸中有蟲[6]。掌中熱者，腹中熱；掌中寒者，腹中寒[7]。魚上白肉有青血脉者，胃中有寒。（靈樞·論疾診尺）

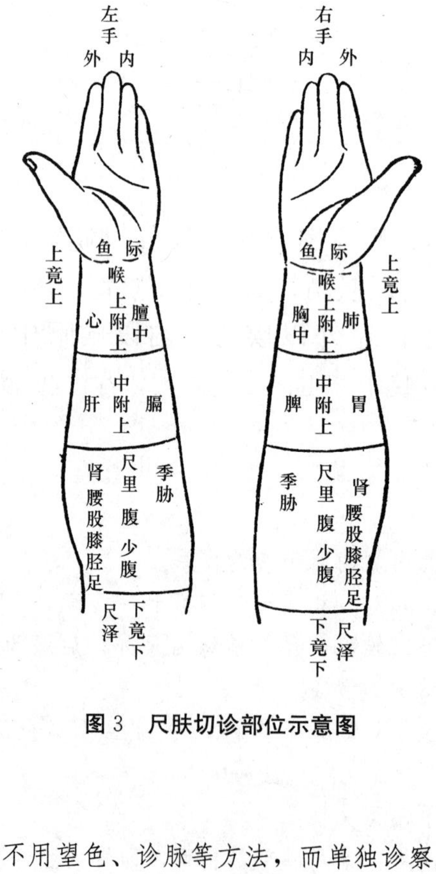

图 3　尺肤切诊部位示意图

【校注】

(1) 独调其尺：此指不用望色、诊脉等方法，而单独诊察尺肤，来判断内在的疾病情况。调，此处作诊察解。尺，尺肤，即自肘至腕的皮肤。

(2) 淖（nào）泽：指尺肤肌肤湿润。风性开泄，肌肤汗出，故尺部肌肤淖泽，主风邪为患。

(3) 解㑊（yì 亦）：指身体困倦，四肢懈怠乏力。解，同懈。

(4) 炬然：《甲乙经》作“烧炙人手”。形容高热灼手。

(5) 肘前独热者，膺前热；肘后独热者，肩背热：张介宾注：“肘前，内廉也，手三阴之所行，故应于膺前；肘后，外廉也，手太阳之所行，故应于肩背。”

(6) 肘后粗以下三四寸热者，肠中有虫：张介宾注：“肘后粗以下三四寸，谓三里以下，内关以上之所。此阴分也，阴分有热，故应肠中有虫。”

(7) 掌中热者，腹中热；掌中寒者，腹中寒：张介宾注：“掌中者，三阴之所聚，故或热或寒皆应于腹中。”

【按语】

本节论尺肤诊法及主病。尺肤诊属切诊内容之一，通过诊察尺肤的不同部位，分候脏腑及全身（见图3）。其主要方法是触、按，配合望诊，察尺肤以及腕肘关节间肌肤的大小、缓急、滑涩及寒热。目前，此诊法虽在临床已较少应用，但对诊察某些病证的寒热和津液的盈亏，特别是温热病，仍有一定的临床价值，值得进一步研究。

第三节　审机求属

审机求属是将四诊收集的资料进行理性分析，以辨识疾病发生的原因、病变的部位、性质以及发展态势等，从而掌握疾病本质的断病过程，是论治的前提与根据。《内经》审机求属的方法，主要是运用藏象与病机的知识和方法，对于临床病象进行归类辨析，以审求其病机主属。其特点是，突出六气的致病性质，强调五脏及其经脉的病变中心地位，注重邪正虚实变化及其顺逆等发展态势。《内经》的审机求属是后世临床辨证的学术基础与理论先导。

一

【原文】

6301　帝曰：善。夫百病之生也，皆生於風寒暑濕燥火，以之化之變[1]也。經言盛者寫之，虚者補之，余錫以方士，而方士用之尚未能十全，余欲令要道必行，桴鼓相應，猶拔刺雪污，工巧神聖，可得聞乎？岐伯曰：審察病機，無失氣宜[2]，此之謂也。

故《大要》曰：謹守病機，各司其屬[3]，有者求之，無者求之[4]，盛者責之，虚者責之[5]，必先五勝[6]，疏其血氣，令其調達，而致和平，此之謂也。（素問·至真要大論）

【校注】

(1) 之化之变：六气正常变化为化，异常变化为变。病生于六淫，故“之化之变”可作“之变化”解。

(2) 审察病机，无失气宜：张介宾注：“病随气动，必察其机；治之得其要，是无失气宜也。”即审察病机要从六气主时出发，治疗疾病不要违背六气主时规律。

(3) 各司其属：分别掌握各种病证的五脏六气之归属。司，掌管，引申为掌握。属，主属、隶属，即疾病本质的归属。

(4) 有者求之，无者求之：临证之时，病象之当无而有、当有而无，皆需追求其所以。

(5) 盛者责之，虚者责之：分析病证的虚实。盛、虚，即虚实。

(6) 五胜：王冰注：“谓五行更胜也。”本指天之五运五行之气更为胜气，亦可以引申而理解联系五脏之气更胜关系。

【原文】

6302 帝曰：論言治寒以熱，治熱以寒，而方士不能廢繩墨(1)而更其道也。有病熱者寒之而熱，有病寒者熱之而寒，二者皆在，新病復起，奈何治？岐伯曰：諸寒之而熱者取之陰，熱之而寒者取之陽，所謂求其屬(2)也。帝曰：善。服寒而反熱，服熱而反寒，其故何也？岐伯曰：治其王氣，是以反(3)也。帝曰：不治王而然者何也？岐伯曰：悉乎哉問也！不治五味屬(4)也。夫五味入胃，各歸所喜，攻(5)酸先入肝，苦先入心，甘先入脾，辛先入肺，鹹先入腎，久而增氣，物化之常也。氣增而久，夭(6)之由也。（素問·至真要大論）

【校注】

(1) 绳墨：本指木匠墨斗准绳，此引申为准则。

(2) 求其属：王冰注：“言益火之源，以消阴翳；壮水之主，以制阳光，故曰求其属也。”张介宾注：“属者，根本之谓。”

(3) 治其王气，是以反：见王气而治之，不求其本，补泻失误，故效果相反。王气，旺气，即亢盛之气。

(4) 不治五味属：张介宾注：“此言不因治王，而病不愈者，以五味之属，治有不当也。”

(5) 攻：《新校正》注《宣明五气篇》引本文作“故”，可据改。

(6) 夭：沈祖緜《读素问臆断》：“‘夭’为‘反’之讹，上文三出‘反’字。”可参。

【按语】

本段论审机求属的基本精神，约其要点有三：一是“谨守病机，各司其属”。对于临床纷繁病证，主要是根据五脏六气的特性或特点，运用类比方法，辨识病象，探求其发生原因、病变部位与性质。如“诸风掉眩，皆属于肝”，乃因肝为风木之脏，其病多化风，故肢体动摇、头目眩晕等病象类风而病机多属于肝。二是“有者求之，无者求之”。在辨识病机过程中，此证、彼证，当有当无，均要求其所以然，应当同中求异、异中求同、异同互证，才能准确识其病机。如筋脉拘挛之症，病机有属肝、属肾，因风、因湿、因火热的不同，辨识之法，可从兼症有无入手，有者乃此病机，无者乃彼病机。三是“盛者责之，虚者责之”。盛者邪气有余为实证，虚者正气不足即虚证。如筋脉拘挛抽搐，病机同属火热者，外感病中期热盛动风属实证，后期虚风内动属虚证。

此外，本段还以寒热为例，阐述审机求属步骤。首先探求虚实，寒热之实者治以辛热、苦寒，此为常法，但若施治不效，则应寻找原因，乃因“治其王气”之故，以致发生“二者皆在，新病复起”的失误，如此就应转而责其阴虚、阳虚之属。最后提出，在疾病治疗过程中，还可能因偏食药物五味，久生弊端，对于临床也有指导意义。

二

【原文】

6303　診病之始[1]，五決爲紀[2]，欲知其始，先建其母[3]。所謂五決者，五脉[4]也。是以頭痛巔疾，下虚上實[5]，過在足少陰、巨陽，甚則入腎。徇蒙招尤[6]，目冥耳聾，下實上虚[7]，過在足少陽、厥陰，甚則入肝。腹滿䐜脹，支鬲胠脅[8]，下厥上冒[9]，過在足太陰、陽明。欬嗽上氣，厥在胸中，過在手陽明、太陰。心煩頭痛，病在鬲中[10]，過在手巨陽、少陰。（素問·五藏生成論）

【校注】

（1）始：张志聪注：“始者，言邪始在三阴三阳之气分也。”即病始发之处。

（2）五决为纪：王冰注：“谓以五脏之脉为决生死之纲纪也。”

（3）先建其母：张介宾注：“建，立也。母，病之因也。不得其因，则标本弗辨，故当先建其母，如下文某脏某经之谓。”

（4）五脉：张介宾注：“五脉者，五脏之脉，各有其经也。”五脏之脉，一指下文所言五脏经脉，又指该篇后文所言五脏脉象。

（5）头痛巅疾，下虚上实：头部疾患，是上实之证，病在膀胱经；下虚之证，病在肾经，当有腰膝无力诸证，故下文云“过在足少阴、巨阳。”

（6）徇蒙招尤：指头晕目眩，摇动不已。徇，通“眴”，目眩之意。蒙，通“矇”，即视物昏花。招尤，即“招摇”，指头摇不定。

（7）下实上虚：肝胆经脉之气壅阻于下，经气不能上荣，故病前证。

(8) 支鬲胠（qū）胁：胁肋胀满之意。支，撑也。鬲，塞也。腋下为胠，胠下为胁。

(9) 下厥上冒：在下有经气厥逆，四肢厥冷；在上有浊气不降，上遏清阳而胸胁胀闷。

(10) 鬲中：指膈上心居部位。

【原文】

6304　黄帝曰：余聞虛實以决死生，願聞其情。岐伯曰：五實死，五虛死[1]。帝曰：願聞五實五虛。岐伯曰：脉盛，皮熱，腹脹，前後不通，悶瞀[2]，此謂五實。脉細，皮寒，氣少，泄利前後，飲食不入，此謂五虛。帝曰：其時有生者何也？岐伯曰：漿粥入胃，泄注止，則虛者活[3]；身汗得後利，則實者活[4]。此其候也。（素問·玉機真藏論）

【校注】

(1) 五实死，五虚死：五实、五虚，指邪气壅滞于五脏的实证、五脏之气不足的虚证。实甚则五脏之气闭，故死；虚甚则五脏之气脱，亦死。

(2) 闷瞀（mào 冒）：昏闷烦乱而视物不明。

(3) 浆粥入胃，泄注止，则虚者活：张志聪注："五脏之气，皆由胃气之所资生，浆粥入胃，泄注止，胃气复也。"

(4) 身汗得后利，则实者活：吴昆注："身汗则表实除，得后利则里实去。表实除，则脉和而皮热解；里实去，则腹胀消、二便利而闷瞀已也。五实悉罢，宁有不活者哉？"

【按语】

上两节均以五脏为中心，论诊病要领。"欲知其始，先建其母"，确立五脏之脉是病变之"母"，欲掌握疾病本质，必须先辨识病证的五脏病机。文中所举"下虚上实"、"下实上虚"、"下厥上冒"、"厥在胸中""病在鬲中"等五类病证，其病本即系于五脏之脉。此外，文中以"五实"、"五虚"概括诸证，具有提纲挈领作用，进一步提示审机求属的关键，是辨识五脏病机，为后世建立脏腑辨证系统奠定了学术基础。

分析疾病发展态势、推断其转归，是审机求属的重要内容。文中有"五实死，五虚死"论断，亦指出胃气得复则虚者活，邪有出路则实者活，生死之机，临证必须明辨。

三

【原文】

6305　帝曰：有故病五藏發動[(1)]，因傷脉色，各何以知其久暴至之病乎？岐伯曰：悉乎哉問也！徵其脉小色不奪者，新病[(2)]也；徵其脉不奪其色奪者，此久病[(3)]也；徵其脉與五色俱奪者，此久病也；徵其脉與五色俱不奪者，新病也。（素問·脉要精微論）

【校注】

（1）有故病五脏发动：内脏旧有宿疾又触感新邪。

（2）征其脉小色不夺者，新病：张琦注："色发于脏，故久病色必夺。脉兼经络，故新病脉即夺。"征，验也。

（3）脉不夺其色夺者，此久病：久病伤脏腑精气而应于色，故色必夺；脉变动不居，时或不显其病，故脉不必尽夺。

【按语】

本段论新病痼疾的辨识方法，亦审机求属内容。色脉系脏腑气血盛衰之外象，病久邪深及脏，气血俱损，故"脉与五色俱夺"；新病邪尚在浅表，气血微伤，所以"脉与五色俱不夺"。其中色变连脏腑，病深；脉出于经络，病浅即变，而其变动不居，时或不尽显其病，临证当综合辨识。

第七章　论治

第一节　治疗思想

治疗思想，即关于疾病治疗的观念，是形成治则治法以及使用治疗手段的指导思想。《内经》的治疗思想，是在长期医疗实践中形成的，与传统文化和古代哲学的影响有密切关系。其主要内容包括：医道法自然，遵循生命活动固有规律，协助人体自身功能恢复健康；强调人与生存环境的协调统一，治疗要法天、则地、顺应人事，做到因时、因地、因人制宜；提出“治未病”思想，以防为先，预防疾病发生，预防病邪传变；主张“病为本，工为标”，提倡医患配合；坚持形神共治、心身共治，突出调神治心在疾病治疗中的重要地位。《内经》的治疗思想，为中医治疗学的发展奠定了理论基础。

一

【原文】

7101　岐伯曰：聖人之爲道者，上合於天，下合於地，中合於人事，必有明法[(1)]，以起度數，法式檢押[(2)]，乃後可傳焉。故匠人不能釋尺寸而意短長，廢繩墨而起平木也，工人不能置規而爲圓，去矩而爲方。知用此者，固自然之物，易用之教[(3)]，逆順之常也。（靈樞・逆順肥瘦）

【校注】

(1) 明法：指法则、规律。

(2) 法式检押：指规矩和法则。法式，法则之意。检押，也作“检柙”，法度，规矩；《后汉书・仲长统传・法诫篇》：“是妇女之检柙”，注曰：“检柙，犹规矩也”。

(3) 自然之物，易用之教：谓自然之物理，是容易掌握和应用的。

【原文】

7102　化不可代，時不可違[(1)]。夫經絡以通，血氣以從，復其不足，與衆齊同，養之和之，静以待時，謹守其氣，無使傾移，其形迺彰，生氣以

長，命曰聖王。故《大要》曰：無代化，無違時，必養必和，待其來復。此之謂也。（素問 · 五常政大論）

【校注】

(1) 化不可代，时不可违：谓万物生化，不能以人力代之；四时之气的变化规律，亦不能随意违背。王冰注："化，谓造化也。代大匠斫，犹伤其手，况造化之气，人能以力代之乎。夫生长收藏，各应四时之化，虽巧智者亦无能先时而致之，明非人力所及。由是观之，则物之生长收藏化，必待其时也。物之成败理乱，亦待其时也。物既有之，人亦宜然。或言力必可致，而能代造化、违四时者，妄也。"

【按语】

本段先以圣人为道有"明法"的道理，论治病讲究规矩方圆，合于自然物理。次论治病之道法于自然，认为万物之生化，不能以人力代替，四时之规律，亦不能随意违背，从而提出"化不可代，时不可违"的治疗思想。此语虽是针对"病去而瘠"的康复治法而言，但它的精神具有普遍意义。提示人们，各种治疗方法，其作用主要是协助人体自身生化机能，从失调无序的病态转向有序和谐的健康状态，作用要点在于调节。这种治疗思想为提高中医治疗水平、端正中医科研思路提供了理论基础。

二

【原文】

7103 故邪風之至，疾如風雨[1]，故善治者治皮毛，其次治肌膚，其次治筋脉，其次治六府，其次治五藏。治五藏者，半死半生也。（素問 · 陰陽應象大論）

【校注】

(1) 邪风之至，疾如风雨：言邪气感伤致病后病情变化迅速。至，侵袭。

【原文】

7104 上工救其萌牙[1]，必先見三部九候[2]之氣，盡調不敗而救之，故曰上工。下工救其已成，救其已敗。救其已成者，言不知三部九候之相失，因病而敗之也。（素問 · 八正神明論）

【校注】

(1) 牙：通"芽"。

(2) 三部九候：此指《内经》的遍身诊脉法。

【按语】

本段据外邪侵犯人体由表入里、由浅及深的传变规律，提出早诊断、早治疗的治未病思想。

三

【原文】

7105　用寒遠寒[(1)]，用凉遠凉，用温遠温，用熱遠熱，食宜同法。有假者反常[(2)]，反是者病，所謂時也[(3)]。

故曰：無失天信[(4)]，無逆氣宜[(5)]，無翼其勝，無贊其復[(6)]，是謂至[(7)]治。（素問·六元正紀大論）

【校注】

（1）用寒远寒：王冰注本篇后文曰："四时气王之月，药及食衣寒热温凉同者皆宜避之。"远，在此有避开之意。

（2）有假者反常：若天气反常，如夏当热而反寒等，则不必拘泥于"用温远温，用热远热，用凉远凉，用寒远寒"用药之说。

（3）所谓时也：谓这就是根据四时气候变化的具体情况，决定治疗的原则。

（4）无失天信：谓不要延误气候的常时。天信，即主客之气，应时而至，不失其信之谓。

（5）无逆气宜：谓不要违背六气之所宜。张介宾注："寒热温凉，用之必当，气之宜也。不知逆从，逆气宜也。"

（6）无翼其胜，无赞其复：谓不要帮助其胜气，不要赞助其复气。翼，亦赞助之意。

（7）至：善也。

【按语】

本段论"因时而治"，提出"无失天信，无逆气宜"，与前论"时不可违"的精神是一致的。"因时而治"，《内经》分年、时、月、日等不同情况。本节主要讨论其中的"时"，即不同季节的用药规律。一年四季的气候，有温热凉寒的变化，其主气不同，主气淫盛导致的疾病不同，即所谓的四时多发病，如春季的风温、春温，夏季的暑温，长夏的湿温等，用药当然不同。同时气候温热凉寒也影响人体脏腑气血，因而用药时要做到药性与季节之寒热温凉相避。以上两种情况均体现本节所述之"用温远温，用热远热，用凉远凉，用寒远寒，食宜同法"的用药原则，针刺因时取穴亦同此理。当然，《内经》也提出了"有假者反常"的原则，这是气候变化不循常规时治疗的变通之法。此外，因年施治，主要表现为气候的六十年周期性变化，各年有不同的时令病和多发病，治疗有所区别；因月施治，如“月生无泻，月满无补，月郭空无治”（《素问·八正神明论》）；因日施治，如子午流注针法、晨昏日中夜半病情轻重不同，用药有别等。

四

【原文】

7106　西北之氣散而寒之，東南之氣收而温之[1]，所謂同病異治也。故曰：氣寒氣凉，治以寒凉，行水漬之[2]。氣温氣熱，治以温熱，强其内守[3]。必同其氣，可使平也[4]，假者反之[5]。（素問·五常政大論）

【校注】

(1) 西北之气散而寒之，东南之气收而温之：王冰注：“西方北方人，皮肤腠理密，人皆食热，故宜散宜寒；东方南方人，皮肤疏，腠理开，人皆食冷，故宜收宜温。”散而寒之，即以发散之剂以祛外邪，寒凉之剂以清内热。收而温之，即以收敛之剂以固其表阳，温补之剂以温散里寒。

(2) 气寒气凉，治以寒凉，行水渍之：言气候寒凉而有内热者用寒凉药，兼以热汤浸渍，以散其寒。行，用；渍，浸泡。

(3) 强其内守：指加强其精气内守的措施，不使外散。

(4) 必同其气，可使平也：指上文“气寒气凉，治以寒凉”，“气温气热，治以温热”，治法的性质与气候的特性相同，乃可使体内之气平和下来。

(5) 假者反之：指假寒假热，当以相反之法治之。张介宾注：“西北未必无假热，东南未必无假寒，假者当反治。”

【原文】

7107　黄帝問曰：醫之治病也，一病而治各不同，皆愈何也？岐伯對曰：地勢使然[1]也。故東方之域，天地之所始生[2]也，魚鹽之地，海濱傍水，其民食魚而嗜鹹，皆安其處，美其食，魚者使人熱中，鹽者勝血[3]，故其民皆黑色疏理，其病皆爲癰瘍，其治宜砭石[4]，故砭石者，亦從東方來。西方者，金玉之域，沙石之處，天地之所收引[5]也，其民陵居[6]而多風，水土剛强，其民不衣而褐薦[7]，其民華食而脂肥，故邪不能傷其形體，其病生於内，其治宜毒藥[8]，故毒藥者，亦從西方來。北方者，天地所閉藏之域[9]也，其地高陵居，風寒冰冽，其民樂野處而乳食，藏寒生滿病[10]，其治宜灸焫[11]。故灸焫者，亦從北方來。南方者，天地所長養[12]，陽之所盛處也，其地下[13]，水土弱，霧露之所聚也，其民嗜酸而食胕[14]。故其民皆致理而赤色，其病攣痹，其治宜微針[15]。故九針者[16]，亦從南方來。中央者，其地平以濕，天地所以生萬物也衆，其民食雜而不勞，故其病多痿厥寒熱，其治宜導引按蹻[17]，故導引按蹻者，亦從中央出也。故聖人雜合以治，各得其所宜[18]，故治所以異而病皆愈者，得病之情，知治之大體[19]也。（素問·異法方宜論）

【校注】

（1）地势使然：张介宾注："地势不同，则气习有异，故治法亦随而不一也。"地势，指东南中西北五方的地理形势。

（2）天地之所始生：张介宾注："天地之气，自东而升，为阳生之始，故发生之气始于东方，而在时则为春。"

（3）盐者胜血：盐者味咸，《灵枢·五味论》云："咸走血，多食之令人渴。"张介宾注："食咸者渴，胜血之征也。"

（4）砭石：指自然形成或人为加工制成的尖石或石片，用以治病。

（5）天地之所收引：张介宾注："天地之气，自西而降，故为天地之收引，而在时则应秋。"

（6）陵居：依丘陵而居住。

（7）不衣而褐（hè 贺）荐（jiàn 见）：指不讲究衣着而披兽皮或着麻草编织的短衣。褐，指兽毛或粗麻制成的短衣；荐，草席。

（8）毒药：张介宾注："毒药者，总括药饵而言。凡能治病者，皆可称为毒药。"

（9）闭藏之域：北方严寒，应冬令闭藏之象，故称闭藏之域。

（10）脏寒生满病：张介宾注："地气寒，乳性亦寒，故令人脏寒。脏寒多滞，故生胀满等病。"

（11）灸焫（ruò 弱）：王冰注："火艾烧灼，谓之灸焫。"即现今之艾灸。焫，烧也。

（12）天地所长养：言南方阳气充足，适宜于长养万物。

（13）其地下：言南方地势低下。

（14）胕：同腐，指经过发酵的食物，如豉、鲊、曲、酱类食物。

（15）微针：泛指九针。

（16）九针：即鑱针、员针、鍉针、锋针、铍针、员利针、毫针、长针、大针。见《灵枢·九针十二原》。

（17）导引按跷：王冰注："导引，谓摇筋骨，动肢节。按，谓抑按皮肉。跷，谓捷举手足。"

（18）杂合以治，各得其所宜：张志聪注："夫天有四时之气，地有五方之宜，民有居处衣食之殊，治有针灸、药饵之异，故圣人或随天之气，或合地之宜，或随人之病，或用针灸、毒药，或以导引按摩，杂合以治，各得其宜。"

（19）得病之情，知治之大体：张志聪注："得病之情者，知病之因于天时，或因于地气，或因于人之嗜欲，得病之因情也。或因五方之民，而治以五方之法，或因人气之生长收藏，而宜于针砭、艾焫，或宜于毒药、按跷，是治之大体，而又不必胶执于东方之治宜砭石，西方之治宜毒药也。"

【按语】

本段论因地制宜的治疗思想。由于地理环境对水土气候、生活习俗的影响，不同地域的居民，各有其生理特点，因而在疾病和病理上也所表现相当大的差异，所以治疗必须根据地理环境的差异，采取不同的治疗方法。文中举出西北、东南同病异治，而对于五方居民之病“杂合以治，各得其所宜”，就体现了这种精神。

文中所说“圣人杂合以治，各得其所宜”“得病之情，知治之大体”，一是要求医生根据天时、地理、生活习惯、体质等不同情况使用不同治法。二是倡导各种治法和治疗措施结合应用，如药物与食疗相结合、针刺与汤液相结合、针砭与药物、灸法结合运用等。如《素问·汤液醪醴论》治疗水肿综合运用药物、针刺、按摩、温覆等方法。三是强调医生应掌握多种诊疗技能，以便在临床应用时各取所需，运用自如。

五

【原文】

7108　黄帝曰：願聞人之白黑肥瘦小長，各有數(1)乎？岐伯曰：年質壯大，血氣充盈(2)，膚革(3)堅固，因加以邪，刺此者，深而留之，此肥人也(4)。廣肩腋項，肉薄厚皮而黑色，唇臨臨然(5)，其血黑以濁，其氣澁以遲。其爲人也，貪於取與，刺此者，深而留之，多益其數也。黄帝曰：刺瘦人奈何？岐伯曰：瘦人者，皮薄色少(6)，肉廉廉然(7)，薄唇輕言，其血清氣滑，易脱於氣，易損於血，刺此者，淺而疾之。黄帝曰：刺常人奈何？岐伯曰：視其白黑，各爲調之，其端正敦厚者，其血氣和調，刺此者，無失常數也。黄帝曰：刺壯士真骨者(8)奈何？岐伯曰：刺壯士真骨(9)，堅肉緩節監監然(10)，此人重(11)則氣澁血濁，刺此者，深而留之，多益其數；勁(12)則氣滑血清，刺此者，淺而疾之。黄帝曰：刺嬰兒奈何？岐伯曰：嬰兒者，其肉脆血少氣弱，刺此者，以豪刺(13)，淺刺而疾發針，日再可也。(靈樞·逆順肥瘦)

【校注】

(1) 数：此指针刺浅深次数等标准。

(2) 盈：《甲乙经》作“盛”，可参。

(3) 肤革：《甲乙经》作“皮肤”，可参。

(4) 此肥人也：此四字《太素》无，可参。考杨注中有“此为肥人”四字，疑传抄时将此误入正文。

(5) 临临然：肥大的样子。

(6) 少：《针灸大成》引文作“白”，可从。

(7) 廉廉然：瘦薄的样子。
(8) 真骨者：此三字，疑涉下衍。
(9) 真骨："真"字似应作"者"，"骨"字属下读。
(10) 节监监然：谓骨节明显外露。监，同鉴。监监然，清晰、明显的样子。
(11) 重：此指动作稳重。
(12) 劲：此指动作轻劲。
(13) 豪刺：豪，别本作"毫"；刺，《甲乙》、《太素》作"针"。可据改。

【原文】

7109 黄帝曰：刺寒痹内熱[1]奈何？伯高答曰：刺布衣者，以火焠[2]之。刺大人者，以藥熨之。(靈樞·壽夭剛柔)

【校注】

(1) 刺寒痹内热：谓针刺寒痹的纳热法。张介宾注："内热，谓温其经也。"
(2) 以火焠之：即用火针刺。

【原文】

7110 夫年長則求之於府[1]，年少則求之於經[2]，年壯則求之於藏[3]。(素問·示從容論)

【校注】

(1) 年长则求之于腑：言老年人易因饮食不节而伤六腑，故其病多从腑探求来治疗。求之，此指诊治重点。
(2) 年少则求之于经：少年人多因劳倦汗出而致风邪中于经脉，故求之于经。
(3) 年壮则求之于脏：壮年人多因房劳而耗伤五脏之精，故求之于脏。

【按语】

本段论"因人而治"的治疗思想。通过讨论对形质肥瘦、强弱及婴儿针刺手法差异，劳力与贵族疗法不同，老中青年病治重点区别，意在阐明病人的年龄、性别、职业、形体素质、生活习惯、政治地位、经济状况、心理状态等都与疾病的治疗方法及其疗效有密切关系，因而应视治疗对象及其情况，制定个体化的治疗方案，确立不同的治疗重点、疗法措施、针药处方等。这种治疗思想，自《内经》发端以来，一直被历代医家所遵奉，并成为临床治疗规范之一。

六

【原文】

7111 帝曰：形弊血盡而功不立者何？岐伯曰：神不使[1]也。帝曰：何謂神不使？岐伯曰：鍼石，道也。精神不進，志意不治，故病不可愈[2]。今精壞神去，榮衛不可復收。何者？嗜欲無窮，而憂患不止，精氣弛壞，榮泣衛除，故神去之而病不愈也。

病爲本，工爲標[3]，標本不得，邪氣不服，此之謂也。（素問·湯液醪醴論）

【校注】

（1）神不使：即神机丧失，不能对各种治疗作出反应，无法使针、药等治疗措施发挥作用。张介宾注："凡治病之道，攻邪在乎针药，行药在乎神气，故治施于外，则神应于中，使之升则升，使之降则降，是其神之可使也。若以药剂治其内而脏气不应，针艾治其外而经气不应，此其神气已去，而无可使矣。虽竭力治之，终成虚废已尔，是即所谓不使也。"

（2）精神不进，志意不治，故病不可愈：《甲乙经》无三个"不"字。《新校正》云："按全元起本云：'精神进，志意定，故病可愈。'《太素》云：'精神越，志意散，故病不可愈。'"可参。

（3）病为本，工为标：指病人为本、疾病为本，医生及其治疗为标。

【原文】

7112 拘於鬼神者，不可與言至德[1]。惡於鍼石者，不可與言至巧[2]。病不許治者，病必不治，治之無功矣。（素問·五藏别論）

【校注】

（1）至德：言医学道理最为科学。

（2）至巧：言针石治病最为灵巧。

【按语】

本段论神在疾病治疗中的作用，并强调以病人为本的治疗思想。

关于"神不使"。神，在这里是指包括精神心理在内的神机。若神机衰败而丧失，则机体对任何治疗都不能作出反应，即所谓"神不使"，因此治疗当以神为本，正如《灵枢·本神》所云："凡刺之法，先必本于神。"导致"神不使"的原因，本论认为是"嗜欲无穷，而忧患不止"，以致"精气弛坏，荣泣卫除""故病不可愈"。可见在一定条件下，精神心理因素对治疗发挥着决定性的影响，故《素问·五脏别论》中提出“病不许治者，病必不治，治之无功”。这种认为任何治疗手段和方法，只有通过患者内在的因素，才能发挥作用的观点，是《内经》辩证思维在论治方面的体现，也完全符合临床实际情况。

关于标本含义与“标本不得”，历代医家虽有不同解释，但综合起来，不外说明：在疾病治疗过程中，病人及其疾病为本，医生及其治疗手段为标。医生及其治疗方法必须符合病人的病情，才能取得疗效，如果两者不符，配合失当，则疾病不愈。这种对医患关系的认识，体现了《内经》唯物反映论的认识论基础，也形成了中医临床医患相互配合，医生在诊治中必须做到“言必有征，行必有验”的基本要求，以保证中医临床疗效。

第二节　治则治法

治则，又称治疗原则，是治疗疾病所必须遵循的总法则。治法，又称治疗方法，则是在治则指导下对于病证治疗的具体立法。二者关系犹如战略方针与战术要求的关系。《内经》中的治则主要有协调阴阳、治病求本、扶正祛邪、正反逆从、标本缓急、因势利导等，而治法则如寒者热之、热者寒之，虚者补之、实者泻之，高者抑之、下者举之，去宛陈莝、开鬼门、洁净府等。

一

【原文】

7201　謹察陰陽所在而調之，以平爲期(1)，正者正治，反者反治(2)。(素問·至真要大論)

【校注】

(1) 谨察阴阳所在而调之，以平为期：张介宾注：“阴阳者，脉有阴阳，证有阴阳，气味有阴阳，经络藏象有阴阳，不知阴阳所在，则以反为正，以逆为从，故宜谨察而调之。以平为期，无令过也。”

(2) 正者正治，反者反治：张介宾注：“若阳经阳证而得阳脉，阴经阴证而得阴脉，是为正病，正者正治，谓当以寒治热，以热治寒，治之正也。若阳经阳证而得阴脉，阴经阴证而得阳脉，是为反病，反者反治，谓当以热治热，以寒治寒，治之反也。”

【原文】

7202　寒者熱之，熱者寒之，微者逆之，甚者從之(1)，堅者削之，客者除之[2]，勞者温之[3]，結者散之，留者攻之[4]，燥者濡之，急者緩之，散者收之，損者温之[5]，逸者行之[6]，驚者平之[7]，上之下之，摩之浴之，薄之劫之，開之發之，適事爲故[8]。帝曰：何謂逆從？岐伯曰：逆者正治，從者反治[9]，從少從多，觀其事[10]也。帝曰：反治何謂？岐伯曰：熱因寒用，寒因熱用[11]，塞因塞用，通因通用[12]，必伏其所主，而先其所因[13]，其始則同，其終則異[14]，可使破積，可使潰堅，可使氣和，可使必已。帝曰：善。氣調而得[15]者何如？岐伯曰：逆之從之，逆而從之，從而逆之，疏氣令調，則其道也。(素問·至真要大論)

【校注】

(1) 微者逆之，甚者从之：张介宾注："病之微者，如阳病则热，阴病则寒，真形易见，其病则微，故可逆之，逆即上文之正治也。病之甚者，如热极反寒，寒极反热，假证难辨，其病则甚，故当从之，从即下文之反治也。"

(2) 客者除之：侵犯人的病邪，用祛邪之法，如邪客于表的解表发汗法等。

(3) 劳者温之：《举痛论》："劳则气耗"，气虚之病，需用甘温补养法。

(4) 留者攻之：病邪留滞而不去的，如痰饮、蓄血、停食、便秘等，用攻下法。

(5) 损者温之：虚损怯弱之病，用温养补益之品，以"少火生气"。

(6) 逸者行之：指气血停滞，肢体痿废，逸而不行者，用行气活血之法。

(7) 惊者平之：指惊悸不安类病证，用镇静安神之法。

(8) 适事为故：指选择何种治法，以适合病情为标准。故，此指设定的标准。

(9) 逆者正治，从者反治：张介宾注："以寒治热，以热治寒，逆其病者，谓之正治。以寒治寒，以热治热，从其病者，谓之反治。"

(10) 从少从多，观其事：张介宾注："从少谓一同而二异，从多谓二同而一异，必观其事之轻重而为之增损。然则宜于全反者，自当尽同无疑矣。"

(11) 热因寒用，寒因热用：此指大热药治大寒病，防其格拒而冷服；大寒药治大热病，防其格拒而热服。又，程士德《内经讲义》改为"热因热用，寒因寒用"，并注："即以热药治疗真寒假热证，以寒药治疗真热假寒证。"据反治法法则及下句"塞因塞用，通因通用"之例，可参。

(12) 塞因塞用，通因通用：中满而虚者，通之则虚尤甚，当补其虚则满自愈，为塞因塞用之义。内实而下利者，涩之则实更甚，当通其实，则利自止，为通因通用之义。

(13) 必伏其所主，而先其所因：张介宾注："必伏其所主者，制病之本也。先其所因者，求病之由也。"

(14) 其始则同，其终则异：言反治的初始阶段，药性与假象相同，如用热药治假热等，随着药效的发挥，假象消失，真相暴露，药性便与病象相反了。

(15) 气调而得：张介宾注："气调而得者，言气调和而偶感于病，则或因天时，或因意料之外者也。若其治法，亦无过逆从而已，或可逆者，或可从者，或先逆而后从者，或先从而后逆者，但疏其邪气而使之调和，则治道尽矣。”

【按语】

本段论调节阴阳和正治反治的治疗法则。

一、《内经》以调节阴阳为治疗总纲。《素问·阴阳应象大论》既以阴阳为“万物之纲纪，变化之父母，生杀之本始”，则治病必求阴阳盛衰之所在而调之，其标准是“以平为期”，此即所谓“治病必求于本”。《内经》调节阴阳有广义、狭义之分：广义者，凡病位之表里、病性之寒热、邪正之虚实以及病情之顺逆缓急等，均为阴阳盛衰所致，故解表攻里、祛寒清热、补虚泻实等治法皆调节阴阳。治则中的调节阴阳，正是此义。狭义者，则专指阴精阳气之调节，如滋阴壮阳等。

二、正治法、反治法是《内经》诸治法大纲。本段涉其概念的原文，一是从脉证关系相顺相逆而言“正者正治，反者反治”，顺者正、逆者反。二是从病象真假与治法关系而言“微者逆之，甚者从之”“逆者正治，从者反治”。在临床治疗中，正治法应用较广，如原文列举的寒者热之，热者寒之，坚者削之，燥者濡之，逸者行之，上之下之，开之发之等，是一种常规治法；而反治法则限定较严，原文提出“热因寒用，寒因热用，塞因塞用，通因通用”四种，是一种变通治法。然而无论正治法还是反治法，都是求本而治。

关于反治法，联系《内经》其他篇章及注家阐释，其应用又有两种情况：一是证有真假，正如张介宾所说：“治有逆从者，以病有微甚；病有微甚者，以证有真假也。寒热有真假，虚实亦有真假，真者正治，知之无难，假者反治，乃为难耳。”原文举出“塞因塞用，通因通用”，或将“热因寒用，寒因热用”改为“热因热用，寒因寒用”，即是此义。二是证为大寒大热，治宜热药冷服、寒药热服，如原文“热因寒用，寒因热用”以及《素问·五常政大论》“治热以寒，温而行之；治寒以热，凉而行之”即是此义。此外，马莳注曰：“热以治寒，而佐以寒药，乃热因寒用也。寒以治热，而佐以热药，乃寒因热用也。”此为反佐法，与本篇“奇之不去则偶之，是谓重方，偶之不去则反佐以取之，所谓寒热温凉，反从其病也”之论相合，亦与本节“从少从多，观其事也”相证，如《伤寒论》白通加猪胆汁汤，亦归于反治法之类。

二

【原文】

7203　病之始起也，可刺而已；其盛，可待衰而已[(1)]。故因其輕而揚之，因其重而減之[(2)]，因其衰而彰之[(3)]。形不足者，温之以氣；精不足者，補之以味[(4)]。其高者，因而越之；其下者，引而竭之[(5)]；中滿者，寫之於内[(6)]；其有邪者，漬形以爲汗[(7)]；其在皮者，汗而發之；其慓悍者，按而收之[(8)]；其實者，散而寫之。審其陰陽，以別柔剛，陽病治陰，陰病治陽[(9)]，

定其血氣，各守其鄉(10)，血實宜決之(11)，氣虛宜掣引之(12)。（素問·陰陽應象大論）

【校注】

(1) 其盛，可待衰而已：对于某些周期性发作的疾病，如疟病，发作时邪势太盛，不宜直接攻邪治疗，以防伤正，可待病势稍衰再治，故《素问·疟论》有“方其盛时必毁，因其衰也，事必大昌”之论。

(2) 因其轻而扬之，因其重而减之：张介宾注：“轻者浮于表，故宜扬之。扬者，散也。重者实于内，故宜减之。减者，泻也。”

(3) 因其衰而彰之：指邪去正衰，用补益法彰之。彰，显也，即补益之义。

(4) 形不足者，温之以气；精不足者，补之以味：张介宾注：“此正言彰之之法，而在于药食之气味也。以形精言，则形为阳，精为阴。以气味言，则气为阳，味为阴。阳者卫外而为固也，阴者藏精而起亟也。故形不足者，阳之衰也，非气不足以达表而温之。精不足者，阴之衰也，非味不足以实中而补之。阳性暖，故曰温。阴性静，故曰补。”

(5) 其高者，因而越之；其下者，引而竭之：吴昆注：“高，胸之上也。越之，吐之也。此宜于吐，故吐之。”“下，脐之下也。或利其小便，或通其大便，皆是引而竭之。竭，尽也。”

(6) 中满者，泻之于内：中焦痞满之证，宜从内泻而消之，如《伤寒论》以辛开苦降之泻心汤治“心下痞”。

(7) 其有邪者，渍形以为汗：邪伏于肌肤脉络者，以汤液浸渍使其出汗，如薰蒸、浸浴等治法，以去其邪。

(8) 其慓悍者，按而收之：邪气急猛的病证，应察清病情，制伏邪气。慓悍，指邪气急猛；按，审察；收，收敛，制伏。

(9) 阳病治阴，阴病治阳：以阴虚而阳胜者，滋阴以配阳；以阳虚而阴胜者，壮阳以消阴。

(10) 定其血气，各守其乡：明察疾病的部位在气分还是在血分，谨守其病所，正确施治。

(11) 血实宜决之：血瘀壅滞之证，当用针刺放血逐瘀法治疗。后世引申为破瘀法。决，冲决开破，这里指针刺放血。

(12) 气虚宜掣引之：掣，《甲乙经》作“掣”。掣引，即升提补气法。张介宾注：“气虚者，无气之渐，无气则死矣，故当挽回其气而引之使复也。如上气虚者升而举之，下气虚者纳而归之，中气虚者温而补之，是皆掣引之义。”

【按语】

本段在调节阴阳治疗总纲下，论述了多种治则治法，如祛邪扶正，补虚泻实，因势利导，阴虚补精、阳虚温气和阳病治阴、阴病治阳等治疗原则，以及根据病邪部位在表、在里，在上、在中、在下，分别选用解表、涌吐、消导、攻下等治法。对于后世治则治法的发展和临床实践，都有较大影响和重要指导意义。

关于因势利导治则。因势利导本义是顺应事物发展的自然趋势，而加以疏利引导的意思。作为《内经》治则之一，其内容有三：一是根据邪正斗争之盛衰趋势择时治疗。如某些周期性发作性疾病，应在发病前治疗。本节“其盛，可待衰而已”以及《灵枢·逆顺》“方其盛也，勿敢毁伤，刺其已衰，事必大昌”即论此法。二是根据邪气性质及所在部位治疗。如本节“因其轻而扬之，因其重而减之”，“其高者因而越之，其下者引而竭之，中满者泻之于内”，“其有邪者渍形以为汗，其在皮者汗而发之”即是根据其邪气所在的部位和性质，加以引导，使邪气从最简捷的途径，以最快的速度排出体外。三是根据正气作用的生理趋势，加以引导，协助其使逆乱的阴阳气血恢复生理状态。如本节“气虚宜掣引之”以及《素问·至真要大论》“高者抑之，下者举之”“散者收之”即是此法。

三

【原文】

7204　黄帝問曰：病有標本[1]，刺有逆從[2]奈何？岐伯對曰：凡刺之方，必別陰陽，前後相應，逆從得施，標本相移[3]，故曰有其在標而求之於標，有其在本而求之於本，有其在本而求之於標，有其在標而求之於本。故治有取標而得者，有取本而得者，有逆取而得者，有從取而得者。故知逆與從，正行無問，知標本者，萬舉萬當，不知標本，是謂妄行。（素問·標本病傳論）

7205　先病而後逆[4]者治其本，先逆而後病者治其本，先寒而後生病者治其本，先病而後生寒者治其本，先熱而後生病者治其本，先熱而後生中滿者治其標，先病而後泄者治其本，先泄而後生他病者治其本。必且調之，乃治其他病，先病而後生中滿者治其標[5]，先中滿而後煩心者治其本。人有客氣，有同氣[6]。小大不利治其標[7]，小大利治其本。病發而有餘，本而標之[8]，先治其本，後治其標。病發而不足，標而本之[9]，先治其標，後治其本。謹察間甚，以意調之，間者并行，甚者獨行[10]。（素問·標本病傳論）

【校注】

（1）病有标本：张介宾注《至真要大论》：“病之先受者为本，病之后变者为标。生于本者，言受病之原根。生于标者，言目前之多变也。”

（2）刺有逆从：指针刺等治疗有逆治和从治的不同。逆治为病在本而治标，病在标而治本；从治为病在标而治标，病在本而治本。

（3）标本相移：言标本先后治疗，是可以相互转移变化的。

（4）逆：此指气血之逆诸证。

(5) 先病而后生中满者治其标：张介宾注："诸病皆先治本，而惟中满者先治其标，盖以中满为病，其邪在胃，胃者脏腑之本也，胃满则药食之气不能行，而脏腑皆失其所禀，故先治此者，亦所以治本也。"

(6) 有客气，有同气：《新校正》："按全元起本，'同'作'固'。"可从。客气为新受之邪，固气为原有之邪。客气致病为标，固气所病为本。

(7) 小大不利治其标：张介宾注："即先有他病，而后为小大不利者，亦先治其标。诸皆治本，此独治标，盖二便不通，乃危急之候，虽为标病，必先治之，此所谓急则治标也。"

(8) 病发而有余，本而标之：言邪气有余的实证，先治其本，后治其标，即先治病本的实邪，而后再调治其他证候。

(9) 病发而不足，标而本之：言正气不足的虚证，先治其标，后治其本，即先治现症之标，然后再补正气不足之本。

(10) 间者并行，甚者独行：张介宾注："病浅者可以兼治，故曰并行。病甚者难容杂乱，故曰独行。盖治不精专，为法之大忌，故当加意以调之也。"间者，指病情轻浅；甚者，指病情深重。并行，即标本同治；独行，指单治标或单治本。

【按语】

本段论标本缓急及其治疗原则。病有标本，治有缓急，逆从得施，用之不殆，这也是临证必须掌握的基础知识与技能。

标本是相对的概念，其所包含的内容主要有主次、源流、因果、先后等含义，本节所指主要是先病为本、后病为标。其临床应用要点，一是常规之法，先治其本，如本节所说"先病而后逆者治其本，先逆而后病者治其本，先寒而后生病者治其本，先病而后生寒者治其本。"此先治其本，本病除则标病自解。二是标急先治，如本节所说"先病而后生中满者治其标""小大不利治其标。"中满，反映脾胃不运，中焦枢机不利，化源受阻，多为危急之候，当先急治，故《素问·阴阳应象大论》论及阳胜、阴胜病皆云"腹满死"。小大不利反映气机不通，浊气内停，肾脾等脏腑功能衰败，乃危急之候，故应先治。三是"间者并行，甚者独行"，标本俱缓宜标本兼治；标急独治其标，本急亦可独治其本。四是当独治其本或独治其标均不能获效，或治本妨标、或治标碍本时，就应该采取标本先后治法——或先治标后治本，或先治本后治标。如本节"病发而有余，本而标之，先治其本，后治其标；病发而不足，标而本之，先治其标，后治其本。"此以邪正之强弱为准则，决定标本治则之先后，一则以防病的传变，二则反映祛邪为主思想。

四

【原文】

7206　從内之外者，調其内[1]；從外之内者，治其外；從内之外而盛於外者，先調其内而後治其外[2]；從外之内而盛於内者，先治其外而後調其内[3]；中外不相及，則治主病[4]。（素問・至真要大論）

【校注】

（1）从内之外者，调其内：言病在内脏而波及于肌表的，当先治其内脏病，内因除则表症消也，此亦治病求本之义。之，作“至”、“到”解，引申为传变、波及。

（2）从内之外而盛于外者，先调其内而后治其外：张志聪注：“从内之外而盛于外者，此内因之病，发于外而与外邪相合，故盛于外也，是当先调其内病，而后治其外邪。”

（3）从外之内而盛于内者，先治其外而后调其内：张志聪注：“从外之内而盛于内者，此外因之邪，及于内而与内病相合，故盛于内也，又当先治其外邪，而后调其内病。”

（4）中外不相及，则治主病：张介宾注：“谓既不从内，又不从外，但求其见在所主之病而治之。”

【原文】

7207　能毒者以厚藥[1]，不勝毒者以薄藥。此之謂也。氣反者[2]，病在上，取之下[3]；病在下，取之上；病在中，傍取之[4]。（素問・五常政大論）

【校注】

（1）能毒者以厚药：谓对药物作用耐受力强的，可以用气味俱厚、性能峻烈的药物。能，音义同耐；毒，指味厚性猛的药物。

（2）气反者：指病变的原发部位与表现部位相反的情况。张介宾注：“本在此，而标在彼也。”

（3）病在上，取之下：言疾病的原发部位在下，而疾病的症状表现反见于上者，宜治其下。

（4）病在中傍取之：马莳注：“盖病在于中，而经脉行于左右，则或灸或刺或熨或按，皆当取之于傍也。”

【按语】

上两节分别论述病变表里出入和上下中外“气反”的治法，示人以复杂病证变通处置之法。对于“内外不相及则治主病”，张介宾认为是因于内、因于外之病都不能确立的，则治其主证，即对症治疗。这对于一时尚未找到病本时的临床处置有一定指导意义。关于“气反”，本节所述虽针对刺法而言，但对于药物疗法也有指导意义，如肝肾阴衰于下，虚阳扰动于上的头痛眩晕，治疗当滋补肝肾之阴，兼以潜镇浮阳，是“病在上，取之下”；脾肺气虚所致便秘，其治培补脾肺之气，是“病在下，取之上”；感冒外邪所引起恶心、呕吐、腹泻，治以解表之法，则是“病在中，傍取之”。

【原文】

7208　奪血者無汗，奪汗者無血[1]，故人生有兩[2]死，而無兩生。（靈樞・營衛生會）

【校注】

（1）夺血者无汗，夺汗者无血：血生于营，汗化于卫，二者均本源于水谷精微，故失血者，勿再发其汗；大汗者，勿再耗其血。夺，耗夺，指耗伤血汗的各种疾病或治法。无，勿也，禁止之辞。

（2）两：指既夺血又夺汗。

【按语】

本节论发汗、放血两种疗法的应用禁忌，对于临床有指导意义。如《伤寒论》提出"衄家不可汗""疮家不可汗"，以及临床血虚或失血感受表邪者，有养阴发汗或补阴发汗之法，即本于此。

五

【原文】

7209　調氣之方，必别陰陽，定其中外，各守其鄉，内者内治，外者外治，微者調之，其次平之，盛者奪之[1]，汗者[2]下之，寒熱温凉，衰之以屬，隨其攸利[3]，謹道如法，萬舉萬全，氣血正平，長有天命。（素問・至真要大論）

【校注】

（1）微者调之，其次平之，盛者夺之：张介宾注："微者调之，谓小寒之气，和之以温；小热之气，和之以凉也。其次平之，谓大寒之气，平之以热；大热之气，平之以寒也。盛者夺之，谓邪之甚者当攻而取之，如甚于外者汗之、甚于内者下之。"

（2）者：据王冰注及上下文义，应改为"之"。

（3）寒热温凉，衰之以属，随其攸利：张介宾注："凡宜寒宜热宜温宜凉，当各求其属以衰去之，惟随其攸利而已。"属，病性，如寒热等。衰，削弱、消退。攸，所也。

【按语】

本段对临证治法予以概括，指出论治当以阴阳为纲，正确判断病变部位，治内治外，守其规则；根据病邪、病变之微甚确立不同治法；针对病变性质之寒热温凉，求其本而治之，综其要即法随病出，此所谓“衰之以属，随其攸利”。其中“微者调之，其次平之，盛者夺之”，用于病变与病邪微甚，提示使用针药应有定性与定量的差别。如以药物补养津液，有甘寒滋养肺胃与咸寒填补肝肾两个层次；调理气血，有理气活血、行气行血与破气破血三个等级。这对于临证治疗有实际指导意义。

第三节　疗法类例

《内经》所记载的治疗方法极为丰富，有药物、针灸、精神心理、饮食、导引、按摩、浸浴等，而以药物疗法和针灸疗法为主。关于药物疗法，《内经》论述的内容偏详于药性阐发和制方法则，方剂仅十三方。在药性阐发方面，主以气味论，对药物进行气味阴阳的划分，并依药物气味阴阳偏性，分析其不同作用趋向；又从药物的不同五味属性，论证其主治及入通的脏腑、不同脏腑疾病的选药原则及禁忌。在制方用药原则上，主要确立了大小缓急奇偶复七方类型，提出了君臣佐使的组方配伍法则。关于针灸疗法，《内经》的论述侧重以下内容：一是调经治百病的针刺治病原理；二是因人、因时制宜的选经取穴补泻针刺原则，如根据患者的体质调整针刺的深浅、补泻的手法、取穴的部位与多少等；三是强调针刺治神，即在针刺过程中应使患者之神与医生之神高度集中；四是强调针刺得气的重要性。此外，《内经》还记载了多种针刺手法及多种病证的选经取穴处方，也提到灸法及其补泻方法。总之，《内经》的治疗方法，是与中医学的藏象、病因病机、诊法等理论一脉相承的，是其主要学术思想如阴阳五行、天人合一等的进一步应用。

药物疗法

【原文】

7301　陰味出下竅，陽氣出上竅[(1)]。味厚者爲陰，薄爲陰之陽。氣厚者爲陽，薄爲陽之陰。味厚則泄，薄則通[(2)]。氣薄則發泄，厚則發熱[(3)]。壯火之氣衰，少火之氣壯[(4)]。壯火食氣，氣食少火。壯火散氣，少火生氣。氣味辛甘發散爲陽，酸苦涌泄爲陰[(5)]。陰勝則陽病，陽勝則陰病[(6)]。陽勝則熱，陰勝則寒。重寒則熱，重熱則寒。（素問・陰陽應象大論）

【校注】

(1) 阴味出下窍，阳气出上窍：凡药食之味属阴，多沉降而走下窍；凡药食之气属阳，多升散而达上窍。

(2) 味厚则泄，薄则通：味属阴，自下窍而出。味厚者为阴中之阴，故偏走下窍的后阴，而有泄下之功，如大黄之类；味薄者为阴中之阳，故偏走下窍的前阴，而有通利之用，如泽泻之类。吴昆注：“阴气润下，故味厚则泄利，薄则通利。”

(3) 气薄则发泄，厚则发热：气属阳，阳性炎上而性热。气厚者为阳中之阳，故阳性极盛而具有发热之功，如乌头、附子之类；气薄者为阳中之阴，故药力不至于发热，而仅有发散之功，如麻黄、桂枝之类。吴昆注："阳气炎上，故气薄则发散，厚则发热。"

(4) 壮火之气衰，少火之气壮：马莳注："气味太厚者，火之壮也。用壮火之品，则吾人之气不能当之而反衰矣，如用乌、附之类，而吾人之气不能胜之，故发热。气味之温者，火之少也。用少火之品，则吾人之气渐尔生旺，而益壮矣，如用参、归之类，而气血渐旺者是也。"以气味辛热纯阳者为壮火，辛甘温和者为少火。气，指人身之精气。又，张介宾注："火，天地之阳气也。天非此火，不能生物；人非此火，不能有生。故万物之生，皆由阳气。但阳和之火则生物，亢烈之火反害物，故火太过则气反衰，火和平则气乃壮。"此将壮火、少火释为人体生理之火和病理之火。可参。

(5) 气味辛甘发散为阳，酸苦涌泄为阴：以药物的五味划分阴阳，辛走气，性主发散，甘入脾，灌溉四旁，均作用于无形之气，故属阳；酸主收敛，苦主泻下，二者合用又有上涌作吐，下行作泻之功用，均作用于有形之物，故属阴。

(6) 阴胜则阳病，阳胜则阴病：阴胜是指药食酸苦涌泄之味太过，则伤人体的阳气；阳胜是指药食辛甘发散之味太过，则伤人体的阴精。后世将之引申指人体阴阳寒热盛衰的病理原则。

【按语】

本节从气味论药食作用机理，将气味划分为不同的阴阳属性，阳性作用是向上向外，阴性作用是向下向内。具体而言，一是以气味分阴阳，则气属阳、味属阴，进一步又可以气味厚薄复分阴阳，则有阳中之阳、阳中之阴和阴中之阴、阴中之阳，其作用在向上向外之中又有发热与发散的不同，在向内向下之中又有泄与通的不同。二是独以味分阴阳，则辛甘发散为阳、酸苦涌泄为阴。同时又指出，药食作用对于人体有利有弊，如药性温和之品可补益精气，但药性峻烈之品则易损伤精气；用药适宜能增益、协调阴阳，气味太过反能损伤阴阳，造成新的阴阳失调。药物气味论是中药学的理论基础之一。

对于壮火、少火的含义，后世医家有不同解释，我们取马莳注，认为是指药食气味和缓与峻烈而言。纯阳峻烈之品，其作用称壮火，如乌头、附子之类，能耗伤人体精气，故云"壮火散气"；温柔和缓之品，其作用称少火，如当归、人参之类，能补益人体精气，故云"少火生气"。观上下文义，此解自是合于经旨。然而张介宾之注将壮火、少火的概念引申为生理、病理之火，丰富了中医病理学内容，学术意义更深远。

【原文】

7302　帝曰：其主病(1)何如？岐伯曰：司歲備物，則無遺主(2)矣。帝曰：先歲(3)物何也？岐伯曰：天地之專精(4)也。帝曰：司氣者何如？岐伯曰：司氣者主歲同，然有餘不足(5)也。帝曰：非司歲物何謂也？岐伯曰：散也，故質同而異等(6)也。氣味有薄厚，性用有躁静，治保有多少(7)，力化有

淺深[8]，此之謂也。(素問·至真要大論)

【校注】

(1) 其主病：王冰注："言采药之岁也。"吴昆注："谓药物之主病者。"据上下文义，此指司岁之气不同，造化于药物的气味有别，因而主病亦有异。

(2) 司岁备物，则无遗主：张介宾注："天地之气，每岁各有所司，因司气以备药物，则主病者无遗矣。"司岁备物，即根据每年司岁之气以备取药物，目的在于取药物性味之专长。

(3) 先岁：《新校正》云："详'先岁'疑作'司岁'。"据上文"司岁备物"、下文"非司岁物"文义，当据改。

(4) 天地之专精：药物得司天、在泉之气而独盛，即为得天地专精之气。王冰注："专精之气，药物肥浓，又于使用，当其正气味也。"

(5) 司气者主岁同，然有余不足：张介宾注："司气，即上文五运之司气也。主岁，即上文司天在泉之主岁也。运之与气，所主皆同，但五太之运为有余，五少之运为不及，而物性之禀有厚薄焉。"

(6) 散也，故质同而异等：言非司岁的药物，其气散而不专；物生之体质虽同，而性用之厚薄则异。

(7) 治保有多少：言药物用于治病保真的作用，有多少的差异。

(8) 力化有浅深：言药物的功用效能有大小之异。

【按语】

本节基于天人一体观，论述治病药物气味形成的自然之理，认为主运之气是药物质地性能形成的基础，即"司岁备物"之论。其意义，一是阐明天地运气周行通过影响自然之物的气味形成，为人类疾病的治疗准备了药物；二是为采药年份与时节的确定，提供了理论依据，如厥阴风木主运的年份，五行属木的药物或入通于肝的药物质量等级好，性能专一，作用强烈，而在其他运气主运的年份，此类药物质量等级差，性能不专一，作用弱。

【原文】

· 7303 帝曰：有毒無毒，服有約[1]乎？岐伯曰：病有久新，方有大小，有毒無毒，固宜常制[2]矣。大毒治病，十去其六；常毒治病，十去其七；小毒治病，十去其八；無毒治病，十去其九。穀肉果菜，食養盡之，無使過之，傷其正也。不盡，行復如法，必先歲氣，無伐天和[3]，無盛盛，無虚虚[4]，而遺人夭殃，無致邪[5]，無失正，絶人長命。(素問·五常政大論)

【校注】

(1) 约：规则之意。

（2）常制：正常的制度。

（3）必先岁气，无伐天和：治疗疾病应先明了主岁之气的情况，不可违背天人相应的规律。张介宾注："五运有纪，六气有序，四时有令，阴阳有节，皆岁气也。人气应之以生长收藏，即天和也。"

（4）无盛盛，无虚虚：即不要补实泻虚之意。

（5）致邪：招致邪气侵袭。

【原文】

7304　黄帝問曰：婦人重身，毒之何如[1]？岐伯曰：有故無殞，亦無殞也[2]。帝曰：願聞其故何謂也？岐伯曰：大積大聚，其可犯也，衰其太半而止，過者死。（素問・六元正紀大論）

【校注】

（1）妇人重身，毒之何如：言孕期使用药物的规矩。张介宾注："重身，孕妇也。毒之，谓峻利药也。"

（2）有故无殒，亦无殒：张介宾注："故，如下文大积大聚之故。有是故而用是药，所谓有病则病受之，故孕妇可以无殒，而胎气亦无殒也。殒，伤也。"

【按语】

上两节论用药法度，提出了毒药攻邪，食以养正；大积大聚，衰其大半而止，无使过之，伤其正的一系列原则，在临床上有重要指导意义。在孕妇用药方面，提出"有故无殒，亦无殒也"的原则，谓孕妇有疾，虽有禁忌，但在疾患危及生命时，亦当大胆去邪，正如王冰所说："大坚𥌒瘕，痛甚不堪，则治以破积愈𥌒之药，是谓不救必乃尽死，救之盖存其大也，虽服毒不死也。"这就需要临证综合分析，权其轻重，正确处理。

【原文】

7305　帝曰：善。方制君臣[1]何謂也？岐伯曰：主病之謂君，佐君之謂臣，應臣之謂使，非上下三品[2]之謂也。帝曰：三品何謂？岐伯曰：所以明善惡之殊貫[3]也。（素問・至真要大論）

【校注】

（1）方制君臣：谓制方法度中的君臣佐使之意。

（2）非上下三品：上下，据文义及王冰注当为"上中下"。谓此君臣使为组方配伍中药物主次的称谓，并非药物学上中下三品之意。三品，《新校正》云："按《神农》云：上药为君，主养命以应天；中药为臣，养性以应人；下药为佐使，主治病以应地也。"

(3) 明善恶之殊贯：言三品是用于区别药性善恶的不同情况。贯，事也。

【原文】

7306　帝曰：氣有多少，病有盛衰，治有緩急，方有大小，願聞其約(1)奈何？岐伯曰：氣有高下，病有遠近(2)，證有中外，治有輕重，適其至所爲故(3)也。《大要》曰：君一臣二，奇(4)之制也；君二臣四，偶(4)之制也；君二臣三，奇之制也；君二臣六，偶之制也。故曰：近者奇之，遠者偶之，汗者不以奇，下者不以偶(5)，補上治上制以緩，補下治下制以急，急則氣味厚，緩則氣味薄，適其至所，此之謂也。病所遠而中道氣味之者，食而過之，無越其制度(6)也。是故平氣之道，近而奇偶，制小其服(7)也。遠而奇偶，制大其服(7)也。大則數少，小則數多。多則九之，少則二之(8)。奇之不去則偶之，是謂重方(9)。偶之不去，則反佐以取之(10)，所謂寒熱温凉，反從其病也。(素問・至真要大論)

【校注】

(1) 约：准则。

(2) 远近：张介宾注："经有脏腑上下，则病有远近。"

(3) 适其至所为故：王冰注："令药气至病所为故，勿太过与不及也。"

(4) 奇、偶：王冰注："奇谓古之单方，偶谓古之复方也。"

(5) 汗者不以奇，下者不以偶：《类经》据王冰注改为"汗者不以偶，下者不以奇"，并注："汗者不以偶，阴沉不能达表也。下者不以奇，阳升不能降下也。"可从。

(6) 病所远而中道气味之者，食而过之，无越其制度：高士宗注："病所远者，在上在下之病，而远于中道也。而中道气味之者，气味先归中道也。食而过之者，以食之先后，使药之过于上下也。如病在上而远于中，则先食后药，使过于上；病在下而远于中，则先药后食，使过于下。此服药先后之法，无越其制度可也。服药先后，以病之上下远近为法，则制方用药，正气自平。"

(7) 小其服、大其服：张志聪注："大服小服者，谓分两之轻重也。大则宜于数少而分两多，盖气味专而能远也；小则宜于数多而分两少，盖气分则力薄而不能远达矣。"

(8) 多则九之，少则二之：多、少，指制方药味多少的大约数字。

(9) 重方：张介宾注："奇偶迭用，是曰重方，即后世所谓复方也。"

(10) 偶之不去，则反佐以取之：张介宾注："若偶之而又不去，则当求其微甚真假而反佐以取之。反佐者，谓药同于病，而顺其性也。"

【按语】

上两节论制方法则及方剂的分类，提出了君臣佐使的组方配伍原则和大小缓急奇偶重的七方分类方法。关于制方法则，《内经》以药物在方剂中的作用而设君、臣、佐、使四类，利用它们之间的协同与制约关系以达最佳治疗效果，这一制方法则一直为历代医家沿用。关于方剂分类，《内经》七方主要是根据药味多少、用量及药性、药力而划分的。一是根据药味多少分大小：药物味数多者为大方，用于治疗较复杂严重的疾病；味数少者为小方，用于治疗比较单纯和轻浅的疾病。二是根据药味单数和双数分奇方偶方：奇方治疗作用单一而轻；偶方治疗作用较多而大。三是根据药性、药力缓和峻烈而分缓方、急方：气味薄而药力缓的称为缓方，多用于病情轻缓或上焦之病；气味厚而药力竣烈的方剂，称为急方，多用于病势危机或下焦之病。四是变通之法：若病情复杂，疾病严重，单独使用奇方或偶方不凑效，则可奇偶并用，称为重方，即复方；若重方又不效，谨察其寒热虚实之假象，而用反佐之法。七方是方剂的最早分类法，其中法度如缓急大小等常为临床组方时所采用。

关于奇方偶方，注家多从药味数量的单骈立论，清代周学海有不同见解，《内经评文》云："用一物为君，复用同气之二物以辅之，是物性专一，故曰奇也。用二物一补一泻为君，复用同气者各二物以辅之，是两气并行，故曰偶也。君二而臣有多寡，则力有偏重，故曰奇；臣力平均，则亦曰偶。推之品数加多，均依此例。"颇有参考价值。

【原文】

7307　風淫於内，治以辛凉，佐以苦，以甘緩之，以辛散之(1)。熱淫於内，治以鹹寒，佐以甘苦，以酸收之(2)，以苦發之(3)。濕淫於内，治以苦熱，佐以酸淡(4)，以苦燥之，以淡泄之。火淫於内，治以鹹冷，佐以苦辛(5)，以酸收之，以苦發之。燥淫於内，治以苦温，佐以甘辛，以苦下之(6)。寒淫於内，治以甘熱，佐以苦辛(7)，以鹹寫之，以辛潤之，以苦堅之(8)。（素問·至真要大論）

【校注】

(1) 风淫于内，治以辛凉，佐以苦，以甘缓之，以辛散之：《素问吴注》、《素问注证发微》、《类经》等均在"佐以苦"后有"甘"字，义长。风为木气，其性属阳，易化热，金能胜木，凉可制热，故治以辛凉；过于辛，恐反伤其气，故佐以苦甘，以苦能胜辛，甘能益气也。风胜则动，为病多见筋脉拘急之证，甘能缓急，故以甘缓之。风邪内胜，当以发散之品驱之，辛味散，故以辛散之。

(2) 热淫于内，治以咸寒，佐以甘苦，以酸收之：热为火气，其性属阳，水能制火，寒能制热，故治以咸寒；咸太过则伤血，甘能制咸，苦能泄热，故佐以甘苦；热性升散，热易伤气，故以酸收之。

(3) 以苦发之：火热淫胜，郁而不解，以苦寒之药激之，则可以外散得汗而解。凡热郁之证，多不能作汗，其得苦寒药而解，非苦味本能发散，而是火热得苦寒后，致汗而散解之意。

(4) 湿淫于内，治以苦热，佐以酸淡：湿为土气，其性属阴，苦热性燥，故治以苦热；酸味入肝，可制脾土之湿，故佐以酸淡。

（5）火淫所胜，治以咸冷，佐以苦辛：火，热之属，故治以咸冷；苦能泄火，辛能散火，故佐以苦辛。

（6）燥淫于内，治以苦温，佐以甘辛，以苦下之：燥为金之气，火能胜之，故治以苦温；金胜易克木，肝木伤则筋脉拘急，故以甘缓之；辛性散，能除燥邪伤肺之气逆，故以辛泄之；燥邪入肠，致燥结不通，邪实于内，当以苦味下之。

（7）寒淫于内，治以甘热，佐以苦辛：寒为水气，土能胜水，甘从土化，热能胜寒，故治以甘热；苦能泄热，辛能散热，故佐以苦辛以防甘热太过。

（8）以咸写之，以辛润之，以苦坚之：《新校正》云："按《脏气法时论》曰'肾苦燥，急食辛以润之。''肾欲坚，急食苦以坚之，用苦补之，咸泻之。'旧注引此在'湿淫于内'之下，无义，今移于此矣。"可参。

【按语】

本节论六气淫胜的用药法度，主要精神是根据六气特点，运用阴阳相制、五行相胜之理，以五味辛散、酸收、甘缓、苦坚、咸软、淡渗作用组方，并且还要考虑到防止药物作用太过等方面，成为后世治疗外感病方剂的组方依据。

【原文】

7308　肝欲散，急食辛以散之，用辛補之，酸寫之(1)。

心欲耎，急食鹹以耎之，用鹹補之，甘寫之(2)。

脾欲緩，急食甘以緩之，用苦寫之，甘補之(3)。

肺欲收，急食酸以收之，用酸補之，辛寫之(4)。

腎欲堅，急食苦以堅之，用苦補之，鹹寫之(5)。（素問·藏氣法時論）

【校注】

（1）肝欲散，急食辛以散之，用辛补之，酸写之：张介宾注："木不宜郁，故欲以辛散之。顺其性者为补，逆其性者为泻，肝喜散而恶收，故辛为补酸为泻。"

（2）心欲软，急食咸以软之，用咸补之，甘写之：高士宗注："心病则火炎，故心欲软。治之之法，当急食咸味以软之，咸能软坚也。心气炎而欲软，软之即所以补之，故用咸补之。咸软为补，则甘缓为泻，故甘泻之。"

（3）脾欲缓，急食甘以缓之，用苦写之，甘补之：张介宾注："脾贵充和温厚，其性欲缓，故宜食甘以缓之。脾喜甘而恶苦，故苦为泻，甘为补也。"

（4）肺欲收，急食酸以收之，用酸补之，辛写之：高士宗注："肺病则气散，故肺欲收。治之之法，当急食酸味以收之。酸主收也，肺气散而欲收，收之即所以补之，故用酸补之。酸收为补，则辛散为泻，故辛泻之。"

（5）肾欲坚，急食苦以坚之，用苦补之，咸写之：张介宾注："肾主闭藏，气贵周密，故肾欲坚，宜食苦以坚之也。苦能坚，故为补，咸能软坚，故为泻。"

【原文】

7309　肝苦急，急食甘以緩之[1]。

心苦緩，急食酸以收之[2]。

脾苦濕，急食苦以燥之[3]。

肺苦氣上逆，急食苦以泄之[4]。

腎苦燥，急食辛以潤之[5]，開腠理，致津液，通氣也[6]。（素問·藏氣法時論）

【校注】

（1）肝苦急，急食甘以缓之：肝藏血，主筋，肝病多致筋脉拘急；且肝在志为怒，气急则多怒。甘味性缓，可缓肝之急，如甘草。又，张琦注认为以甘缓急，是实脾以治肝之症。

（2）心苦缓，急食酸以收之：心之志为喜，喜则气缓，太过则心气涣散不收。酸主收敛，故当用酸味收敛心气，如五味子。

（3）脾苦湿，急食苦以燥之：脾主运化水湿，外湿亦通于脾。外湿困脾，或脾病失运，则湿浊内盛。苦能燥湿，故以苦味治之，如苍术、厚朴之类。

（4）肺苦气上逆，急食苦以泄之：肺主气，病则气上逆，而为咳喘之病。苦味能泄，故宜急食苦以泄之。

（5）肾苦燥，急食辛以润之：辛味发散，能化气行津，且入肺能通调水道，下输膀胱，故肾燥可以辛药润之。

（6）开腠理，致津液，通气也：张介宾注："盖辛从金化，水之母也。其能开腠理致津液者，以辛能通气也。水中有真气，惟辛能达之，气至水亦至，故可以润肾之燥。"又，滑寿注："此一句九字，疑原是注文。"可参。

【按语】

上两节论五脏所欲、所苦及其用药特点。所谓所欲所苦，即五脏的性能、病变特点，顺其欲为补，逆其性为泻，运用五味的特异作用，对于五脏施以补泻，是临床用药的重要依据。《汤液本草》有五脏苦欲补泻药味之例，《医宗必读》有"苦欲补泻论"，可资参考。

【原文】

7310　五味所禁：辛走氣，氣病無多食辛[1]；咸走血，血病無多食鹹[2]；苦走骨，骨病無多食苦[3]；甘走肉，肉病無多食甘[4]；酸走筋，筋病無多食酸[5]。是謂五禁，無令多食。（素問·宣明五氣）

【校注】

（1）辛走气，气病无多食辛：吴昆注："辛，阳也，气亦阳也，同气相求，故辛走气，辛主发散，气弱者食之，故气益虚耗矣，故在所禁。”

(2) 咸走血，血病无多食咸：《灵枢·五味》曰：“血与咸相得则凝。”由于咸入肾，水盛则克伐心火，心主血脉，故血病多食咸易加重病情。

(3) 苦走骨，骨病无多食苦：吴昆注：“苦，阴也，骨亦阴也，气同则入，故苦走骨。骨得苦则阴益甚，骨重而难举矣。”

(4) 甘走肉，肉病无多食甘：甘味入脾而走肉，易壅滞中焦之气，凡湿浊内盛，肌肉肿胀之病，多食甘尤易加重。

(5) 酸走筋，筋病无多食酸：酸入肝而走筋，酸主收敛，故筋病不宜多食酸。

【按语】

本节论疾病的五味禁忌，其原理是五味入五脏，过则伤其脏。有两种情况，一是本脏所恶，如气病无多食辛、肉病无多食甘、筋病无多食酸之类。这是由于气病属肺，辛入肺；肉病属脾，甘入脾；筋病属肝，酸入肝的缘故。二是伤及所胜、所不胜之脏，如血病无多食咸、骨病无多食苦之类，这是由于血病属心，咸味入肾；骨病属肾，苦味入心。此外，《灵枢·五味论》有“酸走筋，多食之令人癃；咸走血，多食之令人渴；辛走气，多食之令人洞心；苦走骨，多食之令人变呕；甘走肉，多食之令人悗心。”可参。

针灸疗法

【原文】

7311　夫心藏神，肺藏氣，肝藏血，脾藏肉，腎藏志，而此成形[(1)]。志意通，内連骨髓，而成身形五藏。五藏之道，皆出於經隧[(2)]，以行血氣，血氣不和，百病乃變化而生，是故守經隧[(3)]焉。（素問·調經論）

【校注】

(1) 而此成形：《甲乙经》无此四字。可据删。

(2) 五脏之道，皆出于经隧：言五脏的沟通联系、营养输运的通道全由经脉担任。

(3) 守经隧：保持经脉气血的通畅。守，即保持。

【按语】

本节从五脏为人体生命活动核心论及经脉的重要作用，提出“五脏之道，皆出于经隧，以行血气，血气不和，百病乃变化而生”的论点，与《灵枢·经脉》“经脉者，所以决死生，处百病，调虚实，不可不通”的精神是一致的，最后结论是“守经隧”，以通调经脉治百病，阐明了调经治病原理，凸显了以调经为主要治疗机理的各种疗法，如针灸、推拿、导引等在临床治疗学中的地位。

【原文】

7312　故鍼有懸布天下者五，黔首共餘食[1]，莫知之也。一曰治神[2]，二曰知養身，三曰知毒藥爲真[3]，四曰制砭石小大，五曰知府藏血氣之診[4]。(素問·寶命全形論)

7313　凡刺之真，必先治神，五藏已定，九候已備，後乃存鍼。衆脉不見，衆凶弗聞[5]，外内相得，無以形先，可玩往來，乃施於人。人有虚實，五虚勿近，五實勿遠[6]，至其當發，間不容瞚[7]。手動若務[8]，鍼耀而匀[9]，静意視義，觀適之變[10]，是謂冥冥，莫知其形[11]，見其烏烏，見其稷稷[12]，從見其飛，不知其誰，伏如横弩，起如發機[13]。(素問·寶命全形論)

7314　刺虚者須其實，刺實者須其虚。經氣已至，慎守勿失。深淺在志，遠近若一[14]。如臨深淵，手如握虎，神無營[16]於衆物。(素問·寶命全形論)

【校注】

(1) 黔首共余食：谓百姓向统治者交纳的租税。黔首，先秦战国对一般百姓的称谓。共，供也。余食，剩余的食粮以充税赋。

(2) 治神：马莳注："盖人有是形，必有是神，吾当平日豫全此神，使神气既充，然后可用针以治人也。"吴昆注："专一精神，心无他务，所谓神无营于众物是也。"一言神充，一言神专，二者宜合参。

(3) 知毒药为真：掌握药物治病的要领，以配合针治。

(4) 知脏腑血气之诊：掌握脏腑气血病变诊法，以指导针刺施术。

(5) 众脉不见，众凶弗闻：指无真脏脉呈现，未见五脏败绝征象。

(6) 五虚勿近，五实勿远：谓五虚证不要轻易针刺，五实证不要错过良机。五实证、五虚证见《素问·玉机真脏论》。

(7) 至其当发，间不容瞚：张介宾注："言针发有期，或迟或速，在气机之顷，不可以瞬息误也。"发，出针也。瞚，同瞬。

(8) 手动若务：王冰注："手动用针，心如专务于一事也。"

(9) 针耀而匀：王冰注："谓针形光净而上下匀平。"

(10) 静意视义，观适之变：谓冷静观察针刺中的变化及针感到达之后形气的改变。适，针气所至；变，形气的改变。

(11) 是谓冥冥，莫知其形：张介宾注："冥冥，幽隐也。莫知其形，言血气之变不形于外，惟明者能察有于无，即所谓观于冥冥焉。"

(12) 见其乌乌，见其稷稷：杨上善注："乌乌稷稷，凤凰雌雄声也"。此处喻针之妙捷，若飞鸟也。

(13) 起如发机：这里指起针如放箭发机样的迅速。

(14) 远近若一：谓取穴无论远近，候针取气的道理是一致的。

(15) 营：惑也，指针刺的时候，要精神专一，不要左顾右盼。

【按语】

上三节阐述针刺治疗的基本要求。在医者方面，一是掌握疾病诊断的知识和技术，以精湛的诊法指导针法的实施；二是精通针灸、砭石之术，随病施之；三是掌握药物治病的要领，以便针药配合使用；四是施术时精力充沛、神情专注。在患者方面，要求其保养身体，遵守医嘱，配合针治。此外，文中对于针刺治疗的具体过程与技术也提出了要求，而特别强调治神。"治神"包括医生之神和患者之神两方面。首先，医生在针刺治疗时应精神专一，细心体察患者经脉之气的变化，及时调整针刺手法，即文中所描述的"如临深渊，手如握虎，神无营于众物"。这与《灵枢·终始》对医生提出的"深居静处，占神往来，闭户塞牖，魂魄不散，专意一神，精气之分，毋闻人声，以收其精，必一其神，令志在针，浅而留之，微而浮之，以移其神，气至乃休"，其精神是一致的。其次，患者在接受治疗时，其"神机"不致于败绝而能发挥作用；同时，患者亦要精神集中，与针刺相配合，以取得最佳疗效。正如《素问·汤液醪醴论》所说："形弊血尽而功不立者，……神不使也""病为本，工为标，标本不得，邪气不服。"《灵枢·本神》也说："是故用针者，察观病人之态，以知精神魂魄之存亡，得失之意，五者已伤，针不可以治之也。"

【原文】

7315　帝曰：陰與陽并，血氣以并，病形以成，刺之奈何？岐伯曰：刺此者，取之經隧，取血於營，取氣於衛[1]，用形哉，因四時多少高下[2]。（素問·調經論）

【校注】

(1) 取血于营，取气于卫：血与营俱属阴，气与卫俱属阳，故血病当治其营分，气病当治其卫分。在具体手法上，又可理解为血病深刺，气病浅刺。

(2) 用形哉，因四时多少高下：吴昆注："用形哉，言因其形之长短阔狭肥瘦而施刺法也。因四时多少高下，如曰以月生死为痏数多少之谓也。春时俞在颈项，夏时俞在胸胁，秋时俞在肩背，冬时俞在腰股，高下之谓也。"多少，指针刺取穴之数；高下指取穴的部位。

【原文】

7316　病在脉，調之血[1]；病在血，調之絡[2]；病在氣，調之衛；病在肉，調之分肉[3]；病在筋，調之筋；病在骨，調之骨；燔針劫刺其下及與急者[4]；病在骨，焠鍼藥熨[5]；病不知所痛，兩蹻爲上[6]；身形有痛，九候莫病，則繆刺[7]之；痛在於左而右脉病者，巨刺[8]之。必謹察其九候，鍼道備

矣。（素問·調經論）

【校注】

（1）病在脉，调之血：王冰注："脉者血之府，脉实血实，脉虚血虚，由此脉病而调之血也。"

（2）病在血，调之络：血之运行，由经走络，又由络走经，故血病常表现为络病的异常，治血病也当调其络脉。

（3）病在肉，调之分肉：张介宾注："随所在而取于分肉之间"。分肉，肉之分间纹理。

（4）燔针劫刺其下及与急者：燔针，用火烧针使热，为治寒痹的刺法；劫刺，用火气劫散寒邪；急者，在此指因寒而致筋脉拘急之证。

（5）焠针药熨：焠针，即火针。药熨，指用辛热药物熨其患处。张介宾注："按上节言燔针者，盖纳针之后，以火燔之使暖也。此言焠针者，用火先赤其针而后刺之，不但暖也，寒毒固结，非此不可。"

（6）病不知所痛，两跷为上：谓不知疼痛，麻木不仁之湿痹证侯，刺治跷脉。阳跷出于足太阳之申脉，阴跷出足少阴之照海。

（7）缪刺：左病刺右，右病刺左的刺大络之法。

（8）巨刺：左病刺右，右病刺左的刺大经之法。

【原文】

7317　黃帝問曰：用鍼之服[1]，必有法則焉，今何法何則？岐伯對曰：法天則地，合以天光。帝曰：願卒聞之。岐伯曰：凡刺之法，必候日月星辰，四時八正之氣[2]，氣定乃刺之。是故天温日明，則人血淖液而衛氣浮，故血易寫，氣易行；天寒日陰，則人血凝泣而衛氣沉。月始生，則血氣始精[3]，衛氣始行；月郭滿，則血氣實，肌肉堅；月郭空，則肌肉減，經絡虚，衛氣去，形獨居。是以因天時而調血氣也。是以天寒無刺，天温無疑；月生無寫，月滿無補，月郭空無治，是謂得時而調之。因天之序，盛虚之時，移光定位，正立而待之[4]。故曰月生而寫，是謂藏虚；月滿而補，血氣揚溢，絡[5]有留血，命曰重實；月郭空而治，是謂亂經。陰陽相錯，真邪不別，沉以留止，外虚内亂[6]，淫邪乃起。（素問·八正神明論）。

【校注】

（1）服：王冰注："服，事也。"

（2）八正之气：指八节之气，即四立二分二至。又，指八方之位，即四正四隅。可参。

（3）血气始精：血液运行流畅之意。

（4）移光定位，正立而待之：即观察日光之迁移和月相之盈亏，以测定岁时。王冰注："候日迁移，定气所在，南面正立，待气至而调之也。"

（5）络有留血：《太素》作"经有留止"。可参。

（6）外虚内乱：指因卫气不足于外，邪气内侵，导致正气紊乱于内。

【原文】

7318 黄帝曰：逆順五體[1]者，言人骨節之小大，肉之堅脆，皮之厚薄，血之清濁，氣之滑澀，脉之長短，血之多少，經絡之數，余已知之矣，此皆布衣匹夫之士也。夫王公大人，血食之君，身體柔脆，肌肉軟弱，血氣慓悍滑利[2]，其刺之徐疾淺深多少，可得同之乎？岐伯答曰：膏粱菽藿之味[3]，何可同也。氣滑即出疾，其氣澁則出遲，氣悍則鍼小而入淺，氣澁則鍼大而入深，深則欲留，淺則欲疾。以此觀之，刺布衣者深以留之，刺大人者微以徐之，此皆因氣慓悍滑利也。（靈樞·根結）

【校注】

（1）逆顺五体：指五种体质类型的常人与变异者。五体，张介宾注："五体者五形之人也。"逆顺，异常的为逆，正常的为顺。

（2）血气慓悍滑利：指气血运行快速急迫。

（3）膏粱菽藿之味：食用肥美食物和食用粗糙食物的人。膏，指肥肉；粱，指细粮；菽，豆类的总称；藿，豆叶。

【按语】

上四节论针刺治疗因病、因时、因人制宜的原则。首先，针治应随病之宜。"取血于营，取气于卫"即概括此义，强调针刺取穴在经在络、深浅多少，主要应根据病情而定。正如《素问·刺要论》所说："病有浮沉，刺有深浅，各至其理，无过其道。"又说："过之则内伤，不及则生外壅，壅则邪从之，浅深不得，反为大贼，内动五脏，后生大病。"其次，针治应顺时之宜。"因四时多少高下"即因时而刺原则的概括，主要体现在季节不同、月相盈亏差异等，人体营卫气血的虚实状态不同，针刺虚实补泻有所宜忌。再次，针治应因人之宜。"用形哉"是以形体高矮肥瘦概括人的情况不同，针刺治疗亦应有所区别，故文中有逆顺五体针刺有异之论，从而提出根据患者的体质强弱、年龄少长、性别男女等不同情况，在选用针具、选穴部位、针刺深浅、留针出针等方面均有所区别。

【原文】

7319 刺之而氣不至，無問其數；刺之而氣至[1]，乃去之，勿復鍼。鍼各有所宜，各不同形，各任其所爲[2]。刺之要，氣至而有效，效之信，若風之吹雲[3]，明乎若見蒼天，刺之道畢矣。（靈樞·九鍼十二原）

【校注】

(1) 气至：谓经气来至，在针术中又称得气。

(2) 针各有所宜，各不同形，各任其所为：此十四字与上下文不相衔接，张志聪认为系衍文。可从。

(3) 气至而有效，效之信，若风之吹云：谓针刺以气至才有疗效，而疗效的表现，就象风吹云散一样明显。信，《太素》作“候”，征候、表现。

【原文】

7320　黄帝曰：刺之有道乎？岐伯答日：刺此者，必中氣穴[1]，無中肉節，中氣穴則鍼染於巷[2]，中肉節即皮膚痛。補寫反則病益篤。中筋則筋緩，邪氣不出，與其真相搏，亂而不去，反還内著，用鍼不審，以順爲逆也。(靈樞·邪氣藏府病形)

【校注】

(1) 必中气穴：谓针刺必须刺中腧穴。“气穴”即腧穴，因腧穴与经气相通，故名。

(2) 中气穴则针染于巷：染，《甲乙经》作“游”，丹波元简曰：“作游为是”，可据改。谓刺中穴位，则经气如同游于空巷之中，循经针感也就随之出现。

【按语】

上两节论针刺得气的重要意义，提出“气至而有效”的针效标准。气至，现今称得气，是针刺中腧穴，引动经气，经气来至的反应，因而是针刺治疗取效的前提和基础。气至与未至，一是施术者针下如有所见，如微感沉涩而紧等；二是患者有针下麻、胀、酸等感觉，如本节所述“中气穴则针游于巷”，沿着经脉循行部位出现针感；三是与患者的虚实状态有关，从脉象盛衰变化上体现出来，如《灵枢·九针十二原》“言实与虚，若有若无”“为实与虚，若得若失”，即实证脉象由盛实变为虚弱，虚证脉象由虚弱变盛大时，即为有效，故《素问·调经论》有“视其虚经，内针其脉中，久留而视，脉大，疾出其针”的记载。

【原文】

7321　諸小者[1]，陰陽形氣俱不足，勿取以鍼，而調以甘藥[2]也。(靈樞·邪氣藏府病形)

【校注】

(1) 诸小者：承上文，指五脏脉象俱小，是气血俱虚、阴阳形气皆不足。

(2) 勿取以针而调以甘药：言禁用针刺而用药补。调以甘药，即以甘药补养。

【原文】

7322　形氣[1]不足，病氣不足，此陰陽氣俱不足[2]也，不可刺之，刺之則重不足，重不足則陰陽俱竭，血氣皆盡，五藏空虚，筋骨髓枯，老者絶滅，壯者不復矣。(靈樞·根結)

【校注】

(1) 形气：指人体的形体和神气。

(2) 形气不足，病气不足，此阴阳气俱不足：张介宾注："阳主外，阴主内，若形气病气俱不足，此表里阴阳俱虚也。"

【原文】

7323　鍼所不爲，灸之所宜。上氣不足，推而揚之[1]；下氣不足，積而從之[2]。陰陽皆虚，火自當之[3]。厥而寒甚，骨廉陷下；寒過於膝，下陵三里[4]；陰絡所過，得之留止；寒入於中，推而行之；經陷下者，火則當之，結絡堅緊，火所治之。(靈樞·官能)

【校注】

(1) 上气不足，推而扬之：杨上善注："上气不足，谓膻中气少，可推补令盛。扬，盛也。"

(2) 下气不足，积而从之：杨上善注："下气不足，谓肾间动气少者，可补气聚。积，聚也。从，顺也。"

(3) 阴阳皆虚，火自当之：马莳注："阴阳皆虚，而针所难用，则用火以灸之。"

(4) 下陵三里：下陵，为三里的别名，见《灵枢·九针十二原》。

【原文】

7324　凡刺之禁：新内勿刺，新刺勿内。已醉勿刺，已刺勿醉。新怒勿刺，已刺勿怒。新勞勿刺，已刺勿勞。已飽勿刺，已刺勿飽。已饑勿刺，已刺勿饑。已渴勿刺，已刺勿渴。大驚大恐，必定其氣，乃刺之。乘車來者，卧而休之，如食頃乃刺之。出行來者，坐而休之，如行十里頃乃刺之。凡此十二禁者，其脉亂氣散，逆其營衛，經氣不次，因而刺之，則陽病入於陰，陰病出爲陽，則邪氣復生，粗工勿察，是謂伐身，形體淫泆[1]，乃消腦髓，津液不化，脱其五味，是謂失氣[2]也。(靈樞·終始)

【校注】

(1) 形体淫泆：《甲乙经》作"淫泺"，可据改，以与篇后音释合。王冰在《素问·骨空论》注："淫泺，谓似酸痛而无力也。"

(2) 脱其五味，是谓失气：人体脏腑之气皆五味所化，脱其五味，是谓失气。

【原文】

7325　刺陽明出血氣[1]，刺太陽出血惡氣[2]，刺少陽出氣惡血，刺太陰出氣惡血，刺少陰出氣惡血，刺厥陰出血惡氣也。(素問·血氣形志)

【校注】

(1) 刺阳明出血气：针刺阳明经，既可出血，又可出气。

(2) 刺太阳出血恶气：针刺太阳经，只可出血，不可出气。

【原文】

7326　凡刺胸腹者，必避五藏。(素問·診要經終)

【按语】

上六节论针刺诸忌。一是阴阳气血亏虚，即虚证禁刺，而宜用灸法，或以药物滋补。二是新怒、新劳、新内、已醉、已饱、已饥、已渴、大惊等十二种情况，或正气新虚，或营卫气血被扰动，不宜立即进行针刺；三是各经脉气血多少不同，除阳明经多气多血，不必禁忌外，其他各经均忌气血双攻。四是提出针刺禁忌部位。以上诸忌，现今在临床上都有指导意义。

关于针刺禁忌部位，本节提出“凡刺胸腹者，必避五脏”，如误伤之便会引起各种变证，甚至死亡。《内经》禁刺部位，除此之外，尚有其他诸多方面：一是刺避脑髓；二是刺避乳房；三是刺避足背动脉、股动脉、臂动脉等大血管；四是慎刺关节，五是误刺某些特殊部位的血管，如舌下、耳部等，可造成盲、聋、喑等变证。

【原文】

7327　胸中大腧在杼骨之端[1]，肺腧在三焦之間，心腧在五焦之間，膈腧在七焦之間，肝腧在九焦之間，脾腧在十一焦之間，腎腧在十四焦之間。皆挾脊相去三寸所，則欲得而驗之，按其處，應在中而痛解[2]，乃其腧也。灸之則可，刺之則不可。氣盛則寫之，虛則補之。以火補者，毋吹其火，須自滅也[3]。以火寫者，疾吹其火，傳其艾[4]，須其火滅也。(靈樞·背腧)

【校注】

(1) 胸中大腧在杼骨之端：大腧指大杼穴。在背腧之中，大杼穴高居五脏六腑各腧穴之上，故称为大腧。杼骨之端，是指项后第一胸椎棘突下两旁，距督脉大椎穴左右各旁开一寸半。

(2) 应在中而痛解：有两种含义，一是指用手按压穴位，患者感胀痛的即是穴位；一是指原有疼痛的感觉，用手按压后疼痛缓解的，即是穴位。

(3) 须自灭也：须，等待之意。即等待艾火自然熄灭。

(4) 传其艾：传，通傅，指以手傅拥其艾。

【按语】

本节论背部五脏俞穴的部位及灸治的补泻方法。由于这些俞穴都是内应五脏，在治疗上虽有特殊功效，但都不宜深刺，故而慎刺，最宜施灸。灸治补法是待艾火自灭，泻法则需以手拥其艾、吹其火，使之速灭。这种方法一直沿用至今。

其他疗法

【原文】

7328　往古人居禽獸之間，動作以避寒，陰居以避暑，内無眷慕之累(1)，外無伸宦之形(2)，此恬憺之世，邪不能深入也。故毒藥不能治其内，鍼石不能治其外，故可移精祝由(3)而已。（素問·移精變氣）

【校注】

(1) 内无眷慕之累：内心无追求、羡慕外物的精神负担。眷，《广雅》："向也。"向往，在此有追求之意。眷慕，追求、羡慕。

(2) 外无伸宦之形：在外不因追逐名利以劳碌其形体。张介宾注："伸，屈伸之情。宦，名利之累"。

(3) 移精祝由：通过转移患者的精神、祝说患病之由来治疗疾病的方法。移精，转移病人的精神，改变患者脏气紊乱的状况；祝由，古代通过祝祷、解说患病原因治疗疾病的方法。

【原文】

7329　黄帝曰：其祝而已者，其故何也(1)？岐伯曰：先巫者，因知百病之勝，先知其病之所從生(2)者，可祝而已也。（靈樞·賊風）

【校注】

(1) 其祝而已者，其故何也：此问连属上文，言若非鬼神所为，何以祝由能愈其病？

(2) 因知百病之胜，先知其病之所从生：张介宾注："胜者，凡百病五行之道，必有所以胜之者，然必先知其病所从生之由，而后以胜法胜之，则可移精变气，祛其邪矣。"

【原文】

7330　人之情，莫不惡死而樂生，告之以其敗，語之以其善，導之以

其所便[1]，開之以其所苦[2]，雖有無道之人，惡有不聽者乎？（靈樞·師傳）

【校注】

(1) 导之以其所便：谓诱导病人创造适宜治愈疾病所需条件。导，引导、诱使。便，方便，这里指疾病恢复的条件。

(2) 开之以其所苦：谓开导病人，使之明白违背医嘱所造成的痛苦。

【原文】

7331　怒傷肝，悲勝怒；
喜傷心，恐勝喜；
思傷脾，怒勝思；
憂傷肺，喜勝憂；
恐傷腎，思勝恐。（素問·陰陽應象大論）

【按语】

上四节论心理疗法，内容包括移精变气、开导劝慰、以情胜情等。移精变气法，又称祝由疗法，是一种祝祷治病的方法，主要通过祝说病由，或辅以其他措施，转移患者对疾病的注意力，解除或减缓病人的心理压力，调理气机，达到治疗疾病的效果。王冰注："移谓移易，变谓变改，皆使邪不伤正，精神复强而内守也。"适用于邪入不深，病情较轻的患者。关于祝由，丹波元简《灵枢识》引吴鞠通曰："祝，告也；由，病之所从出也。近时以巫家为祝由科，并列于十三科之中。《内经》谓信巫不信医不治，巫岂可列之医科中哉？吾谓凡治内伤者，必先祝由，详告以病之所由来，使病人知之，而不敢再犯；又必细体变风变雅，曲察劳人思妇之隐情，婉言以开导之，庄言以振惊之，危言以悚惧之，必使之心悦诚服，而后可以奏效如神。"可供参考。

开导劝慰疗法，即运用语言，对患者进行劝说疏导以治疗疾病的方法，主要适用于精神情志性疾病。

以情胜情疗法，是利用五志之间的五行相克关系，来治疗情志过极所致疾病的方法，即《素问·阴阳应象大论》所说的悲胜怒、恐胜喜、怒胜思、喜胜忧、思胜恐。临床应用还可以通过情志活动的阴阳属性，相互制约、相互调控，如怒、喜属阳，悲、恐属阴，通过属性相反的情志来矫正情志过激导致的疾病。

【原文】

7332　辛散，酸收，甘緩，苦堅，鹹耎。毒藥攻邪，五穀爲養[1]，五果爲助[1]，五畜爲益[1]，五菜爲充[1]，氣味合而服之，以補精益氣。此五者，有辛酸甘苦鹹，各有所利，或散或收，或緩或急[2]，或堅或耎，四時五藏，病隨五味所宜也[3]。（素問·藏氣法時論）

【校注】

(1) 养、助、益、充：均补益充养之义。

(2) 或急：《太素》无此二字。《素问识》云："考前文无物性急者，疑是衍文。"可从。

(3) 四时五脏，病随五味所宜：指在用药时，要根据四季及其主令脏气的盛衰，选择适宜的五味进行治疗。

【原文】

7333 五穀：秔[1]米甘，麻[2]酸，大豆鹹，麥苦，黄黍[3]辛。五果：棗甘，李酸，栗鹹，杏苦，桃辛。五畜：牛甘，犬酸，猪鹹，羊苦，鷄辛。五菜：葵[4]甘，韭酸，藿[5]鹹，薤[6]苦，葱辛。

7334 五宜：所言五色[7]者，脾病者，宜食秔米飯牛肉棗葵；心病者，宜食麥羊肉杏薤；腎病者，宜食大豆黄卷猪肉栗藿；肝病者，宜食麻犬肉李韭；肺病者，宜食黄黍鷄肉桃葱。五禁：肝病禁辛，心病禁鹹，脾病禁酸，腎病禁甘，肺病禁苦。肝色青，宜食甘[8]，秔米飯牛肉棗葵皆甘。心色赤，宜食酸[9]，犬肉麻李韭皆酸。脾色黄，宜食鹹[10]，大豆豕肉栗藿皆鹹。肺色白，宜食苦[11]，麥羊肉杏薤皆苦。腎色黑，宜食辛[12]，黄黍鷄肉桃葱皆辛。(靈樞·五味)

【校注】

(1) 秔：《太素》作"粳"，即粳米。

(2) 麻：张介宾注："芝麻也。"

(3) 黄黍：即黍米。张介宾注："黍，糯米也，可以酿酒，北人称为黄米，又曰黍子。"

(4) 葵：即冬葵。

(5) 藿：即豆叶，嫩时可食。

(6) 薤：即薤白。

(7) 色：《太素》作"宜"，据上下文义，可从。

(8) 肝色青，宜食甘：食甘以缓肝之急。《素问·脏气法时论》说："肝苦急，急食甘以缓之。"

(9) 心色赤，宜食酸：食酸以收心气之散。《素问·脏气法时论》说："心苦缓，急食酸以缓之。"

(10) 脾色黄，宜食咸：食咸调肾以化行脾胃之气。王冰注《素问·脏气法时论》说："究斯宜食，乃调利关机之义也。肾为胃关，脾与胃合，故假咸柔软以利其关，关利而胃气乃行，胃行而脾气方化。"

(11) 肺色白，宜食苦：食苦以泄肺气之逆。《素问·脏气法时论》说："肺苦气上逆，急食苦以泄之。”

(12) 肾色黑，宜食辛：食辛以润肾之燥。《素问·脏气法时论》说：“肾苦燥，急食辛以润之。”

【按语】

上三节论饮食在药物治疗中具有辅助作用，并详述五谷、五畜、五菜、五果的五味属性，提出了五脏之病的饮食宜忌。五脏之病所宜，是食物五味与本脏相益，如脾病食用甘味，肝病食用酸味等；五脏之病所禁，是食物的五味克伐本脏之气。此外，还有根据五脏之性能苦欲调以饮食之法。这些论述，为中医食疗学奠定了理论基础。

【原文】

7335 形樂志苦，病生於脉，治之以灸刺[(1)]。形樂志樂，病生於肉，治之以鍼石[(2)]。形苦志樂，病生於筋，治之以熨引[(3)]。形苦志苦，病生於咽嗌，治之以百藥[(4)]。形數驚恐，經絡不通，病生於不仁，治之以按摩醪藥[(5)]。是謂五形志也。(素問·血氣形志)

【校注】

(1) 形乐志苦，病生于脉，治之以灸刺：张介宾注：“形乐者，身无劳也。志苦者，心多虑也。心主血脉，深思过虑则脉病矣。脉病者当治经络，故当随其宜而灸刺之。”

(2) 形乐志乐，病生于肉，治之以针石：张介宾注：“形乐者逸，志乐者闲，饱食终日，无所运用，多伤于脾，脾主肌肉，故病生焉。肉病者，或为卫气留，或为脓血聚，故当用针石以取之。石，砭石也。”

(3) 形苦志乐，病生于筋，治之以熨引：张介宾注：“形苦者，身多劳。志乐者，心无虑。劳则伤筋，故病生于筋。熨，以药熨；引，谓导引。”

(4) 形苦志苦，病生于咽嗌，治之以百药：形苦志苦，必情志不畅，气机郁滞，而咽喉不利，如上焦痞隔，咽中核塞，故以药物调畅气机。百药，泛指药物。

(5) 醪药：指药酒而言。

【按语】

本节以形志苦乐概括诸因，举例说明各种疗法的使用，除药物、针灸、饮食、心理疗法外，提及导引、按摩、药熨、砭石、药酒。此外，有束指疗法（《素问·疟论》）、吹耳疗法（《素问·缪刺论》）、搐鼻疗法（《灵枢·杂病》）等，为中医发展多种治疗方法与措施，树立了榜样。

第八章　养　生

第一节　天年寿夭

天年，即自然寿命，表现为一个生、长、壮、老、已的客观生命过程。衰老则是这个过程的必然阶段，并伴随一系列衰老征象。其机理，《内经》有先天精气自然衰竭论，如《灵枢·天年》以“气”作为生命过程的主导因素；脏腑衰竭论，如《素问·上古天真论》等篇所述，其中又特别强调脾肾；阴阳盛衰论，如《素问·阴阳应象大论》以阴阳为“生杀之本始”。此外，还有从气血理论探讨衰老机制，如气虚血瘀论等。衰老进程的长短、迟速，即寿夭，主要涉及三个方面：一是先天禀赋，与亲代遗传、孕期护养有关；二是后天调养，与个体的情志、劳逸、饮食、房事、嗜好及起居等有关；三是生存环境，包括自然环境和社会环境。《内经》关于天年与寿夭的理论，为其养生理论、原则和方法奠定了坚实的基础。

一

【原文】

8101　黄帝曰：其氣之盛衰，以至其死[1]，可得聞乎？岐伯曰：人生十歲，五藏始定，血氣已通，其氣在下[2]，故好走[3]。二十歲，血氣始盛，肌肉方長，故好趨。三十歲，五藏大定，肌肉堅固，血脉盛滿，故好步。四十歲，五藏六府十二經脉，皆大盛以平定，腠理始疏，榮華頹落，髮頗斑白[4]，平盛不搖[5]，故好坐。五十歲，肝氣始衰，肝葉始薄，膽汁始滅[6]，目始不明。六十歲，心氣始衰，苦憂悲，血氣懈惰，故好卧。七十歲，脾氣虚，皮膚枯[7]。八十歲，肺氣衰，魄離[8]，故言善悮[9]。九十歲，腎氣焦[10]，四藏經脉空虚。百歲，五藏皆虚，神氣皆去，形骸獨居而終矣。（靈樞·天年）

【校注】

(1) 气之盛衰，以至其死：即生命之气由盛转衰以至于亡竭而死的生命过程。气，这里指先天精气。

(2) 其气在下：气，即前文先天精气，此气藏于肾，自下而升，人生十岁，此气始盛，是生长发育的开端，故云“其气在下”。

(3) 好走：《说文》段注：“《释名》曰：徐行曰步，疾行曰趋，疾趋曰走。”好走，表现儿童活泼爱动的心身特点。

(4) 发颇斑白：头发花白。斑白，俗称花白，黑白相间。颇，《太素》作“鬓”，可从。

(5) 平盛不摇：生长发育到了极限。平盛，极限。摇，《辞海》：“上升貌。”不摇，不再发育。

(6) 灭：《甲乙经》《太素》均作“减”，可从。

(7) 皮肤枯：《甲乙经》作“皮肤始枯”，其下并有“故四肢不举”，可参。

(8) 魄离：《甲乙经》作“魂魄离散”，可参。

(9) 悮：即“误”。

(10) 肾气焦：肾所藏先天精气枯竭。焦，枯竭的意思。

【原文】

8102　帝曰：人年老而無子者，材力(1)盡耶，將天數(2)然也？岐伯曰：女子七歲(3)腎氣盛，齒更(4)髮長。二七而天癸至(5)，任脉通，太衝脉(6)盛，月事以時下，故有子。三七，腎氣平均(7)，故真牙生而長極(8)。四七，筋骨堅，髮長極，身體盛壯。五七，陽明脉衰，面始焦(9)，髮始墮(10)。六七，三陽脉衰於上(11)，面皆焦，髮始白。七七，任脉虚，太衝脉衰少，天癸竭，地道不通(12)，故形壞而無子也。丈夫八歲，腎氣實，髮長齒更。二八，腎氣盛，天癸至，精氣溢寫(13)，陰陽和(14)，故能有子。三八，腎氣平均，筋骨勁强，故真牙生而長極。四八，筋骨隆盛，肌肉滿壯。五八，腎氣衰，髮墮齒槁。六八，陽氣衰竭(15)於上，面焦，髮鬢頒白(16)。七八，肝氣衰，筋不能動，天癸竭，精少，腎藏衰，形體皆極。八八，則齒髮去。腎者主水(17)，受五藏六府之精而藏之，故五藏盛，乃能寫(18)。今五藏皆衰，筋骨解墮，天癸盡矣。故髮鬢白，身體重，行步不正，而無子耳。帝曰：有其年已老而有子者何也？岐伯曰：此其天壽過度，氣脉常通(19)，而腎氣有餘也。此雖有子，男不過盡八八，女不過盡七七，而天地之精氣(20)皆竭矣。帝曰：夫道者年皆百數，能有子乎？岐伯曰：夫道者能却老而全形，身年雖壽，能生子也。（素問·上古天真論）

【校注】

(1) 材力：指精力。

(2) 天数：自然所赋之寿数，即天年。马莳注：“天数，凡人所禀于天之数也。”

(3) 七岁、八岁：是古人根据男女两性不同的发育过程总结出的约数。

(4) 齿更：乳牙陆续脱落，被恒牙替代。更，更换。

(5) 天癸至：天癸为藏于肾中具有促进生殖功能的一种先天而生的物质。天，先天；癸，癸水。至，此指成熟。

(6) 太冲脉：冲脉。

(7) 平均：充足。张介宾注："平均，充满之谓。"可参。

(8) 真牙生而长极：真牙，即智齿。真，通"巅"。长极，发育完全。

(9) 焦：即憔悴。焦，通"憔"。

(10) 堕：脱落。

(11) 三阳脉衰于上：三阳脉，此指太阳、阳明、少阳之脉，皆起于面部故曰衰于上。

(12) 地道不通：指月经停止来潮。地道，此指月经通行之道。

(13) 精气溢泻：肾气充实，生殖之精即能外泻。溢，盈满。

(14) 阴阳和：男女交合。又，指男子阴阳气血调和，可参。

(15) 阳气衰竭：《甲乙经》无"竭"字，可从。

(16) 颁白：黑白相杂。颁，同斑。

(17) 肾者主水：指肾藏精的功能。

(18) 五脏盛乃能泻：五脏精气盛，乃泻藏于肾。王冰注："五脏六府，精气淫溢，而渗灌于肾，肾脏乃受而藏之。"又，五脏盛则肾乃能泄精。可参。

(19) 气脉常通：气血经脉尚通畅。常，通尚。

(20) 天地之精气：男女之天癸。

【按语】

人之生命，本源于先天精气，有其自然盛衰规律，它制约着机体脏腑、经脉、气血的盛衰变化，从而使人的生命活动表现出由幼稚到成熟，由盛壮到衰竭的生长壮老已过程。《灵枢·天年》以百岁为期，十岁为一阶段，论其生理表现及心理特点。从出生到十岁，是人体发育之始，生气由下而升，以"好走"概括其生机勃发，活泼爱动的生理、心理特点。二、三十岁，生机旺盛，发育健全，以"好趋"、"好步"概括其生理盛壮，心理成熟的特点。四十岁，脏腑经脉气血盛极而衰，以"好坐"概括其生气衰退征兆。从五十至九十岁，在生气进行性衰退的基础上，五脏精气也相继由衰至竭，以"好卧"概括其生机颓废的生理、心理特点。及至百岁，五脏精气均告枯竭，生气便败亡而死。《内经》关于人生过程及其生理、心理特点的论述，阐发了人的生长壮老死天赋生命过程的天年内涵以及先天精气自然盛衰的衰老机理等理论问题，对于中老年调补精气养生与老年疾病的临床诊治思路也有一定指导意义。

《素问·上古天真论》以男八女七为阶段，阐释人的生殖功能盛衰过程，提出肾气自然盛衰规律是决定生殖机能盛衰与机体生长发育的主导因素。先天之精由父母遗传而来，藏于肾，精化为气，乃为先天之真气，即本篇之肾气。人的生理发育盛衰亦取决于肾气，一是先天之精发育为人体脏腑经络组织器官；二是人体精气受后天培育充养形体，如《灵枢·刺节真邪论》云："真气者，所受于天，与谷气并而充其身者也。"

故人体生理发育与生殖机能盛衰均受制于肾气。经文论及生理发育与生殖机能的变化，从男女二七、二八至七七、八八由盛转衰，以“肾者主水”作结，表明肾气的盛衰起着主导作用，正如姚绍虞所说：“男女之壮也，并始于肾气之盛实；其后（当为“弱”字）也，亦由于肾气之衰微。人之盛衰，皆本原于肾，此故总以肾结之。”此乃为后世肾主生殖、主生长发育，并称肾为先天之本的理论奠定了基础，也为从肾气盛衰探讨衰老原理，从生殖功能状况推断衰老进度，采取节欲保精防衰缓老等养生方法提供了重要依据。

二

【原文】

8103　黄帝曰：人之壽夭各不同，或夭壽，或卒死，或病久，願聞其道。岐伯曰：五藏堅固(1)，血脉和調，肌肉解利(2)，皮膚緻密，營衛之行，不失其常，呼吸微徐(3)，氣以度行(4)，六府化穀，津液布揚，各如其常，故能長久。黄帝曰：人之壽百歲而死，何以致之？岐伯曰：使道隧以長(5)，基墻高以方(6)，通調營衛(7)，三部三里起(8)，骨高肉滿，百歲乃得終。（靈樞·天年）

8104　黄帝曰：其不能終壽而死者，何如？岐伯曰：其五藏皆不堅，使道不長，空外以張(9)，喘息暴疾(10)，又卑基墻，薄脉少血(11)，其肉不石(12)，數中風寒，血氣虚，脉不通，真邪相攻，亂而相引(13)，故中壽而盡也。（靈樞·天年）

【校注】

(1) 五脏坚固：五脏发育良好，功能健全。

(2) 肌肉解利：肌肉之间气血运行通利而不涩滞。

(3) 呼吸微徐：呼吸匀调，不粗不疾。

(4) 气以度行：气血运行与呼吸保持正常比例。

(5) 使道隧以长：使道，鼻孔；又指人中沟。隧以长，深而长。

(6) 基墙高以方：基墙，张介宾注：“指面部而言。骨骼为基，蕃蔽为墙。”高以方，丰满方大。

(7) 通调营卫：指面部红润，光泽有神。

(8) 三部三里起：三部即三里，此指以面部之额角、鼻头、下颌为标志的上、中、下三部分。起，高起而不平陷。

(9) 空外以张：指鼻孔外张。马莳云：“其鼻孔向外而张，鼻为肺窍，肺气泄矣。”空，同孔。

(10) 喘息暴疾：张介宾注：“喘息者气促，暴疾者易伤，皆非延寿之征也。”

(11) 卑基墙，薄脉少血：面部消瘦，骨肉塌陷。卑，低下。脉细血少，面色枯萎无泽。

(12) 不石：《太素》作“不实”。不实，俗语虚浮、虚胖。

(13) 真邪相攻，乱而相引：指正邪相争，气血紊乱，不能驱邪外出，反致引邪深入。张介宾注：“正本拒邪，正气不足，邪反随之而入，故曰相引。”

【原文】

8105　黄帝問於伯高曰：余聞形有緩急，氣有盛衰，骨有大小，肉有堅脆，皮有厚薄，其以立壽夭(1)奈何？伯高答曰：形與氣相任則壽，不相任則夭(2)。皮與肉相果則壽，不相果則夭(3)。血氣經絡勝形則壽，不勝形則夭(4)。黄帝曰：何謂形之緩急？伯高答曰：形充而皮膚緩者則壽，形充而皮膚急者則夭。形充而脉堅大者順也，形充而脉小以弱者氣衰，衰則危矣(5)。若形充而顴不起者骨小，骨小則夭矣。形充而大肉䐃堅而有分者肉堅，肉堅則壽矣；形充而大肉無分理不堅者肉脆，肉脆則夭矣。此天之生命，所以立形定氣而視壽夭(6)者。必明乎此立形定氣，而後以臨病人，决死生。黄帝曰：余聞壽夭，無以度之。伯高答曰：墻基卑，高不及其地者(7)，不滿三十而死；其有因加疾者(8)，不及二十而死也。黄帝曰：形氣之相勝，以立壽夭奈何？伯高答曰：平人而氣勝形者壽(9)；病而形肉脱，氣勝形者死，形勝氣者危(10)矣。（靈樞·壽夭剛柔）

【校注】

(1) 其以立寿夭：张介宾注：“此欲因人之形体气质，而知其寿夭也。”

(2) 形与气相任则寿，不相任则夭：谓形体与气质相称者长寿，不相称者则夭。张介宾注：“任，相当也，盖形以寓气，气以充形。有是形当有是气，有是气当有是形。故表里相称者寿，一强一弱，而不相胜者夭。”相任，相称。

(3) 皮与肉相果则寿，不相果则夭：谓肉坚皮固者长寿，皮肉疏松者夭。张介宾注：“肉坚皮固者是为相果，肉脆皮疏者是为不相果。相果者气必蓄故寿；不相果者气易失故夭。”

(4) 血气经络胜形则寿，不胜形则夭：气血经络与外形相称而强盛者长寿，不相称而虚弱者则夭。

(5) 形充而脉小以弱者气衰，衰则危：张介宾注：“形充脉弱者，外实内虚，故曰危。”

(6) 此天之生命，所以立形定气而视寿夭：谓此皆禀赋不同所造成的，因而能通过审视形气来推断寿命长短。天之生命，指先天造就的生命基础，即先天禀赋。

(7) 墙基卑，高不及其地者：张介宾注：“墙基者，面部四旁骨骼也。地者，面部之肉也。墙基不及其地者，骨衰肉胜也，所以不寿。”

(8) 其有因加疾者：马莳云：“其有所因，而加之以病者，盖不知慎守，而或为外感内伤也。”

(9) 平人而气胜形者寿：张介宾注：“人之生死由乎气，气胜则神全，故平人以气胜形者寿。设外貌虽充而中气不足者，必非寿器。”

(10) 病而形肉脱，气胜形者死，形胜气者危矣：张介宾注：“盖气为阳，形为阴，阴以配阳，形以寓气，阴脱则阳无所附，形脱则气难独留，故不免于死。或形肉未脱而元气衰竭者，形虽胜气，不过阴多于阳，病必危矣。”

【原文】

8106　東南方，陽也，陽者其精降於下，故右熱而左溫[1]。西北方，陰也，陰者其精奉於上，故左寒而右涼[2]。是以地有高下，氣有溫涼，高者氣寒，下者氣熱。

帝曰：其於壽夭何如？岐伯曰：陰精所奉其人壽，陽精所降其人夭[3]。(素問·五常政大論)

8107　帝曰：善。一州之氣，生化壽夭不同，其故何也？岐伯曰：高下之理，地勢使然也。崇高則陰氣治之，污下[4]則陽氣治之，陽勝者先天，陰勝者後天[5]，此地理之常，生化之道也。帝曰：其有壽夭乎？岐伯曰：高者其氣壽，下者其氣夭，地之小大異也[6]，小者小異，大者大異。故治病者，必明天道地理，陰陽更勝，氣之先後，人之壽夭，生化之期，乃可以知人之形氣矣。(素問·五常政大論)

【校注】

(1) 右热而左温：左右是面南而立所定的位置，东南方的左是东方，气温；右是南方，气热。

(2) 左寒而右凉：西北的右方是西方，气凉；西北的左方是北方，气寒。

(3) 阴精所奉其人寿，阳精所降其人夭：王冰注：“阴精所奉，高之地也。阳精所降，下之地也。阴方之地，阳不妄泄，寒气外持，邪不数中而正气坚守，故寿延。阳方之地，阳气耗散，发泄无度，风湿数中，真气倾竭，故夭折。”

(4) 污下：低下。污，此指下。

(5) 阳胜者先天，阴胜者后天：谓阳气太过，四时气候先于天时而至；阴气太过，四时气候后于天时而至。王冰曰：“先天，谓先天时也。后天，谓后天时也。悉言土地生荣枯落之先后也。物既有之，人亦如然。”

(6) 高者其气寿，下者其气夭，地之小大异也：张介宾注：“地有高下，则气有阴阳，寿夭之所由也。然大而天下，则千万里之遥，有所异也；小而一州，则数十里之近，亦有所异也。”

【按语】

影响寿命长短的原因涉及先天禀赋与后天调养等方面。人之生命源于先天之精，精化气生神，此乃生命活动之本，故先天禀赋强壮是长寿的基础。而精、气、神又依赖后天水谷精气的培育滋养，方能源泉不绝，维持正常生命活动。因而先后天因素共同决定寿命的长短。提示养生原则应是先后天并重，精气神兼养。同时，地理环境气候等，也是影响寿夭的重要因素。因地势高低不同而气候寒暖各异，地势高而气候寒冷者，阴寒之气用事，使万物生化缓慢而晚成晚衰；地势低而气候炎热者，阳热之气用事，致万物生化较快而成早衰。

寿命长短的推测，可从先后天状况分析，如面部肌肉骨骼的发育，五脏六腑功能状况，元气的盛衰，形体之缓急，皮肤之厚薄，骨骼之大小，肌肉之坚脆以及气血营卫盛衰是否与形体相称，形体与脉搏是否相应，是否常受邪气侵袭，或易感外邪等方面综合考虑。这就为既重先天培育又注意后天调养的摄生理论提供了依据。

第二节　养生理法

养生亦称摄生，即调养生息。《内经》的养生理法，是在整体观指导下建立起来的养生的理论和法则，其内容包括人体衰老及夭寿的原因，保养生命的基本原则和方法等。《内经》有关养生理法主要体现在以下几方面：一是法于自然界阴阳消长变化，顺应四时生长收藏规律。二是注重精神保养，和调情志。三是重视饮食起居劳逸合宜。四是倡导和于术数，适当锻炼。如《灵枢・岁露》指出人与天地相参与日月相应；《素问・四气调神大论》提出顺应四时气象特点养形调神；《素问・上古天真论》强调法于阴阳，外以避邪防病，内以恬惔虚无，精神内守，并提出和于术数，食饮有节，起居有常，不妄作劳等养生方法；《素问・阴阳应象大论》《灵枢・天年》及《灵枢・邪气脏腑病形》还提倡和谐房事，注重节宣得宜，保养肾精等。《内经》的养生理法对后世产生了深远影响，得到历代医家的高度重视，对养生康复与疾病预防都有重要指导作用。

一

【原文】

8201　是故聖人不治已病治未病，不治已亂治未亂，此之謂也。夫病已成而後藥[1]之，亂已成而後治之，譬猶渴而穿井[2]，鬭而鑄錐，不亦晚乎？（素問・四氣調神大論）

【校注】

（1）药：此指治疗，作动词用。

（2）穿井：掘井、凿井。

【原文】

8202　是以聖人陳陰陽[(1)]，筋脉和同[(2)]，骨髓堅固，氣血皆從。如是則內外調和，邪不能害，耳目聰明，氣立如故[(3)]。（素問·生氣通天論）

【校注】

(1) 陈阴阳：谓调和阴阳。陈，陈列，引申为调和。

(2) 筋脉和同：筋脉功能协调。和同，和谐、协调。

(3) 气立如故：脏腑经络之气运行正常。又，气立，指人依赖自然界四时阴阳之气而立此生命。吴昆注："气立者，人受天地之气以立命，故有生谓之气立。"

【原文】

8203　蒼天之氣，清净則志意治[(1)]，順之則陽氣固，雖有賊邪，弗能害也，此因時之序[(2)]。故聖人傳精神[(3)]，服天氣[(4)]，而通神明[(5)]。失之則內閉九竅，外壅肌肉，衛氣散解[(6)]，此謂自傷，氣之削[(7)]也。（素問·生氣通天論）

【校注】

(1) 清净则志意治：自然界阴阳之气清静而无异常变化，则人的精神活动就能保持正常。净，通静。志意，人的精神活动。治，治理，即正常。

(2) 因时之序：顺应四时气候变化规律而养生。王冰注："以因天四时之气序，故贼邪之气弗能害也。"因，顺应，根据。序，次序，规律。

(3) 传精神：聚集精神，精神专一。传，通抟，聚也。

(4) 服天气：顺应自然界阴阳之气的变化。服，从也，顺也。

(5) 通神明：指人体阴阳之气与自然界阴阳之气变化相统一。通，此处指统一。神明，此指阴阳变化。

(6) 卫气散解：卫气离散而不固。解，义同懈。

(7) 气之削：阳气被削弱。

【原文】

8204　夫四時陰陽者，萬物之根本也，所以聖人春夏養陽，秋冬養陰[(1)]，以從其根，故與萬物沉浮於生長之門[(2)]。逆其根，則伐其本，壞其真[(3)]矣。（素問·四氣調神大論）

【校注】

(1) 春夏养阳，秋冬养阴：即春夏养生、养长，秋冬养收、养藏。高世栻注："春夏养阳，使少阳之气生，太阳之气长；秋冬养阴，使太阴之气收，少阴之气藏。"

(2) 与万物沉浮于生长之门：谓人与万物一样，生存于四时阴阳变化之中。门，门径，关键，此指四时阴阳。

(3) 逆其根，则伐其本，坏其真：言逆四时阴阳变化之根本，就会伤伐生命的本元，败坏人体的真气。

【原文】

8205 故智者之養生也，必順四時而適寒暑，和喜怒而安居處，節陰陽而調剛柔[1]，如是則僻邪[2]不至，長生久視[3]。（靈樞·本神）

【校注】

(1) 节阴阳而调刚柔：即调节阴阳，使之刚柔相济。又，阴阳，指男女；刚柔，代指阴阳。则此句谓节制房事。可参。

(2) 僻（bi 音辟）邪：致病的邪气。僻，不正的意思。

(3) 长生久视：健康长寿。《吕氏春秋·重己》："视，活也。"

【按语】

本段论养生之理与基本原则。一是"治未病"的预防思想，提倡未病先防，并将其提高到寿夭、健康与疾病的战略高度，是中医养生学说建立的理论基础。二是倡导综合的养生原则，以外避邪气，内养正气为纲，各项养生措施综合运用，以增强体质，预防疾病，延缓衰老。三是强调人与自然环境和谐统一，故有"春夏养阳，秋冬养阴""顺四时而适寒暑""安居处"之论；四是突出精神心理健康，如"和喜怒""传精神"等。五是贯穿"节阴阳而调刚柔"的守中思想，强调各种养生活动务必做到无太过不及，阴阳协调，刚柔相济，故张介宾注："惟节阴阳调刚柔二句，其义最精，其用最博。凡食息起居，病治脉药，皆有最切于此而不可忽者。"这些养生原则指导着具体养生活动，在创建丰富的养生方法与措施中发挥了重要作用。

关于"春夏养阳，秋冬养阴"的解释，《内经》本义是指春夏顺应生长之气以养阳，秋冬顺应收藏之气以养阴，这种理解，结合本篇"四气调神"主题及前后文义，是没有疑义的。除此之外，历代注家尚有三种不同的认识：一是以王冰为代表，认为春夏阳盛，宜食寒凉抑制亢阳，"全阴则阳气不极"；秋冬阴盛，宜食温热抑制盛阴，"全阳则阴气不穷"。二是以张介宾为代表，认为春夏养阳，以为秋冬阴之基，故春夏应避风凉生冷太过，以免伤其阳气而患疟泄等病；秋冬养阴，以为春夏阳之基，故秋冬应忌纵欲及过热，以免伤其阴而患火证。三是以张志聪为代表，认为春夏阳盛于外而虚于内，故有"夏月伏阴"之病，因而春夏宜养其内虚之阳；秋冬阴盛于外而虚于内，故有"冬月伏阳"之病，因而秋冬宜养其内虚之阴。以上三种解释，虽然难合经旨，但均围绕顺四时的养生精神，且在生活及医疗实践活动中有所验证，并具有一定的理论价值和临床意义，故学者宜参之。

二

【原文】

8206　上古之人，其知道者，法於陰陽，和於術數[1]，食飲有節，起居有常，不妄作勞[2]，故能形與神俱[3]，而盡終其天年[4]，度百歲乃去。今時之人不然也，以酒爲漿，以妄爲常，醉以入房，以欲竭其精，以耗散其真，不知持滿[5]，不時御神[6]，務快其心，逆於生樂[7]，起居無節，故半百而衰也。

夫上古聖人之教下也[8]，皆謂之虚邪賊風[9]，避之有時，恬惔虚无[10]，真气从之，精神内守，病安从来。是以志闲而少欲[11]，心安而不惧，形劳而不倦，气从以顺[12]。各从其欲，皆得所愿。故美其食[13]，任其服[14]，乐其俗，高下不相慕，其民故曰朴。是以嗜欲不能劳其目[15]，淫邪不能惑其心，愚智贤不肖不惧於物[16]，故合於道。所以能年皆度百歲而動作不衰者，以其德全不危也[17]。（素問·上古天真論）

【校注】

（1）术数：此指专门的养生方法和技术。张介宾注："术数，修身养性之法也。"

（2）不妄作劳：劳作合宜，不违背常规与法度。妄，乱也。作劳，即劳作。

（3）俱：偕也，有共存、协调之意。

（4）天年：天赋年寿，即自然寿命。

（5）不知持满：王冰注："言爱精保神如持盈满之器，不慎而动，则倾竭天真。"

（6）不时御神：不善于把握和调养精神。时，善也。御，统摄、治理。

（7）务快其心，逆于生乐：贪图一时的欢乐，违背养生的乐趣。

（8）上古圣人之教下也：《新校正》："按全元起注本云：上古圣人之教也，下皆为之。《太素》《千金》同。"又，马莳注："上古圣人教下有法，而在下者从之。"可参。

（9）虚邪贼风：又称虚风贼邪，指四时不正之气。《灵枢·九宫八风》："从其冲后来为虚风，伤人者也，主杀主害者。"

（10）恬惔虚无：安闲淡泊，心无杂念。张介宾注："恬，安静也。惔，朴素也。虚，湛然无物也。无，窅然莫测也。恬惔者，泊然不愿乎其外；虚无者，漠然无所动于中也。"

（11）志闲而少欲：控制情志嗜欲。闲，木栏类遮拦物，引伸为控制、限制。

（12）气从以顺：真气调达和顺。气，真气。以，而也。

（13）美其食：马莳注："有所食则以为美，而不求过味。"

（14）任其服：马莳注："有所服，则任用之，而不求其华。"任，随便。

（15）嗜欲不能劳其目：嗜好欲望不能劳其视听。

（16）不惧于物：不为外物所惊扰。

（17）德全不危：谓全面实施养生之道，不会有衰老的危害。马莳注："盖修道而有得于心，则德全亦。危者，即动作之衰也。"

【按语】

本段通过对比的方法，强调养生的重要性，并阐述养生的基本原则与方法。养生原则包括两方面，一是对外适应自然环境的变化，避免邪气的侵袭，如"法于阴阳"，"虚邪贼风，避之有时"。二是保持健康的生活方式，如通过调摄情志，饮食起居，劳逸等，使精神守持于内，真气调达和顺，从而突出保养真气，倡导"形与神俱"的健康观。同时也指出失于调摄导致早衰的原因，如以酒为浆，起居无常，醉以入房等恣意妄为，放纵嗜欲，贪图一时欢乐而耗散天真精气，告诫人们避免不利于健康的生活习惯，而提倡正确的调摄养生方法。

养生方法有五项。一是法于阴阳，如顺应四时昼夜变化调摄身体。二是和于术数，恰当使用修身养性之术，如导引、按跷、吐纳、咽津等。三是食饮有节，注意饮食调养，调适寒温，忌五味偏嗜。四是起居有常，调适起居作息，使生活有规律。五是不妄作劳，主张劳作适度，不违背常规。

三

【原文】

8207　春三月，此謂發陳[1]，天地俱生，萬物以榮，夜卧早起，廣步於庭，被髮緩形[2]，以使志生，生而勿殺，予而勿奪，賞而勿罰[3]，此春氣之應，養生之道也。逆之則傷肝，夏爲寒變[4]，奉長者少。夏三月，此謂蕃秀[5]，天地氣交，萬物華實，夜[6]卧早起，無厭於日，使志無怒，使華英成秀[7]，使氣得泄，若所愛在外[8]，此夏氣之應，養長之道也。逆之則傷心，秋爲痎瘧[9]，奉收者少，冬至重病[10]。秋三月，此謂容平[11]，天氣以急，地氣以明[12]，早卧早起，與鷄俱興，使志安寧，以緩秋刑[13]，收斂神氣，使秋氣平，無外其志，使肺氣清，此秋氣之應，養收之道也。逆之則傷肺，冬爲飧泄[14]，奉藏者少。冬三月，此謂閉藏[15]，水冰地坼，無擾乎陽[16]，早卧晚起，必待日光，使志若伏若匿，若有私意，若已有得[17]，去寒就温，無泄皮膚，使氣亟奪[18]，此冬氣之應，養藏之道也。逆之則傷腎，春爲痿厥[19]，奉生者少。

逆春氣，則少陽不生，肝氣内變[20]。逆夏氣，則太陽不長，心氣内洞[21]。逆秋氣，則太陰[22]不收，肺氣焦滿[23]。逆冬氣，則少陰[22]不藏，腎氣獨沉[24]。（素問·四氣調神大論）

【校注】

(1) 发陈：即推陈出新。张介宾注："发，启也。陈，故也。春阳上升，发育庶物，启故从新，故曰发陈。"

(2) 被发缓形：马莳注："被发而无所束，缓形而无所拘，使志意于此而发生。"被，通披，披开束发。缓形，宽松衣带，使形体舒展无拘束。

(3) 生而勿杀，予而勿夺，赏而勿罚：马莳注："其待物也，当生则生之，而勿之杀；当与则与之，而勿之夺；当赏则赏之，而勿之罚。凡此者，盖以春时主生，皆以应夫春气而尽养生之道也。"

(4) 夏为寒变：逆春气伤肝，木伤而不能生火，奉长者少，故于夏月火令之时，反变而为寒病。

(5) 蕃秀：景象繁茂秀丽。马莳注："阳气已盛，物蕃且秀，故气象谓之蕃秀也。"蕃，茂也，盛也。秀，华也，美也。

(6) 夜：《太素》作"晚"。可从。

(7) 使华英成秀：使人的神气旺盛。张介宾注："华英，言神气也。"秀，秀丽，旺盛。

(8) 若所爱在外：马莳注："若有所爱于外，而无所郁。"心情舒畅外向。

(9) 秋为痎疟：张介宾注："心伤则暑气乘之，至秋而金气收敛，暑邪内郁，于是阴欲入而阳拒之，故为寒；火欲出而阴束之，故为热。金火相争，故寒热往来而为痎疟。"

(10) 冬至重病：丹波元简注："据前后文例，四字恐剩文。"可从。

(11) 容平：马莳注："阴气已上，万物之容至此平定。"容，万物之容貌。平，平定。

(12) 天气以急，地气以明：言天空之风气劲急，地面的景象清肃。张介宾注："风气劲疾曰急，物色清肃曰明。"

(13) 使志安宁，以缓秋刑：张介宾注："阳和日退，阴寒日生，故欲神志安宁，以避肃杀之气。"秋气肃杀，故称"秋刑"。

(14) 冬为飧泄：张介宾注："肺属金，王于秋。秋失所养，故伤肺，肺伤则肾水失其所生，故当冬令而为肾虚飧泄。"飧泄，泻下不消化之食物，也称完谷不化。

(15) 闭藏：马莳注："阳气已伏，万物潜藏，故气象谓之闭藏也。"

(16) 水冰地坼，无扰乎阳：冬季寒冷，水成冰而地冻裂，阳气宜固潜于内，不使其受扰动。坼，裂也。

(17) 使志若伏若匿，若有私意，若已有得：精神内守而不外露，好象有隐私而不外泄，得到所爱之物而窃喜。

(18) 无泄皮肤，使气亟夺：勿令频繁汗出，使阳气耗散。

(19) 痿厥：肢体软弱无力、手足逆冷。张介宾注："肾属水，王于冬。冬失所养，故伤肾。肾伤则肝木失其所生，肝主筋，故当春令而筋病为痿。阳欲藏，故冬不能藏则阳虚为厥。"

(20) 肝气内变：肝气被郁内变为病。变，变动，病变。

(21) 心气内洞：心气内虚不足。张介宾注："逆夏气，则太阳之令不长，而心虚内洞，诸阳之病生矣。"洞，空虚。

(22) 太阴、少阴：丹波元简注："以太阳、少阳例推之，此以时令而言之，乃太阴、少阴疑是互误。"可从。

(23) 肺气焦满：张介宾注："逆秋气，则太阴之令不收，而肺热叶焦，为胀满也。"

(24) 肾气独沉：张介宾注："逆冬气，则少阴之令不藏，而肾气独沉。藏者藏于中，沉者沉于下，肾气不蓄藏，则注泄沉寒等病生矣。"

【原文】

8208 故陽氣者，一日而主外[1]，平旦人氣[2]生，日中而陽氣隆，日西而陽氣已虚，氣門[3]乃閉，是故暮而收拒，無擾筋骨，無見霧露。反此三時[4]，形乃困薄[5]。(素問·生氣通天論)

【校注】

(1) 一日而主外：张介宾注："昼则阳气在外也。"一日，指白天。

(2) 人气：此指阳气。

(3) 气门：此指汗孔。如王冰注："气门，谓玄府也，所以发泄经脉营卫之气，故谓之气门也。"

(4) 反此三时：指违反平旦、日中、日西三个时段阴阳消长规律。

(5) 形乃困薄：形体困顿而衰薄。马莳注："阳气不得清静，而形无所卫，未免困窘而衰薄矣。"

【按语】

本段论述顺应四时昼夜阴阳消长规律养生的方法。一是遵循"春夏养阳，秋冬养阴"的原则，从形体活动，起居作息和神志三个方面详述四时养生法，具有示范作用。后世养生家据此扩充到饮食宜忌，针灸药饵，导引武术等，如元代丘处机《摄生消息论·春季摄生消息》说："当春之时，食味宜减酸益甘以养脾气。……春日融和，当眺园林亭阁，虚敞之处，用摅滞怀，以畅生气，不可兀坐，以生抑郁。"明代冷谦《修龄要旨·四时调摄》说："春三月用嘘字导引，去肝家积聚风邪毒气，不令病作。"二是随昼夜阳气生发、隆盛、虚衰的变化规律，调节生活起居，以保持人体阳气充沛，防止疾病发生。这些与现代时间生物学有相通之处，是中医有关生命节律理论在养生方面的应用。

四

【原文】

8209　是故謹和五味[1]，骨正筋柔，氣血以流，腠理以密，如是則骨氣以精[2]，謹道如法，長有天命[3]。（素問·生氣通天論）

【校注】

(1) 谨和五味：谨慎地调和饮食五味。

(2) 骨气以精：骨、筋、气、血、腠理均得滋养而强壮不衰。骨气，指代上文提到的骨、筋、气、血、腠理。精，强壮。

(3) 长有天命：享尽天年，臻于长寿。

【原文】

8210　黄帝曰：便其相逆者奈何[1]？岐伯曰：便此者，食飲衣服，亦欲適寒温，寒無凄愴[2]，暑無出汗。食飲者，熱無灼灼，寒無滄滄，寒温中適，故氣將持。乃不致邪僻[3]也。（靈樞·師傳）

【校注】

(1) 便其相逆者奈何：杨上善注："谓适于口则害于身，违其心而利于体者奈何。"又，张介宾注："谓于不可顺之中，而复有不得不委曲以便其情者也。"二者互参。

(2) 凄怆：亦作凄沧，言寒冷甚。

(3) 不致邪僻：谓不生病灾。致，招致。邪僻，泛指致病的邪气。

【按语】

本段论调节饮食养生的方法。一是"谨和五味"，要求各种食物合理搭配，谷肉果菜五味调和，反对偏食，特别告诫人们不要酗酒，过食肥甘厚味。食物搭配方法，请参阅《素问·脏气法时论》、《灵枢·五味》，本书第七章第三节亦有论述。二是饮食要调适寒温，"热无灼灼，寒无沧沧"，勿过寒过热。除此而外，《内经》还强调顺应季节调食；饮食以时，要求适应人的生理节律，定时饮食；避免过饥过饱，暴饮暴食；讲究进食环境，避忌恼怒及其他过激情绪等。《内经》饮食养生理论和方法，为中医饮食防病与保健体系的形成奠定了基础。

五

【原文】

8211　謹候虛風而避之，故聖人日[1]避虛邪之道，如避矢石然[2]，邪弗能害，此之謂也。（靈樞·九宫八風）

【校注】

（1）日：顾观光《内经灵枢校勘记》：“‘日’疑‘曰’。”可据改。

（2）如避矢石然：言防避虚邪的侵袭，就象防避箭射一样。李今庸《新编黄帝内经纲目》：“石，读作‘射’。”

【原文】

8212　黄帝曰：余聞五疫[1]之至，皆相染易[2]，無問大小，病狀相似，不施救療，如何可得不相移易者？岐伯曰：不相染者，正氣存內，邪不可干，避其毒氣[3]。（素問遺篇·刺法論）

【校注】

（1）五疫：即土疠、水疠、金疠、木疫、火疠，可理解为对疫病的泛称。

（2）染易：即疫毒相互传染，疾病相互移易。

（3）毒气：即疫疠毒气。

【原文】

8213　（腎足少陰之脉）灸則强食生肉[1]，緩帶披髮[2]，大杖重履而步[3]。（靈樞·經脉）

【校注】

（1）强食生肉：谓灸之能增进食欲，生肌长肉。

（2）缓带披发：宽松衣带，散披头发，使身体不受束缚，气血流畅。

（3）大杖重履而步：马莳注：“扶大杖，着重履，以缓步之。盖不太劳动，以肾气之衰弱也。”

【原文】

8214　能知七損八益[1]，則二者可調，不知用此，則早衰之節[2]也。（素問·陰陽應象大論）

【校注】

(1) 七损八益：古代房中养生术。七损，房事中损伤人体精气的七种情况。八益，房事中有益于人体精气的八种方法。

(2) 早衰之节：早衰的征信。节，征信。

【按语】

本段论述多种养生方法。一是避外邪，认为外邪是致人疾病的主要原因，因此必须防避，如同躲避箭矢的伤害一样，特别是对于疫毒之邪，因其传染力太强，故强调以防为先。二是保健灸，举出灸足少阴肾经俞穴，能刺激脾胃消化机能，增进食欲，增强体质。临床有常灸足三里、关元、气海、肾俞、命门等俞穴进行保健活动的方法。除保健灸外，养生药饵也为人们所青睐，其原理亦属此类。三是房中养生。《内经》成书年代，人们关注房中养生。据《汉书·艺文志》“方技略”记载云：“房中者，情性之极，至道之际。”其著作计有 8 家、186 卷，可惜均已亡佚。其主要精神是提倡男女和谐的性生活，这与谨慎房事，反对纵欲是相辅相成的。

六

【原文】

8215　黄帝曰：余聞上古有真人[(1)]者，提挈天地，把握陰陽[(2)]，呼吸精氣[(3)]，獨立守神[(4)]，肌肉若一[(5)]，故能壽敝天地，无有終時[(6)]，此其道生[(7)]。中古之時，有至人[(1)]者，淳德全道[(8)]，和於陰陽，調於四時，去世離俗[(9)]，積精全神[(10)]，游行天地之間，視聽八達之外[(11)]，此蓋益其壽命而强者也，亦歸於真人。其次有聖人[(1)]者，處天地之和，從八風之理[(12)]，適嗜欲於世俗之間，无恚嗔之心，行不欲離於世，被服章[(13)]，舉不欲觀於俗[(14)]，外不勞形於事，内无思想之患，以恬愉爲務，以自得爲功，形體不敝，精神不散，亦可以百數。其次有賢人[(1)]者，法則天地，象似日月[(15)]，辯列星辰[(16)]，逆從陰陽[(17)]，分别四時，將從上古合同於道[(18)]，亦可使益壽而有極時。（素問·上古天真論）

【校注】

(1) 真人、至人、圣人、贤人：四种养生家的代表。真人，谓修真得道，精神返于至真之人。至人，下文有“亦归于真人”，即至达真人之人。圣人、贤人，圣明、贤达之人，皆修养有得于心。

(2) 提挈天地，把握阴阳：李中梓注：“提挈，把握也。”“提挈天地”与“把握阴阳”为互文，同义，即掌握自然界阴阳运动变化的规律。

（3）呼吸精气：指气功中的“吐纳”法，调节呼吸之类的技术。

（4）独立守神：此属气功中的调神方法，即能自主地控制和调节精神，使神不妄耗。独立，自我主宰；守神，神气内守。

（5）肌肉若一：肌肤始终保持青春不衰。王冰注：“肌肤若冰雪，绰约如处子。”一说，此即气功中调身技术。可参。

（6）寿敝天地，无有终时：指长生不老与天地共存。敝，尽也。《汉书·枚乘传》：“敝无穷之乐。”注“敝，尽也。”

（7）道生：吴昆注：“以其道成，故能长生。”

（8）淳德全道：言具有高尚的道德修养，能全面掌握养生之道。张介宾注：“淳，厚也。至极之人，其德厚，其道全也。”

（9）去世离俗：王冰注：“心远世纷，身离俗染。”远离世俗干扰，即出家修行。

（10）积精全神：积聚精气，健全精神。

（11）游行天地之间，视听八达之外：身体自由自在地游行于大自然中，耳目见闻能远达于八方之外。八达，宋刻本和《素问注证发微》作“八远”。八远，远及八方之意。

（12）处天地之和，从八风之理：指安居于和谐的自然环境之中，顺应于四季气候变化规律。八风，指四正四隅八方之风，在此代称气候变化。

（13）被服章：《新校正》云：“详‘被服章’三字疑衍，此三字上下文不属。”可据删。

（14）举不欲观于俗：言举止行为不在世俗炫耀。观，示，炫耀。

（15）象似日月：即效仿日月运行变化以养生。张介宾注：“象，放（仿）也。似，肖也。日为阳精，月为阴精，月以夜见，日以昼明，日中则昃，月盈则亏，日去则死，日来则生，故贤人象似之。”

（16）辩列星辰：即依据星辰方位与运行练功。张介宾注：“辩，别也。列，分解也。二十八宿为星之经，金木水火土为星之纬，经有度数之常，纬有进退之变，日月所会谓之辰，辰有十二谓之次，会当朔晦之期，次定四方之位，故贤人辨列之。”

（17）逆从阴阳：“逆从”偏义复词，其意在“从”，《礼记·乐记》郑注：“从，顺也。”逆从阴阳，即顺从（或顺应）阴阳的变化。

（18）将从上古合同于道：谓追随上古之人，使自已的行为符合养生之道。将，随也。

【按语】

本段举例讨论养生方法的实际应用。一是全面掌握并正确实施养生方法，乃实践运用的要点，如四种养生家均做到了人与自然的和谐，形神、心身并养，同时也掌握某些特殊的养生技术，体现了精、气、神兼养的特点。二是突出重点与特点，是养生取得成效的关键。如真人“呼吸精气，独立守神，肌肉若一”，专事修炼精气神功夫，达于至真；至人“去世离俗，积精全神，游行天地之间，视听八达之外”，出家修养，广游天下，保全精神；圣人“行不欲离于世，举不欲观于俗，外不劳形于事，内无思想之患”，在世俗之中而能达观颐养；贤人则“象似日月，辨列星辰”，注重养生术数的运用。三是重视天人相参、顺应自然和调养精神的养生原则。

此外，本段论述反映了先秦道家思想对于《内经》养生理论与方法的影响。如本段中的“德”、“道”源于《老子》，“真人”、“至人”首见于《庄子》，精气、守神、积精全神等均系道家术语，其中“美其食，任其服，乐其俗”亦极似《老子·八十章》之文。影响所及，在养生观上，本于道家的天道观，《内经》亦主张养生法道，道法自然，奉养天真，返本还原，因而四种养生家中以真人境界最高。在养生原则上，《内经》以道法清静为指导原则，强调精神的修养，静神宁志，颐养天真之气。在养生方法上，重视“术数”。《庄子》有“心斋”、“坐忘”“吹呴呼吸，吐故纳新，熊经鸟伸”等养生方法的记载，本篇之“呼吸精气，独立守神，肌肉若一”“象似日月，辨列星辰”等，亦似道家的养生之术。道家对《内经》养生思想的影响，是奠定中医养生学基本格调的重要因素，体现了中华民族的文化传统，这是学习和研究中医养生学应特别注意的。

主要参考书目

《针灸甲乙经》　[晋] 皇甫谧
《脉经》　[晋] 王叔和
《黄帝内经太素》　[唐] 杨上善
《重广补注黄帝内经素问》　[唐] 王冰，林亿等校
《十四经发挥》　[元] 滑寿
《黄帝内经素问注证发微》　[明] 马莳
《黄帝内经灵枢注证发微》　[明] 马莳
《素问吴注》　[明] 吴昆
《类经》　[明] 张介宾
《内经知要》　[明] 李中梓
《黄帝内经素问集注》　[清] 张志聪
《黄帝内经灵枢集注》　[清] 张志聪
《黄帝素问直解》　[清] 高世栻
《素问经注节解》　[清] 姚绍虞
《素问释义》　[清] 张琦
《素问悬解》　[清] 黄元御
《灵枢悬解》　[清] 黄元御
《素问识》　[日] 丹波元简
《灵枢识》　[日] 丹波元简

《内经讲义》　程士德　上海科学技术出版社 1984
《黄帝内经素问校释》　山东中医学院、河北医学院　人民卫生出版社 1982
《灵枢经校释》　河北医学院　人民卫生出版社 1982
《内经选读》　王洪图　上海科学技术出版社 1997
中医药学高级丛书《内经》　王洪图　人民卫生出版社 2000